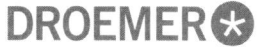

BERNHARD ALBRECHT

PATIENT

MEINES

LEBENS

Von Ärzten, die alles wagen

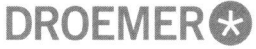

Besuchen Sie uns im Internet:
www.droemer.de

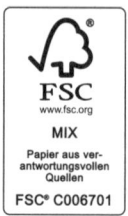

Das Gedicht auf Seite 74 wurde entnommen aus:
Antoine de Saint-Exupéry: *Der kleine Prinz,* © 1950 und
2012 Karl Rauch Verlag, Düsseldorf
© 2013 Droemer Verlag
Ein Unternehmen der Droemerschen Verlagsanstalt
Th. Knaur Nachf. GmbH & Co. KG, München
Alle Rechte vorbehalten. Das Werk darf – auch teilweise –
nur mit Genehmigung des Verlags wiedergegeben werden.
Umschlaggestaltung: ZERO Werbeagentur, München
Umschlagabbildung: © Henglein and Steets
Satz: Daniela Schulz, Puchheim
Druck und Bindung: CPI – Ebner & Spiegel, Ulm
Printed in Germany
ISBN 978-3-426-27594-8

2 4 5 3 1

*Meiner Mutter Anneliese Albrecht und
meinem Vater Dr. med. Wolfgang Albrecht †,
der seine Patienten liebte*

Inhalt

Vorwort

Ärzte sind es gewohnt zu gehorchen. Kaum ein Beruf wird so beherrscht von Vorschriften, die sich andere ausgedacht haben, und von Wissen, das entweder nicht oder nur punktuell mit sehr viel Aufwand hinterfragbar ist. Von Beginn des Medizinstudiums an werden künftige Ärzte darauf gepolt, dieses Wissen zunächst kritiklos aufzunehmen – anders wäre es kaum möglich, die große Menge an Stoff zu bewältigen. Ich habe diese Transformation selbst erlebt und an meinen Kommilitonen beobachtet. Ich erinnere mich an unsere Ehrfurcht vor den Professoren, an unsere Gespräche, in denen wir Fleiß, Intelligenz und Auffassungsgabe der anderen austesteten, an unseren Wettstreit darum, wer die dicksten Bücher gewälzt und die meisten Fachzeitschriften gelesen hat, wer trotzdem noch die Zeit fand, alle Vorlesungen und vielleicht gar noch Kongresse zu besuchen. Immer aber waren es andere, die uns erklärten, wie alles funktioniert. Wir haben nur wiedergekäut.

Viele Ärzte bleiben nach dem Studium in diesem Denkmodus. Sie wenden an, was andere erforscht und zusammengetragen haben, vergleichbar den Nutzern von Computern, die ihr Gerät bedienen können, ohne sein inneres Wesen zu verstehen. An die Stelle der Professoren treten Chefärzte, von denen nicht wenige ihre Untergebenen behandeln wie dumme Schuljungen. An die Stelle der Lehrbücher treten Leitlinien, die es für nahezu jedes Krankheitsbild gibt und auf die sich führende Fachvertreter in endlos langen Sitzungen geeinigt haben – oft Kompromisslösungen, bei denen fundierte Meinungen unter den Tisch fallen, die nicht mehrheitsfähig sind. Daneben müssen Ärzte die immer komplexeren Vorgaben der Krankenkassen und des Gesetzgebers beachten und sich ökonomischen Zwängen fügen. Mitunter werden sie anfällig für geschickt gestreute Informationen von Pharmafirmen, vorgetragen von bezahlten Wissenschaftlern, die sie zu überteuerten, wirkungslosen Therapien verführen. Doch unterm Strich leisten viele, das soll nicht unterschätzt werden, gute Medizin für einen Großteil ihrer Patienten. Denn das Denksystem der Schulmedizin, über Jahrtausende aus Puzzlesteinen der Erkenntnis zusammengetragen, funktioniert für viele Krankheiten, ohne dass der Arzt ihre Ursachen verstehen muss. Die etablierten Diagnose- und Therapieschemata ergeben meist Sinn.

Dieses System aber lässt wenig Spielraum für die ärztliche Kunst – ein Begriff, der altmodisch anmutet, weil er so selten verwendet wird. Um ärztliche Künstler geht es in diesem Buch. Sie tun, was Künstler tun: Sie improvisieren, lassen sich von Fantasie und Visionen leiten, vertrauen mitunter ihrem Bauchgefühl mehr als der Vernunft oder Evidenz, sie bauen an der Medizin der Zukunft, ohne dabei die Bodenhaftung zum überlieferten Wissen der Schulmedizin zu verlieren. Nur einige von ihnen haben sich diese Rolle selbst ausgesucht. Andere werden in sie hineingestoßen, weil ihre Patienten sie in ein Grenzland der Medizin führen, wo Leitlinien ihre Bedeutung verlieren. Einsam stehen sie da, kein Fachbuch und keine Publikation weist ihnen den Weg. Sie müssen tun, was Ärzte vor Jahrtausenden taten: die Therapie am Krankenbett erfinden.

Seit vielen Jahren suche ich solche Ärzte und ihre Patienten auf. Manche sind nicht schwer zu finden, sie haben es schon auf die Seite eins der *BILD*-Zeitung geschafft – so zum Beispiel jener Neonatologe, der der »jüngsten Frühgeburt Europas« zum Leben verhalf. Doch die Berichterstattung ging nicht über bloße Fakten hinaus, weil die Familie nie an die Öffentlichkeit wollte. Warum hat der Arzt sich für eine Maximaltherapie entschieden, obwohl die Überlebenschancen des Babys statistisch bei null Komma null standen? Wie geht es den Eltern heute mit ihrem Kind? Wird es sein Leben lang behindert sein?

Andere Fälle finden in Fachkreisen große Beachtung, die Ärzte werden für ihre Innovation mit höchsten Auszeichnungen versehen, ohne dass die Öffentlichkeit daran teilnimmt – so die Geschichte jenes Thoraxchirurgen, der zusammen mit seiner Frau, einer Grundlagenforscherin, die erste künstliche Luftröhre der Welt im Labor erschuf. Warum hat er den über viele Jahre vorbereiteten Eingriff ausgerechnet an einem indischen Einwanderer vollzogen, der nicht mehr leben wollte und Backofenreiniger schluckte? Nimmt der Inder, der über Monate auf der Intensivstation täglich den Tod vor Augen hatte, sein geschenktes zweites Leben an?

Von einem Fall erfuhr ich aus dem Freundeskreis – der Geschichte eines Notarztes, der einen Erfrorenen wiederbeleben soll, dessen Körperkerntemperatur nur noch 17 Grad betrug. War dieser Mensch schon tot oder noch am Leben? Die Handbücher der Notfallmedizin gaben keine Auskunft, die schwerste Form der Unterkühlung beginnt bei 28 Grad. Würde der Notarzt also einen »Zombie« zum Leben erwecken, wenn er die Reanimation fortsetzte?

Ein anderer Fall geht zurück auf ein Erlebnis, das ich selbst als Arzt in der Neurologie hatte: Der Patient litt unter einer rätselhaften Gehirnerkrankung, sein Geist versandete vor unseren Augen innerhalb weniger Wochen. Wir unternahmen viele Untersuchungen, verschickten Proben in Speziallabors, es wurde nichts gefunden. Ich war mir sicher, dass er an einer körperlichen Erkrankung litt, für die wir keinen Namen hatten. Der Fall ließ mich nie los. Vergangenes Jahr sprach ich mit vielen Neurologen, bis ich auf jenen jungen Facharzt an der Charité in Berlin stieß, der eine erst kürzlich entdeckte Gehirnerkrankung erforschte. Sie war heilbar, wenn der Patient die richtigen Medikamente bekam. Mit ihm diskutierte ich auch meinen damaligen Fall – und fand eine späte Antwort: Ja, auch mein Patient hatte vermutlich an dieser Gehirnerkrankung gelitten. Doch ich konnte ihn nicht mehr ausfindig machen.

Durch meine Interviews wollte ich herausfinden, wann und warum Ärzte über sich selbst hinauswachsen und welchen Anteil die Patienten an der Entscheidung ihrer Ärzte haben. Manchmal spielen sie eine Schlüsselrolle, so wie jene Frau, die im Endstadium einer Krebserkrankung zu ihrem Chirurgen sagt: »Ich bin bereit, alles zu ertragen, damit meine Kinder so lange wie möglich eine Mutter haben.« Der Arzt fühlte sich an ihren Auftrag gebunden und mutete ihr zu, was er sonst nur sich selbst zumuten würde. Maximaltherapie, volles Risiko. Was ist das für eine Frau, die ihren Arzt so weit gebracht hat?

Um all diese Fragen zu beantworten, habe ich die Geschichten genau rekonstruiert, Krankenakten und Pflegekurven studiert, mit Nahestehenden gesprochen, mit Krankenkassen telefoniert, die Behandlungskonzepte anzweifelten und von Ärzten Regress forderten.

Ich habe Ärzte kennengelernt, die anders sind als viele Vertreter unserer Zunft: Sie leiden unter dem, was die Medizin immer noch nicht vermag. Sie erkennen, dass unsere

Konzepte von Krankheit, Diagnose und Therapie noch längst nicht hinreichen, sich weiterentwickeln müssen – so wie es zu allen Zeiten war. Sie zucken nicht mit den Schultern und sagen:»Mehr können wir nicht tun.« Sie beginnen zu suchen, Ordner mit Fachliteratur anzuhäufen, getrieben von der Frage, wo die rettende Lösung verborgen sein könnte. Sie alle eint die Bereitschaft, unkonventionelle Wege zu gehen, oft gepaart mit einer gewissen Unbeugsamkeit und der Bereitschaft, Kritik und Häme einzustecken, wenn sie scheitern. Und: Sie haben nie aufgegeben. Sie haben alles für ihre Patienten gegeben. Vielleicht manche von ihnen nur dieses eine Mal, als die Situation und der Mensch vor ihnen es einforderten.

Ich habe Patienten kennengelernt, für die ihre einzigartige Krankheit ihr Schicksal wurde, habe erfahren, wie sich ihr Leben, ihr Beruf, ihre Beziehung zu Partnern und Kindern im Laufe der Jahre verändert hat. Ich habe sehr genau nachgefragt, und so war es kaum vermeidbar, dass ich mitunter in Situationen stolperte, denen ich nicht sofort gewachsen war, in denen ich mich eher als Therapeut denn als Journalist fühlte. Doch am Ende waren die Menschen froh, einmal – manchmal das erste Mal – über alles gesprochen zu haben. Ich habe von ihnen gelernt, welche Eigenschaften ein Patient mitbringen muss, damit der Arzt über sich hinauswachsen kann: unerschütterliche Entschlossenheit, die Bereitschaft zum höchsten Risiko und die Fähigkeit zu einer Art Urvertrauen. Alle Patienten in diesem Buch waren bereit, ihr Schicksal ganz in die Hände ihres Arztes zu legen.

So konnten diese Menschen an der Seite ihrer Ärzte in das geheimnisvolle Reich noch nicht erforschter Therapien und noch nicht gesicherter Erkenntnisse reisen. Am Ende dieser Reise stehen Meilensteine der Medizin – solche, die schon jetzt in die neuere Medizingeschichte eingegangen sind, aber auch solche, von denen bisher nur ein kleiner Kreis von Menschen erfahren hat. Die Fälle, von denen ich erzähle, wirken einzigartig und spektakulär. Aber jedes Jahr tragen sich in der Welt viele tausend solcher nie erzählter Geschichten zu, in denen Ärzte sich selbst übertreffen – Ärzte, die ihren Beruf zumindest manchmal noch als Kunst begreifen.

.

Atmen

Am 9. Dezember 2007 kam Pavninder Singh schon um drei Uhr nachmittags nach Hause. Er zog die Schuhe nicht aus, ging durchs Wohnzimmer direkt auf den Balkon. Die Luft war kalt und trocken, es war ein sonniger Wintertag. Singh hörte die Züge vorbeirauschen. 300 Meter nur, und er wäre auf den Gleisen, dachte er. Aber was, wenn der Zug ihn nur mitschleifte und er am Leben bliebe, ein Krüppel bis ans Ende seiner Tage? »Ich wollte, dass es tausendprozentig sicher funktioniert«, sagte er später.

Singh ging zurück ins Wohnzimmer, blieb unschlüssig stehen, ließ den Blick umherschweifen. Wie traurig ihn das alles machte – das Sofa und die Sessel, blaues Blümchenmuster, sie hatten Decken darübergebreitet, damit man die Risse im Polster nicht sah. Der Fernseher, kein Flatscreen, ein 15 Jahre alter Kasten mit Flimmerbild. Nach indischen Verhältnissen war er reich – aber was nützte ihm das, wenn er jeden Euro umdrehen musste, bevor er ihn ausgab, in einem Land, in dem alle anderen mehr besaßen?

Singhs Blick streifte das Foto auf dem Regal, das ihn und Inge vor dem Taj Mahal zeigte, auf einer Bank sitzend, auf der sich alle Hochzeitspaare fotografieren lassen. Ihr einziger Urlaub in sieben Jahren. Er fast noch ein Junge, aufrecht mit geschwellter Brust, ein stolzes Lächeln auf den Lippen, den Arm besitzergreifend um sie gelegt. Sie eine korpulente Frau, aschblondes Haar, für jeden sichtbar deutlich älter.

Sie könne seine Mutter sein, hatte sein früherer Chef gesagt, warum die? Er würde ihm eine jüngere Frau suchen, eine, mit der er Kinder haben könne. Aber Singh hatte gesagt, er wolle nur diese eine.

Er griff zum Telefon. Sie ging gleich ran: »Ist was passiert? Warum bist du schon zu Hause?« Inge sprach starkes Schwäbisch, er hatte lange gebraucht, bis er sie gut verstand. Sie war sofort beunruhigt, denn Singh kam sonst immer erst nach elf Uhr nachts nach Hause. Die freien Mittagsstunden verbrachte er üblicherweise im Tempel der Kleinstadt, nahe dem indischen Restaurant, in dem er arbeitete – Gemüse schneiden, kochen, Tische decken, abspülen, er war für alles zuständig. In seiner Mittagspause durfte er nicht dort bleiben, warum, hatte er nie gefragt. Vielleicht lag es daran, dass sein Chef und dessen Familie Hindus waren. Sie glaubten an viele Götter. Singh aber war Sikh, er betete den einen, allmächtigen Gott an, der nach seinem Glauben auch der Gott der Christen, Juden und Muslime war und den sie in Pandschabi, der Sprache seiner Glaubensbrüder, Waheguru nannten – wunderbarer Lehrer, Schöpfer von allem.

Vielleicht auch deswegen wollte sein Chef, dass Singh sich fernhalten möge von der hübschen Tochter, 13 Jahre alt. Singh hatte diese Anweisung immer befolgt, sie war ja fast noch ein Kind. Nur nicht an jenem 9. Dezember 2007.

Was genau damals vorgefallen war, wissen nur er, das Mädchen und der Onkel des Chefs, der sie mittags in der Küche beisammen erwischte. Sie hätten nur geredet, erzählte Singh seiner Frau. Sie glaubte ihm. Aber der Onkel hatte das anders gesehen. Er hatte ihn aus dem Haus geworfen und ihm hinterhergerufen, er brauche sich dort nie wieder blicken lassen.

Singhs Stimme erstickte fast, als er weitererzählte. Der Onkel habe ihn dann noch auf dem Handy angerufen, sagte er. »Er hat … meine Familie bedroht.« Denn im Punjab habe der Mann gute Kontakte zu den Behörden, er würde Singhs Mutter und seinen drei Geschwistern die Polizei auf den Hals hetzen. Inge sagte, er solle zu Hause bleiben, sie komme bald. Singh versprach es. Er solle sich keine Sorgen machen, sagte sie, der Mann habe bestimmt nur leer gedroht.

Nur kurz nach dem Telefonat stand Singh vor dem Küchenschrank mit den Putzmitteln. Sein Blick fiel auf den Backofenreiniger. Er drehte die Flasche um, auf der Hinterseite prangten orangefarbene Warnlogos. »Bei Verschlucken sofort ärztlichen Rat einholen.« Singh dachte an die vielen Bauern in seiner Heimat, die Pestizide schluckten, wenn sie keinen Ausweg mehr sahen. Er glaubte, er würde sofort sterben, müsste nicht lange leiden.

Er füllte ein Schnapsglas ab, führte es zu den Lippen, nippte und schluckte sofort. Es fühlte sich an, als würde jemand in seiner Speiseröhre ein Feuerzeug anzünden. Dann zerriss eine Feuersbrunst seine Brust, er zog hektisch die Luft ein und aus, ein Reflex, aber die Luft kühlte nicht, das Brennen wurde schlimmer. Er stürzte zu Boden, wand sich. Dann kam der Würgereiz, er erbrach einen Schwall von Blut.

Es klappte nicht mit dem sofortigen Sterben. Singh kroch aus der Küche zum Telefon im Flur, tippte die Kurzwahl für Inges Handy. »Bitte, der Notarzt soll kommen«, röchelte er in den Hörer. Es sollten seine letzten Worte für lange Zeit sein.

Als die Feuerwehr in Begleitung des Notarztes die Tür einbrach, fanden sie Singh dahinter am Boden liegend. Im Protokoll steht »ansprechbar« und »kreislaufstabil«, aber noch in der Wohnung schwand sein Bewusstsein, und an die folgenden Monate auf der Intensivstation hatte er später keine Erinnerung.

Die Klinik Schillerhöhe thront wie ein Schloss auf dem Gipfel eines dichtbewaldeten Berges in der Nähe von Stuttgart. Früher bildeten die Nazis hier Gebietsführer der Hitlerjugend aus, in den frühen fünfziger Jahren wurde die Kriegsruine zu einem Lungensanatorium umgebaut – Tuberkulosekranke brachte man damals aus Angst vor der Infektionsgefahr fernab von Großstädten unter. Am 29. August 1987 gelang Thoraxchirurgen hier die erste einseitige Lungentransplantation Europas, spätestens seitdem gilt das Krankenhaus als Eliteeinrichtung.

Thorsten Walles war glücklich, hier als Assistenzarzt arbeiten zu dürfen. Nicht nur wegen des hohen Renommees, auch, weil er endlich mit Heike zusammenleben konnte, die er seit acht Jahren liebte und mit der ihn ein gemeinsamer Zukunftstraum verband: künstliche Organe züchten.

Kennengelernt hatte er Heike an der Medizinischen Hochschule Hannover. Er frisch von der Uni, sie schon eine gestandene Wissenschaftlerin, die zahlreiche Doktoranden unter sich hatte. Er mit einem Zickzackstudium, sie, die sich immer geradlinig auf der Karriereleiter nach oben gearbeitet hatte. Er noch in den späten Zwanzigern, Jungengesicht mit vollen Wangen, seine Patienten hielten ihn gern für einen Studenten und verlangten nach dem richtigen Arzt – obwohl er stattliche 1,94 groß war und 110 Kilo auf die Waage brachte. Damals boxte er noch in der Superschwergewichtsklasse. Sie war schon 39, zehn Jahre älter, eine geschiedene Mutter von zwei Kindern, mitten im Leben stehend und gerade mal 1,62 Meter groß, blonder Wuschelkopf. Oft spielte ein undurchdringliches Lächeln um ihre Lippen, das mochte er sofort.

Spöttisch hatte sie ihn damals von unten bis oben gemustert, als er sich vorstellte: »Und du willst jetzt auch Forschung machen?« Aus ihren Worten klang die Skepsis durch, mit der Biologen, die oft jahrelang für ihre Doktorarbeiten brauchen, Medizinern gerne begegnen. »Ich habe gedacht, das ist einer von denen, die sich schnell mal den Titel holen wollen«, sagte sie später über diesen Moment. Wie sie sich täuschte. Walles fühlte sich provoziert durch ihre Worte, gerade ihr wollte er zeigen, was in ihm steckte. Frauen hatten schon immer Wendungen in seinem Leben herbeigeführt. Für einen Schwarm aus dem Wohnheim hätte er einmal fast sein Medizinstudium geschmissen, weil sie ihm vom Traumberuf Medienmanager vorschwärmte. Er litt so unter der verschulten Ausbildung, in die er nur hineingeschlittert war, weil einige Freunde nach dem Abi den Medizinertest gemacht hatten und er sich mit ihnen sportlich hatte messen wollen. Später im Studium hatte er von einem Tag auf den anderen ein einfaches Ticket nach Rio de Janeiro gebucht – wegen einer Brasilianerin, in die er sich verliebt hatte. Ein halbes Jahr war er dort geblieben, bis zu dem Tag, als ihn seine Mutter wegen eines Briefes der Studienstiftung des deutschen Volkes anrief, bei der er sich viele Monate zuvor beworben hatte. Er hatte es längst vergessen. Ein Forschungsaufenthalt an der Johns Hopkins University, Baltimore, neun Monate! Das Mekka der medizinischen Forschung, gleichauf mit Harvard und Oxford. Er war so schnell weg aus Brasilien, wie er gekommen war, die große Liebe, die sich als Luftnummer entpuppt hatte, war vergessen.

Baltimore war keine Stadt, in der man gerne durch die Straßen schlenderte oder abends wegging: Armut, Verwahrlosung, Drogenabhängige, eine der höchsten Raten für Verbrechen und Tötungsdelikte in den USA. So blieb ihm nur, sich ganz auf sein molekularbiologisches Forschungsprojekt zu konzentrieren.

Regnerische Sonntagnachmittage verbrachte Walles in

der Universitätsbibliothek. Dort las er in der Fachzeitschrift *Nature* zum ersten Mal von Heikes Forschungsgebiet, das Wissenschaftler weltweit elektrisierte: Tissue Engineering – die Züchtung menschlicher Gewebe im Labor. Er erinnerte sich an das Foto von der »Ohr-Maus«, das einige Jahre zuvor durch die Weltpresse gegangen war. Forscher aus Harvard hatten Knorpelzellen aus Rindern entnommen und sie in ein Polymergerüst gesät, das die Form eines menschlichen Ohrs hatte. Das Gerüst löste sich auf, übrig blieb eine Ohrmuschel aus Rinderzellen, die man auf den Rücken einer Maus verpflanzte. Ein gelungenes Experiment, jedoch ohne jeden medizinischen Nutzen. Der Gewebezüchtungs-Pionier Jay Vacanti hatte die scheinbare Maus-Chimäre nur für ein außergewöhnliches Symbolbild erschaffen. Das Foto sollte die mediale Aufmerksamkeit auf sein junges Forschungsgebiet lenken.

Die Hoffnungen, die daraufhin manche in die neue Disziplin setzten, klangen megaloman, nach Gottspielen: Schon in zehn bis 20 Jahren wäre kein Kranker mehr darauf angewiesen, sich Lebern, Nieren oder Herzen eines Leichnams transplantieren zu lassen. Stattdessen müssten die Ärzte der Zukunft ihren Patienten nur ein wenige Millimeter großes Stück aus Muskeln oder Organen entnehmen und im Labor abgeben. Dort würden Gewebe-Ingenieure ihre kranken Organe neu erschaffen. Möglich wäre das, weil in jedem Körpergewebe Vorläuferzellen existierten, die in sich noch die Fähigkeit trügen, zu entscheiden, welche Funktion sie später in einem Organ übernehmen würden. Wenn man diese Zellen nur walten ließe, würden sie sich wie von Zauberhand, gesteuert von Botenstoffen, die sie selbst herstellten, zu strukturierten Geweben gruppieren und irgendwann, nach Wochen oder Monaten, ein fertiges Organ ergeben. Waltete hier ein Schöpfergott?, fuhr es Walles durch den

Kopf. Eigentlich war er nicht religiös, aber was er las, versetzte ihn in Staunen. In ihm erwachte ein Feuer. Er, der in seiner Kindheit am liebsten aus den grauen Fischertechnik-Steinchen Brücken und Raumschiffe zusammengesetzt hatte, würde gerne einmal Organe bauen. Doch die Flammen loderten nur kurz, er vergaß es wieder. Später entschied er sich, Herzchirurg zu werden.

An Fügungen glaubt Walles nicht, auch wenn es heute rückblickend magisch scheint, dass sein Chef von der Herzchirurgie der Medizinischen Hochschule Hannover ihn einige Jahre später ausgerechnet Heike zuteilte mit den Worten: »Jeder, der bei uns bleiben will, muss forschen.« Heike Mertsching entwickelte sich gerade zu einer international führenden Forscherin im Tissue Engineering.

Ihr gemeinsamer Chef interessierte sich in erster Linie für Herzklappen aus dem Labor, deshalb hatte er Heike eingestellt. Ihre Vision aber ging schon viel weiter, sie wollte es mit vielen Organen aufnehmen. Eine Frage trieb sie um, die bald zu einer zentralen Frage der Gewebezüchtung werden sollte: Wie groß darf ein künstliches Stück Gewebe sein, damit es nicht abstirbt, nachdem man es eingesetzt hat? Denn das echte, körpereigene Gewebe ist von feinsten Blutgefäßen durchzogen. Die fehlen im Ersatzstück. Aber die gezüchteten Zellen gieren genauso nach Sauerstoff, Zucker und anderen Nährstoffen wie die körpereigenen Zellen. Wenn sie nicht genug davon bekommen, sterben sie ab. Das im Labor gezüchtete Gewebe würde im Körper des Patienten verfaulen.

Als der junge Walles im Jahr 2000 vor Heike Mertsching stand, brauchte sie gerade dringend einen Jungarzt, der sich nicht ganz dumm mit dem Skalpell anstellte und ihr die Operationen an Ratten abnehmen würde, die sie als Biologin nicht selbst durchführen konnte. Seine Aufgabe würde es sein, den Ratten unterschiedlich dicke Gewebestücke einzupflanzen. Ab welcher Größe würde das Stück verfaulen, das war die Frage. Nicht ein paar OPs standen ihm bevor, sondern 800 an der Zahl. Der Doktorand würde Biss und einen langen Atem haben müssen. Walles, den sie bald Thorsten nannte, hatte beides, stellte sie zu ihrer eigenen Verwunderung fest. Bald trafen sie sich jeden Morgen um sechs und operierten eine Ratte, dann entschwand er auf die Station oder in den OP-Saal, brachte einen schweren Arbeitstag hinter sich und kam abends wieder ins Labor. Ihre Tage hatten keinen Feierabend, oft arbeiteten sie bis Mitternacht. Manchmal schlief er ein, während sie ihm ihre Auswertungen ins Protokoll diktierte. Er hörte auf zu boxen, traf sich nur noch selten mit Freunden oder Kollegen, hielt eisern durch.

Zwei Jahre später die Belohnung. Eine Veröffentlichung in einer hochrangigen Fachzeitschrift. Ergebnis: In der Haut einer Ratte darf der Abstand einer gezüchteten Zelle zum nächsten Blutgefäß maximal 0,8 Millimeter betragen, sonst stirbt sie ab. Auf einem Kongress in Tampa, Florida, präsentierten sie ihre Ergebnisse vor den US-Kollegen, die bis dahin immer auf die Bemühungen der Deutschen herabgeschaut hatten. Sie ernteten viel Beifall.

Am Wochenende darauf wanderten sie durch Floridas Sumpfgebiet, die Everglades. Mücken piesackten sie. Als er ihr ein Insekt von der Wange verscheuchen wollte, blieb seine Hand dort. Sie standen nahe beieinander. Der erste Kuss fühlte sich selbstverständlich an. Sie waren schon lange ein Paar, bemerkten sie in jenem Moment, nur hatten sie nie die Zeit gehabt, das Beisammensein im Privaten auszuleben. Nie, auch später nicht, stellten sie sich die Frage, ob es gut sei, Berufliches und Persönliches so eng zu verweben. Der Statusunterschied – junger Assistenzarzt und renommierte Wissenschaftlerin –, sie spürten ihn nicht mehr. Thorsten war gewachsen in jener Zeit, er stand seinen Mann im Operationssaal und auf den Krankenhausstationen, in einer Welt, die ihr verschlossen war, auch wenn ihr Labor nebenan lag.

Er hatte umgeschwenkt von der Herz- auf die Thoraxchirurgie und würde bald seine Facharztprüfung machen. Er wollte sich einem Organ widmen, das als einziges neben dem Darm damals hartnäckig allen Versuchen widerstand, transplantiert zu werden: der Luftröhre. Deshalb starben den Ärzten häufig Kinder unter der Hand weg, nachdem sie Backofenreiniger oder andere ätzende Flüssigkeiten getrunken hatten.

Als Heike zwei Jahre nach dem ersten Kuss die Stelle am Fraunhofer-Institut für Grenzflächen- und Bioverfahrenstechnik in Stuttgart angeboten bekam, standen für beide zwei Dinge außer Frage. Sie müsste diese Chance wahrnehmen. Und: Er würde so bald wie möglich nachkommen. Heike rechnete ihm diese Bereitschaft hoch an, war es doch im Allgemeinen andersherum, Frauen folgten den Männern.

Sie hatten Glück. Der Chef der Lungenfachklinik Schillerhöhe war begeistert gewesen, als er von Thorstens Interesse an der Luftröhre und Heikes Forschungen hörte, und hatte ihm sofort eine Stelle angeboten.

Inge Bäuerle war eine treue Ehefrau. Jeden Tag um die Mittagszeit, wenn sie aus dem Büro der Abfallentsorgungsfirma kam, wo sie als Putzfrau arbeitete, besuchte sie Pavninder im Klinikum der Kleinstadt. Nachmittags ging sie wieder putzen, abends dann wieder auf die Intensivstation, tagaus, tagein. Auch im Koma sollte er spüren, dass jemand da war, seine Hand hielt. Er war an so viele Kabel angeschlossen, dass sie sich kaum traute, ihn woanders zu berühren. Unter seinem Kehlkopf führte ein Beatmungsschlauch durch ein künstliches Hautloch – Tracheostoma – in die Lunge. Das träge rhythmische Geräusch der Maschine beruhigte sie, dabei gab es nichts, worüber man beruhigt sein konnte.

Er habe eine überraschend gute Konstitution, sagten ihr die Ärzte, aber es bestehe kaum Hoffnung, dass er es schaffe. Der Backofenreiniger hatte seine Speiseröhre aufgelöst, dann hatte die ätzende Lauge auf das umgebende Gewebe übergegriffen, ein Loch in die Luftröhre geschmolzen. Möglicherweise sei es so groß, dass man es nicht flicken könne, erklärte ihr einer der vielen namenlosen Männer in weißen Kitteln am Krankenbett. Man müsse die Luftröhre quer durchschneiden, das entzündete Gewebe entfernen und dann die beiden freien Enden der Luftröhre zusammenziehen und vernähen. Ein Glücksspiel. Denn diese Naht würde unter enormen Zugkräften stehen. Wenn sie reiße …, und der Mann machte eine Handbewegung quer über seine Kehle.

Vielleicht würde er nicht mal bis zur Operation durchhalten, sondern sich vorher eine Lungenentzündung einfangen, die die Ärzte nicht mehr unter Kontrolle brächten. So sterben Menschen mit großen Luftröhrendefekten oft, sie ersticken nach Monaten der Maximaltherapie. Doch Inge erfuhr auch, dass sich Spezialisten an einer Lungenfachklinik gerade überlegten, ob sie an ihm eine experimentelle Operation wagen sollten. Wenn er denn leben und das auf sich nehmen wollte – das wusste derzeit niemand.

Warum nur hatte sie seine Verzweiflung nicht gesehen? Was hätte sie tun können, um ihm zu helfen? Sicher, manches Mal hatte Pavninder zu ihr gesagt: »Alles wäre leichter, wenn ich nicht mehr am Leben wäre.« Aber so was sagt man doch manchmal einfach dahin, sie hatte es nicht ernst genommen. Sie liebte ihn, auf ihre Weise, aber sie wusste nur wenig von ihm, das merkte sie jetzt, als die Ärzte und Pfleger ihr so viele Fragen stellten.

Pavninder stammte aus einer Provinzhauptstadt in Nordindien, die sie nur einmal gesehen hatte, auf ihrer nachgeholten Hochzeitsreise vor wenigen Monaten. Ein wunderschöner Maharadscha-Palast, zu dem die Leute aus dem ganzen Land strömten. Viel zu enge Straßen, der ohrenbetäubende Lärm der vielen Menschen und Motoren, die Rikschas, die ständig hupten, der Benzingestank. Auf der Straße stürmten Kinder und Frauen auf sie zu, fragten, ob sie ihre blonden Haare berühren dürften. Sie hatte seine Mutter kennengelernt, eine liebe Frau, wenige Jahre älter als sie, die immerzu lachte. Die Mutter hatte Pavninders jüngeren Bruder und die zwei Schwestern allein durchbringen müssen, denn der Vater, ein gewalttätiger Alkoholiker, war eines Tages nicht mehr nach Hause zurückgekehrt. Jemand hatte ihn erstochen.

Wie eine Prinzessin hatten sie sie dort behandelt, ein Ehebett im schönsten Zimmer des Hauses gerichtet. Der Bruder hatte ihr immer die Tür aufgehalten, die Schwestern hatten sie geschminkt und eingekleidet, damit sie schön aussah, wenn Verwandte oder Freunde zu Besuch kamen. Fotos von der Reise zeigen sie in einem roten Sari mit seiner Familie – auch eine schlankere deutsche Frau als sie würde grob aussehen unter diesen feingliedrigen Menschen mit den schönen Gesichtern.

2000 Euro von ihrem wenigen Ersparten hatte sie der Familie mitgebracht, Pavninder vermutlich viel mehr, er sprach nie darüber. Aber sie wusste, dass er schon immer jeden Euro nach Indien schickte, den er entbehren konnte. Von dem, was er im Monat verdiente, mal 1200 Euro, mal 1500, gab er ihr 500 für die Haushaltskasse, den Rest brachten sie alle drei Monate zu einer Bank am Stuttgarter Flughafen. Er war der Älteste, er hatte die Verantwortung. Und er hatte Schulden – den Menschenschleusern hatte er 20 000 Euro bezahlt, sie wusste nicht, wem er die zurückzahlen musste.

Sein Leben: sechs Tage die Woche arbeiten, 12 bis 14 Stunden täglich. Morgens schlief er noch, wenn sie aus dem Haus musste. Wenn er nachts wiederkam, schlief sie. An seinem freien Tag schlief er so lange, dass sie kaum Zeit miteinander hatten. Nie verreisen, nie essen gehen, manchmal picknicken auf den Wiesen des Hügels, der in Fußnähe von der Wohnung lag. Er war ein ausgezeichneter Koch, sie aß gesund, seitdem sie ihn kannte. Nur Vegetarisches, wegen seines Glaubens.

Die drei Jahre, die er in Deutschland gelebt hatte, bevor sie ihn kennenlernte, waren seine härtesten gewesen. Eigentlich wollte er in die USA, aber seine Odyssee, über die er nie sprach, endete auf verschlungenen Wegen im Ruhrgebiet. Er fand Unterschlupf bei einem Inder, der ein Restaurant in Essen betrieb. Er arbeitete sieben Tage die Woche und zog sich abends zurück in ein fensterloses Zimmer im Keller. Er hörte Radio in einer Sprache, die er nicht verstand, las zerfledderte Zeitungen aus der fernen Heimat. Sein Gehalt, 700 Mark im Monat, sparte er für die Familie und seine Schulden, kaufte zwei Jahre keine neue Kleidung. Er fragte den Chef: »Bitte gib mir einen Tag frei.« Der sagte: »Du kannst für immer freihaben, wenn du willst.« Er bat ihn um mehr Geld, der Chef sagte: »Du kannst woanders hingehen, wenn sie dir dort mehr zahlen.«

Pavninder arbeitete in Frankfurt, in Paris und vielleicht noch woanders. Irgendwann beantragte er Asyl, weil Sikhs eine religiöse Minderheit in Indien sind.

Im Winter 2003 besuchte Inge mit ihrer Freundin eine

Bar im Untergeschoss eines Einkaufszentrums. Dort sangen junge Talente einer Jury vor, die den »Megastar« der schwäbischen Kleinstadt suchte. Später wurde Musik der achtziger Jahre aufgelegt, da stand Pavninder plötzlich vor ihr, wollte mit ihr tanzen. Er sprach nur mit ihr, ihre Freundin beachtete er nicht.

Einige Tage später ging sie mit einer anderen Freundin in jenem Restaurant essen, wo er arbeitete. Sie trafen sich einige Male zum Spazierengehen. Sie erzählte ihm, dass sie einen Sohn in seinem Alter habe. Das störe ihn nicht, beteuerte er. In einer Winternacht küsste er sie zum ersten Mal in ihrem Auto. »Er war wie ausgehungert, ist richtig rangegangen«, erinnert sie sich und muss heute noch kichern.

Als sie ihn zwei Jahre später heiraten wollte, sagten ihre Mutter und ihre Freundinnen: »Du spinnst.« Es werde hart für sie beide wegen des Altersunterschieds, sagte sie zu Pavninder. »Aber wenn unsere Liebe stark genug ist, schaffen wir alles!« Sie war damals 50 Jahre alt, er 21.

Der Standesbeamte glaubte ihnen nicht. In getrennten Zimmern wurden ihnen Fragen zur Familie des anderen gestellt. Eines Morgens klingelte ihr Handy, die Sozialarbeiterin des Asylantenheims, in dem er wohnte, meldete sich mit aufgeregter Stimme. »Sie müssen sofort kommen, Ihr Verlobter sitzt in Abschiebehaft.« Ein Kölner Anwalt, spezialisiert auf Immigranten aus Indien, boxte ihn raus. Nach der Trauung feierten sie in der Bar im Untergeschoss der Einkaufspassage, wo sie sich kennengelernt hatten. Die Mutter und ein paar Freundinnen waren gekommen, Inges Brüder nicht.

Die Monate danach zählten zu den schönsten ihres Lebens, aber irgendwann fraß die viele Arbeit das Glück auf. Immer wieder beteuerte er ihr, sie sei die erste große Liebe seines Lebens, aber sie konnten ihre Liebe nicht mehr leben.

Es war nicht nur die Geschichte mit diesem Mädchen und ihrem Onkel, glaubte sie. Er hatte sicher auch ein Burn-out, keiner konnte dauerhaft so viel arbeiten.

Jetzt lag er hier, und sie wusste weder, ob er überleben würde, noch, ob er es wollte. Schon mehrfach hatten die Ärzte versucht, ihn aus dem Koma zu holen, jedes Mal begann er, sich Kabel und Schläuche vom Körper zu reißen. Ein Pfleger meinte, er mache das absichtlich, sie glaubte ihm nicht.

Die Luftröhre wirkt so schlicht auf den ersten Blick. Ein Rohr, etwa zwölf Zentimeter lang, stabilisiert durch ringförmige Knorpel. Die Ersatzteilmedizin hat Kunstherzen, Kniegelenke und ferngesteuerte Armprothesen hervorgebracht. Künstliche Luftröhren gab es nicht, und auch keine Spenderorgane.

Der Grund: Luftröhren sind von Mensch zu Mensch so verschieden wie Fingerabdrücke. Sie sind das bedeutendste Eingangsportal für Krankheitskeime, die Schnittstelle zwischen Körperinnerem und Umwelt. In ihrer Schleimhaut lauern Wächterzellen auf Angreifer – Zellen des körpereigenen Immunsystems, die alles bekämpfen, was fremd ist, auch ihren neuen Wirt, wenn sie aus einem Leichnam in einen fremden Körper verpflanzt werden. Außerdem leben in Luftröhren viele Milliarden Bakterien und Pilze in einem sensiblen ökologischen Gleichgewicht, von dem die Medizin noch nicht viel versteht und das von Mensch zu Mensch verschieden ist. Mit ihrem Wirt haben sie sich gut arrangiert. Aber wenn man diese Luftröhre samt Keimen und Wächterzellen in einen anderen Körper verpflanzt, würde dessen Immunsystem alles als feindlich betrachten – der Organempfänger müsste ein Leben lang hochdosierte Immunsuppressiva nehmen.

Das zweite Problem ist die Blutversorgung. An vielen anderen Organen hat der Mensch eine große Schlagader und eine Vene, an die man das Transplantat andocken kann. Anders die Luftröhre, sie wird nur über Mikrogefäße aus Nachbarorganen versorgt.

Das sind die Gründe, weswegen Heike Mertsching und Torsten Walles all ihre Bemühungen in den vergangenen Jahren ganz auf die Luftröhre konzentrierten. Für die Patienten, die einen Organersatz brauchten, gab es keine Alternative. Ein Heilversuch würde ethisch gut zu vertreten sein.

In Tierversuchen hatten sie schon erfolgreich Implantate eingesetzt, aber ob ihre Methode beim Menschen funktionieren würde, war fraglich. Zweimal hatten sie Patienten operiert, deren Luftröhren von Krebsgeschwüren zerfressen worden waren. Beide lebten nicht mehr lange nach der Operation. Der erste Patient starb an seinem Grundleiden, der zweite Patient aber stellte all ihre Bemühungen in Frage. Denn die künstliche Luftröhre war in seinem Körper verfault. Schuld war die fehlende eigene Blutversorgung im künstlichen Gewebe. Ihre jahrelange Forschung stand auf dem Prüfstand. Sie mussten einen neuen Weg finden.

An einem Tag im Januar 2008 war es plötzlich so weit. Nach der Morgenvisite rief der Chefarzt der Klinik Schillerhöhe seinen Assistenten Walles zu sich, erzählte ihm von Pavninder Singh, der nur 40 Kilometer entfernt in einer Klinik lag. Als Thorsten Walles von Singh hörte, wusste er, dass Heike und ihm jetzt die größte Bewährungsprobe bevorstand. Singh war jung. Er litt nicht wie seine beiden Vorgänger an einer fortgeschrittenen Krebserkrankung, und sein Körper war laut seinen behandelnden Ärzten erstaunlich fit angesichts des langen Aufenthalts auf der Intensivstation. Wenn einer es schaffte, dann Singh. Wenn ihre

Forschung für die Praxis taugte, dann würde Singh mit Hilfe ihres Implantats bald wieder ein normales Leben führen – bis ans natürliche Ende seiner Tage.

Walles sah Singh zum ersten Mal am 25. Februar 2008, zweieinhalb Monate nach dem Selbstmordversuch. Der Inder saß im Schneidersitz auf dem Bett, verharrte so in einer fast unbeweglichen Starre, den Rücken gerade durchgedrückt, den Kopf kahl geschoren, weißes OP-Hemd. Walles fühlte sich an einen Fakir erinnert. Singhs Augen waren ängstlich geweitet, immer wieder wurde sein abgemagerter, zerbrechlich wirkender Körper von Hustenanfällen geschüttelt, vor sich hielt er eine Nierenschale für den Auswurf, den er über sein Tracheostoma, die künstliche Öffnung im Hals, absonderte. Walles kannte diese Angst vor dem Ersticken von Menschen, in deren löchrige Luftröhre ständig Speichel und Gewebsflüssigkeit eindringen.

Immerhin gut, dass er sich so aufrecht hielt, 90 Grad, ideale Position, dachte der Arzt. Denn in dieser Haltung konnte kein Magensaft in die verstümmelte Luftröhre eintreten. Das war die größte Gefahr. Der Magensaft würde beginnen, die Lunge zu verdauen. Eine lebensbedrohliche Lungenentzündung wäre die Folge.

Das sagte er zu Singh, und der nickte kräftig – sprechen konnte er nicht, wegen des Tracheostomas gelangte keine Ausatemluft aus den Lungen in seinen Kehlkopf, wo die Stimmbänder liegen. Die Krankenschwester schwärmte, alle vom Pflegepersonal seien beeindruckt von der großen Disziplin ihres Patienten. 18 Stunden halte er es jeden Tag in dieser anstrengenden Position aus. Walles hatte schon einige Patienten mit Luftröhrendefekten gesehen, aber noch nie einen, der in dieser Situation einen derart eisernen Willen an den Tag legte. Dieser Patient will leben, dachte er. Und mit diesem Willen war alles möglich, ohne ihn nichts.

Walles war es gewohnt, Patienten gegenüberzustehen, die durch ihre Krankheit zum Schweigen verurteilt waren. Natürlich konnte man sich mit ihnen über Papier und Stift verständigen, aber Walles konnte auch vieles aus Blicken und Gesten lesen. Im Schwimmverein hatte er eine gehörlose Jugendfreundin gehabt – durch sie hatte er gelernt, die Gesichter der Sprachlosen zu deuten, mit ihnen in einen stummen Dialog zu treten.

Ihre Augen begegneten sich, Walles spürte, er würde einen guten Draht zu Singh bekommen. Es waren warme, kluge Augen. Dieser Mann würde verstehen, was er ihm gleich erklären würde. Außerdem konnte er in ihnen noch etwas anderes lesen: Humor – oder zumindest die Veranlagung dazu. Das ist gut!, dachte er, dich bekomme ich zum Lachen, hier und jetzt. Als er dann von der Ehefrau hörte, dass Singh gerne wieder essen würde, plazierte er einen gewagten Satz, der schon öfter gut funktioniert hatte: »Nun ja, das ist gerade schwierig. Noch sind Sie ja nicht ganz dicht …« Er blickte Singh unverwandt an, sah, wie es in ihm arbeitete, seine Mundwinkel zuckten. Und dann lachten diese Augen. Das Eis war gebrochen.

Später erzählte Singh über diese erste Begegnung, er habe gespürt, dass der Arzt ihn nicht verurteilte, auch nicht auf falsche Weise betroffen gewirkt habe wie manch anderer am Krankenbett. Alles, was er danach von Walles hörte, schien nicht mehr so schlimm, weil er sofort Vertrauen zu dem jungen Arzt gefasst hatte: Dass man seine Speiseröhre leicht würde ersetzen können durch ein Stück eigenen Darm – ein Routineeingriff. Dass aber zuvor die Luftröhre geflickt werden müsse, weil sonst die im Hals schwelende Entzündung die Ersatzspeiseröhre zerstören würde.

Dass dies am besten durch einen experimentellen Eingriff geschehe. Walles würde Singh dafür aus dem Oberschenkel ein fingernagelgroßes Stück Haut, Bindegewebe und Muskel entnehmen, mehr brauche er nicht. Im Labor würde daraus eine Luftröhre wachsen. Niemand könne Singh den Erfolg garantieren, möglicherweise würde er trotzdem sterben.

Aber für diese vage Hoffnung würde Singh noch einen Monat kämpfen müssen – gegen den Husten, gegen die Erstickungsanfälle, gegen die Todesangst. In aufrechter Haltung, 18 Stunden am Tag. Ein Monat, so lange würde es brauchen, bis der Organersatz im Labor gereift war.

Das Gerüst für Singhs künftige Luftröhre war ein weißer Schlauch, acht Zentimeter lang, so dick wie der Zeigefinger eines Kleinkinds. Früher war durch diesen Schlauch Nahrung geflossen, er stammte aus dem Darm eines Schweins. Würde man den Schweinedarm unter dem Mikroskop betrachten, sähe man, dass ihm etwas fehlte: Zellen. Denn der Schlauch bestand nur noch aus Bindegewebsfasern, die Schweinezellen hatte eine medizinisch-technische Assistentin mit Chemikalien zum Platzen gebracht und entfernt. So sollte später Singhs Immunsystem überlistet werden. Denn das Bindegewebe des Schweins war chemisch identisch mit dem eines Menschen, Singhs Körper würde es nicht als »fremd« erkennen.

Der Schweinedarm war aufgespannt in einem Behälter, nicht größer als eine Brotbackmaschine für die häusliche Küche. Der Bioreaktor: In ihm sollte das Wunder der Fleischwerdung geschehen. Er funktionierte wie ein kleines Lebewesen ohne Gehirn, gesteuert durch ein Computerprogramm.

Innen pulsierte leise tickend ein »künstliches Herz«, das

mit seinen weißen Rippen eher aussah wie ein Mini-Heiz-körper. Es pumpte über Plastikschläuche eine klare Flüs-sigkeit durch den Schweinedarm, in der Pavninder Singhs Körperzellen schwammen. Ein Sensor maß ständig den »Blutdruck« in den Schläuchen, 120 zu 80 mmHg, wie im menschlichen Körper. Außerdem gab es eine »künstliche Lunge« – ein Zylinder aus glänzendem Metall –, die das werdende Organ ständig mit Sauerstoff versorgte.

Ein stetiges Surren der Klimaanlage erfüllte den men-schenleeren Raum in Weiß am Fraunhofer-Institut für Grenzflächen- und Bioverfahrenstechnik, Stuttgart. Es war die Schatzkammer von Heike Mertsching. Hier wollte sie künstliche Organe erschaffen. Bald sollte hier eine Haut-fabrik ihre Arbeit aufnehmen, die allmonatlich 5000 kreis-runde, etwa centgroße Gewebeläppchen vollautomatisiert herstellen würde. Die erste Serienfertigung künstlicher Or-ganteile. Luftröhren hingegen waren noch im frühen Expe-rimentierstadium.

Auf ihrem Weg in die Arbeit kam Mertsching jeden Tag hier vorbei und blickte voller Stolz durch die Glasscheiben. Betreten hatte sie ihre Schatzkammer noch nie, sie hatte kei-ne Befugnis. Der Reinraum war durch eine Sicherheits-schleuse abgeriegelt, die nur wenige Mitarbeiter nach einer speziellen Schulung betreten durften. Maximal 50 Staub-partikel durften in einem Kubikmeter Luft hier herum-schwirren, kein Keim durfte eindringen. Künstliche Organ-gewebe entstanden unter ähnlichen Bedingungen wie an-dernorts Solarzellen und Halbleiter.

Unter dem Mikroskop war der Darm von feinsten Kanä-len durchzogen – die äußere Hülle von Blutadern. Im Bio-reaktor walteten rätselhafte Kräfte der Natur, die einem hö-heren Willen gehorchten, der sich jedem Einfluss der Wis-senschaftler entzog. Denn die Körperzellen Singhs schienen von selbst zu wissen, wo in dem Schweinedarm ihr Platz war. Es waren Vorläuferzellen, die noch die Fähigkeit in sich trugen, sich zu spezialisieren. Diejenigen unter ihnen, die sich im Bindegewebe des Darms festsetzten, begannen bald selbst, Bindegewebsfasern zu erzeugen. Diejenigen, die ihren künftigen Wirkort in den Kanälchen ehemaliger Blutadern wählten, begannen, dieses von innen auszukleiden, manche unter ihnen verwandelten sich zu Muskelzellen, die künftig die Adern kontrahieren und entspannen würden – ein Mechanismus, mit dem der Körper den Blutdruck reguliert.

Der Bioreaktor bot also nur technische Grundvoraussetzungen für etwas, das auch in jedem Embryo ohne das Zutun von Menschen stattfindet. Ein Vorgang, der im genetischen Code jeder einzelnen Zelle verschlüsselt ist – der Code für die Entstehung von Leben.

Für Heike Mertsching und Thorsten Walles löste dieser Bioreaktor auch das Grundproblem des jungen Forschungsgebiets Tissue Engineering. Walles' letzter Patient hatte ein Implantat ohne eigene Blutversorgung erhalten, das war vermutlich der Grund dafür gewesen, dass es verfaulte. Jetzt aber hatten die beiden Wissenschaftler erstmals ein künstliches Organ inklusive Blutadern gezüchtet. Bei Mäusen war so ein Implantat perfekt eingewachsen. Pavninder Singh war nun der erste Mensch, der es bekommen sollte.

Der Inder focht währenddessen einen einsamen Kampf gegen seine Todesangst und eine chronische Lungenentzündung. Sie trieb sein Fieber mittlerweile konstant in gefährliche Höhen. Doch so geschwächt er auch war, jeden Tag saß er von morgens bis spät in die Nacht kerzengerade im Bett.

Abends kam Walles manchmal zu ihm. Er tastete sich mit Hilfe von Zeichensprache und Kugelschreiber mühsam an die Vorgeschichte des Selbstmordversuchs heran, wollte mehr erfahren als die bruchstückhaften Infos, die ihm die Klinikpsychologen erzählt hatten. Für ihn ergaben die Ereignisse oder das wenige, was er über sie wusste, keinen Sinn. Aber er erfuhr nicht mehr als die offizielle Version. Wenn Ehefrau Inge da war, beobachtete Walles, dass die beiden nur wenig zärtlich miteinander waren. Welcher Natur war diese Beziehung?, fragte er sich. Aber es war für ihn tabu, kritische Fragen zu stellen. Er sah schließlich auch, dass sie in jeder freien Minute bei ihm war, und er spürte, dass Singh Inge brauchte. Wen sonst hatte er hier in diesem Land? Dank Hightech-Medizin würde der Inder möglicherweise bald wieder ein annähernd normales Leben führen können. Aber klarkommen damit müsste er allein, daran vermochten auch die Psychologen nichts zu ändern, die ihn regelmäßig besuchten und ihm attestierten, dass er »keine suizidalen Gedanken mehr« habe. Das glaubte Walles damals, denn auch ihm hatte Singh auf einen Zettel geschrieben, der Selbstmordversuch sei »die größte Dummheit meines Lebens« gewesen.

Fünf Monate blieb Pavninder Singh nach seinem Selbstmordversuch im Krankenhaus. Am 27. April 2009 um acht Uhr bereiteten ihn die OP-Pfleger auf den Eingriff vor, der in die Medizingeschichte eingehen sollte. Singh lag auf der rechten Seite, Walles eröffnete seinen Rumpf vom Rücken her mit einem Brustkorbsperrer und konnte dann mit seinen Instrumenten direkt bis zur zerstörten Luftröhre vordringen. Die Operation selbst sei technisch für ihn keine große Herausforderung gewesen, sagt er später bescheiden. »Wie einen Fahrradschlauch flicken.«
Neun Tage nach der Operation verließ Singh das Krankenhaus auf eigenen Beinen und »mit kräftiger Stimme«,

wie der Arztbrief vermerkt. Der Abschied zwischen den zwei Männern, deren Leben sich durch diesen Eingriff verändern würde, war kurz, keiner von beiden erinnerte sich an seine Worte, beide aber sagten, dass die Stimmung sehr herzlich gewesen sei. Sie würden sich mehr als zwei Jahre nicht wiedersehen.

Erst viele Monate später war die Entzündung in seinem Hals so weit abgeklungen, dass sich Bauchchirurgen daran wagen konnten, Singh auch eine neue Speiseröhre einzusetzen. Sie entnahmen ihm dafür ein Stück seines Dickdarms. Fast ein Jahr verstrich nach seinem Selbstmordversuch, bis er zum ersten Mal wieder essen konnte. Zunächst nur Suppe, aber es war ein Festmahl.

An einem heißen Samstag im August 2009 fand Walles den Brief einer Aufsichtsbehörde zu Hause in seiner Post. Warum nur schrieb man ihn unter seiner Heimadresse an? Er setzte sich in Shorts auf den Balkon, wo Heike Zeitung las, öffnete den Umschlag, nahm noch einen Schluck Orangensaft – und verschluckte sich. Er habe gegen das Arzneimittelgesetz in seiner neuesten Fassung vom 22. Juli 2009 verstoßen, las er. Ihm drohten drei Jahre Gefängnis sowie der Entzug der Approbation. »Was ist das denn jetzt«, stammelte er und reichte Heike das Schreiben. Ein Wochenende in Angst begann.

Erst am Montagmorgen griff Heike Mertsching zum Telefonhörer. Bald kannte sie die Hintergründe. Jemand hatte sie angezeigt. War dieser Mensch neidisch, fühlte er sich übergangen, hätte er gerne seinen Anteil am Erfolg gehabt? Es blieben nur sehr wenige Verdächtige übrig, die genug über ihre Forschungen wussten.

Das neue Gesetz regelte erstmals, wie durch Tissue Engineering erzeugtes künstliches Gewebe zu betrachten sei:

wie Medikamente. Man musste also viele Restriktionen für den Einsatz beachten. Walles und Mertsching hatten ihren Luftröhrenersatz immer als ein »medizintechnisches Produkt« betrachtet. Diese unterliegen weniger strengen Auflagen.

Nach wenigen Tagen dann konnten beide erleichtert aufatmen. Die Aufsichtsbehörde stellte ihre Nachforschungen ein. Denn das Gesetz, gegen das ein Verstoß behauptet wurde, war erst gut drei Monate nach dem experimentellen Eingriff an Singh in Kraft getreten.

Allerdings würde die nun europaweit geltende Regelung ihnen die Arbeit künftig schwermachen. Sie müssten ihr Verfahren komplett neu aufbauen und behördlich freigeben lassen. Auf absehbare Zeit, bis zur Erteilung einer »Herstellerlaubnis«, wäre es unmöglich, eine Studie mit vielen Probanden zu planen. Das könnte sich noch Jahre hinziehen.

Im Herbst desselben Jahres noch heirateten sie, und Torsten Walles erlebte einen kometenhaften Aufstieg. Im Folgejahr errang er den höchstdotierten Preis der Deutschen Gesellschaft für Chirurgie. Bald darauf erhielt er den Ruf an die Universität Würzburg – in drei Jahren vom Assistenzarzt zum Lehrstuhlinhaber für Thoraxchirurgie. Wieder gingen die beiden Wissenschaftler ihren Weg gemeinsam, Heike arbeitete bereits in Würzburg.

Ich lernte Pavninder Singh fünf Wochen vor seinem Tod kennen, am 6. Oktober 2011. Für ihn sollte ich in diesen letzten Wochen eine größere Rolle spielen, als ich ahnte, kam ich doch »nur« für ein Interview.

Sein Selbstmordversuch lag damals bald drei Jahre zurück. Zweieinhalb Jahre lebte er nun mit dem Implantat im Brustkorb. Es hatte nie die geringsten Anzeichen für eine Abstoßung gegeben, wusste ich von Walles. Weil sich im Körper alles ständig erneuert, war vom Schweinedarm nichts mehr übrig – er war komplett abgebaut und durch körpereigenes Bindegewebe ersetzt worden. Singh war nach wie vor der einzige Mensch, bei dem dieser Eingriff je gelungen war – eine Weltsensation.

Der Inder lebte immer noch mit Inge Bäuerle in jener Zweizimmerwohnung in einer schwäbischen Kleinstadt, in der die Couchgarnitur zerschlissen war und der Fernseher eine alte Flimmerkiste. Er empfing mich auf der Straße. Ein schmächtiger Mann, langer Bart und orangefarbener Turban, graue Anzughose und blaues Hemd, beides zwei Nummern zu groß. Herzlich schüttelte er meine Hand. Das sei ein wichtiger Tag für ihn, sagte er und führte mich in seine Hochparterre-Wohnung, die in einem Hochhaus unweit des Bahnhofs zwischen Industriebetrieben und einer vielbefahrenen Straße lag. In der Ferne rauschten die Züge vorbei. Im Treppenhaus weiße Türen mit Kunststoffknäufen, keine Namensschilder. An seiner Tür aber hing ein mit Gurmukhi-Buchstaben beschriftetes rotes Herz – »Waheguru«, der Name seines Gottes, erklärte er mir. Er habe es in der Beschäftigungstherapie selbst aus Pappe geschnitten und bemalt.

In der Wohnung roch es wie in einem indischen Restaurant. Wir setzten uns in die Couchecke zu seiner Frau Inge, die uns erwartete. Er nahm eine eigentümliche Körperhaltung ein, zog den rechten Oberschenkel an die Brust, so dass er seinen Arm aufs Knie stützen konnte, und fuhr mit der Hand unter seinen Bart. Später erklärte er mir, warum: Dort befand sich immer noch das Tracheostoma, die künstliche Öffnung der Luftröhre nach außen. Davon hatten die Erfolgsmitteilungen aus der Pressestelle des Krankenhauses nichts berichtet. Singh musste das Loch mit der Hand zuhalten, um zu sprechen.

Den Bart habe er früher nicht getragen, obwohl er schon immer religiös gewesen sei, sagte er. Der Bart war aus anderen Gründen wichtig: »Niemand soll das Loch sehen, sonst kommen immer diese Fragen, und weil ich nicht lügen kann, muss ich dann immer die ganze komplizierte Geschichte erzählen. Das will ich nicht mehr.« Auch seine Körperhaltung rühre daher, erklärte er, so falle nicht sofort auf, dass er seine Hand an den Hals legen müsse, um zu sprechen. Immer wieder wurde seine auffallend helle, klare Stimme von Husten und Röcheln unterbrochen.

Warum brauchte der Inder diese Öffnung noch? Zunächst habe Dr. Walles sie operativ verschlossen, erklärte Singh. Aber dann habe er sich immer verschluckt, Nahrung und Speichel seien in die Luftröhre gelangt. Denn der Backofenreiniger hatte auch den Kehldeckel im Rachen verätzt. Narben waren gewuchert, jetzt schloss er beim Schlucken nicht mehr richtig.

Viele Stunden erzählte Singh die Geschichte seiner Flucht, von den einsamen ersten Jahren in Deutschland, vom Kennenlernen mit Inge, von den harten Jahren danach, der ständigen Geldnot. Nur selten unterbrach sie ihn, er wurde dann fast unwirsch, riss das Wort wieder an sich.

»Du kannst das doch gar nicht wissen, Schatzi!«

»Ich rede jetzt, nicht du.«

Als wir zusammen die Fotos ihrer Hochzeitsreise betrachteten, stiegen ihm die Tränen in die Augen, und ich hörte ein fremdartiges Geräusch, das ich nie vergessen werde: das stoßweise Einatmen von Luft durch sein Tracheostoma.

Als der Abend schon dämmerte und er, erschöpft vom vielen Reden, schwieg, sagte Inge Bäuerle leise: »Vieles davon habe ich gar nicht so genau gewusst. Jetzt verstehe ich besser, warum du dir damals das Leben nehmen wolltest.«

Er sagte nichts.

Das Loch im Hals war sein Elend. Er arbeitete deshalb nicht, und nur selten erlaubte er Inge, ihre Freundinnen nach Hause einzuladen. Seine Freunde, die er über den Glauben gefunden hatte, kamen ebenfalls nur selten vorbei. Wie er seine Tage in jenen Jahren verbrachte, erfuhr ich viele Wochen später von seiner Frau. Stundenlang kniend im Gebet versunken oder aber im Internet, wo er sich mit Menschen austauschte, die unglücklich waren wie er, von denen sie weiter nichts wusste. »Ich will meinen alten Pavninder zurück«, sagte sie manchmal. Dann hielt er ihr das Buch eines Geistlichen unter die Nase und sagte: »Lies das, damit du mich besser verstehst.«

Irgendwann würde er sie verlassen, hatte Inge geglaubt. »Auch wegen des Alters. Ihm war es ja wichtig, Familie zu haben, und mit mir konnte er keine Kinder mehr bekommen«, erklärte sie später. Die beiden hatten offen darüber gesprochen. Sie sagte: »Wenn es so weit ist, lass es uns fair machen. Ich will Teil deines Lebens bleiben.« Er habe ihr geantwortet, er wisse, dass es irgendwann zur Trennung kommen müsse, könne sich aber ein Leben ohne sie nicht vorstellen.

Eine Woche vor seinem Tod rief mich Singh vormittags an. »Sie müssen helfen, bitte.« Er war in die psychiatrische Klinik am Ort eingeliefert worden, aber die könnten ihm nicht helfen, sagte er, weil sie nicht zuhörten. Die Geldnot treibe ihn um, seine Invalidenrente und die Einkünfte Inges reichten nicht, er könne seiner Familie nichts mehr schicken. Seine jüngste Schwester werde bald heiraten, er müsse 20 000 Euro für die Hochzeit sparen, aber an den Monatsenden bleibe nichts übrig.

Er leide unter dem Sohn seiner Frau, ein Student Mitte 30, der sie besuchen komme, um Geld bitte, den Kühlschrank leer esse, das Benzin verfahre. »Dabei weiß er doch, wie knapp wir es haben!« Wir sprachen lange. Ich könne nicht gleich vorbeikommen, erklärte ich ihm. Er solle unbedingt mit der Psychologin an der Klinik sprechen, besser als mit den Ärzten, und sie bitten, ein Vermittlungsgespräch mit ihm und seiner Frau zu führen.

Er versprach es. Dankte höflich. Sagte mir außerdem, dass er alles aufschreibe, seine Lebensgeschichte, die Probleme, die ihn unglücklich machten – für mein Buch. Das hatten wir vereinbart.

Zu der Aussprache kam es nie. Als die Ärzte ihn entließen, ging er nach Hause, telefonierte mit seiner Frau, sagte, alles sei gut, er erwarte sie abends, sie solle sich keine Sorgen machen. Er kochte sich ein indisches Spinatgericht. Die Reste fand sie im Topf, als sie später nach Hause kam. Da lebte er schon nicht mehr, hatte sich unter einen Zug gelegt. Nicht quer zu den Gleisen, sondern längs, so hatte die Polizei ihn gefunden. »Vielleicht wollte er nur spüren, wie das ist, wenn der Zug über einen fährt«, versucht Inge Bäuerle es zu erklären. Doch der Luftdruck vor der heranrasenden Lok hatte ihn herumgewirbelt.

Thorsten Walles will es nicht wahrhaben. »Mir hat er zuletzt gesagt, es gehe ihm gut, er habe sogar wieder Fußball gespielt.« Sie waren doch so nah am Ziel gewesen, und Singh habe das gewusst. Er hätte nicht mehr lange mit dem Loch im Hals leben müssen. Sicher, die beiden Chefärzte von Hals-Nasen-Ohren-Kliniken, die Walles hatte überreden wollen, den Kehldeckel des Inders zu operieren, hatten abgelehnt. Zu hohes Risiko. Er hatte nicht lange mit ihnen diskutiert, als Assistenz- und später Oberarzt wäre er nicht weit gekommen, glaubt er. Doch als ordentlicher Professor in Würzburg hätte er andere Möglichkeiten gehabt. Schon hatte er mit seinem künftigen Chefarztkollegen der HNO-Klinik in Würzburg darüber gesprochen, der hatte sich optimistisch geäußert. Es wäre wahrscheinlich nur noch eine Frage von wenigen Monaten gewesen. Vielleicht hätte er es Singh deutlicher, eindringlicher erklären müssen. Vielleicht hatte der Inder ihn nicht wirklich verstanden.

Singh war, glaube ich, in Deutschland immer auf der Suche nach einem Ansprechpartner für alle medizinischen Fragen und Lebensfragen gewesen. Zeitweise mag er sich erhofft haben, dass Thorsten Walles dieser eine Mensch sei. Doch der Thoraxchirurg hatte nichts davon geahnt. Und vermutlich hätte er seinem Patienten nicht das bieten können, was dieser wirklich brauchte – eine tiefe Freundschaft. Er hatte ihm sein Leben zurückgeschenkt, doch hatte er nicht vermocht, dem Inder die Verzweiflung des Entwurzelten, Heimatlosen zu nehmen, die den Mann schließlich in den Selbstmord gestürzt hatte.

Auch von mir hatte Singh sich mehr versprochen, als ich gegeben habe. Vielleicht sah er in mir nicht nur den Autor, hinter dem die Öffentlichkeit stand, sondern auch den Arzt. Einen Arzt aber, mit dem er auf Augenhöhe sprechen konnte, anders als mit seinen Psychiatern. Er hatte wohl die Hoffnung, dass sich etwas Fundamentales ändern würde, wenn er sich mir anvertraute. Das Gespräch mit Singh war mein erstes Interview für dieses Buch, und ich habe daraus für später gelernt. Jemand, der wie ich im Gespräch so tief in das Leben anderer eindringt, übernimmt immer Verantwortung. Egal, ob er Arzt ist, Geistlicher – oder Buchautor.

21 Wochen, fünf Tage

Als sie einander vier Jahre kannten, kauften Yvonne und Johannes Halter in einer Kleinstadt ein restauriertes Bauernhaus aus dem Jahr 1672. Kachelofen, knarzende Dielen, niedrige Decken, in die dunkelbraune Holzbalken eingezogen waren. Im großen Garten wollten sie Gemüse anbauen. Sie hatten lange gesucht. Hier sollten ihre Kinder groß und sie beide alt werden, das war der Plan. Sie waren glücklich, ganz in ihrem eigenen Leben angekommen zu sein, und ließen sich in der katholischen Kirche trauen. Die Gäste kochten und backten fürs Büfett, so hielten sich die Kosten im Rahmen. Wenn die Kinder da wären – sie wollte drei, er zwei –, würde sie ihre Arbeit als Kinderkrippenleiterin aufgeben, er verdiente als Förderschullehrer genug.

Sie sprachen auch darüber, was wäre, wenn ein Kind behindert auf die Welt käme. Johannes wusste von klein auf, was das bedeutete – auch sein Vater hatte als Förderschullehrer geistig behinderte Kinder unterrichtet, er selbst hatte damals oft mit ihnen gespielt. Seine klare Meinung dazu: Er würde ihr Kind auch mit schwerer Behinderung lieben.

Yvonne tat sich schwerer. Es käme auf den Grad der Behinderung an. Wenn es zu schlimm wäre, könnte ihre Beziehung daran zerbrechen, fürchtete sie. Yvonne war ohne Geschwister aufgewachsen und hoffte, als Mutter zu erleben, was ihr als Kind verwehrt geblieben war: dass die Kinder ihre Schulfreunde zum Mittagessen mitbrachten und nachmittags im Garten tobten. Dass die anderen Eltern auf ein Gläschen blieben, wenn sie sie abends abholten. Dass in ihrem Bauernhaus immer das Leben pulsierte. Als sie drei Jahre lang nicht schwanger wurde, ließen sie sich beide untersuchen. Es lag an ihm. »Ich würde auch adoptieren«, sagte er. »Es gibt so viele Kinder, die gute Eltern brauchen.« Sie aber wollte den Traum vom eigenen Kind noch nicht aufgeben, dachte an künstliche Befruchtung. Sie entschieden sich, beides zu versuchen.

Die Großpraxis für Reproduktionsmedizin lag im Zentrum einer nahegelegenen bayerischen Universitätsstadt. Yvonne bekam Hormone verschrieben, die sie sich selbst in den kommenden Wochen spritzte. Sie regten ihre Eierstöcke dazu an, viele Eizellen zu Follikeln heranwachsen zu lassen. Eine weitere Spritze sollte den Eisprung auslösen. Während dieser Vorbereitungsphase weinte Yvonne oft und schämte sich dafür – sie waren doch ein glückliches Paar, und sie hatten noch so viel Zeit. Es war der Einfluss der Hormonbehandlung, manche Frauen bekamen darunter sogar Depressionen.

Yvonne erwies sich als sehr fruchtbar. Im Mai waren 16 Follikel zu beachtlicher Größe herangewachsen, reif für die Entnahme. Eine schöne Ausbeute, sagte der Arzt. Als sie in Narkose gefallen war, führte er ihr einen Ultraschallkopf mit ausfahrbarer Nadel in die Vagina ein, punktierte die Eierstöcke und saugte die Follikel ab. Eines nach dem anderen verschwanden sie auf dem Ultraschallbild. In die Reagenzgläser tropfte rosafarbene Flüssigkeit, die Eizellen darin waren zu klein, als dass man sie mit bloßem Auge hätte sehen können. Eine Laborärztin schob die Proben sofort unters Mikroskop und zählte laut mit; nur keine vergessen, das wäre, als ob man eine Perle auf dem Meeresgrund liegen ließe. Dann nahm sie sich die Spermien vor, die Johannes schon gespendet hatte. Mit Pipette wählte sie diejenigen aus, die ihr am gesündesten erschienen, keine Vakuolen im Köpfchen, wohlgeformter Schwanz, nicht zu lang. Sie spritzte sie nacheinander in Yvonnes Eizellen. Intracytoplasmatische Spermieninjektion, kurz ICSI – diese Methode war für schwierige Fälle wie Johannes vorbehalten.

Im Brutkasten verschmolzen Spermien und Eizellen miteinander. Fünf Tage später lag Yvonne wieder im Gynäkologenstuhl, gespreizte Beine, und der Arzt führte ihr die zwei Embryonen in die Gebärmutter ein, die sich bis dahin am besten entwickelt hatten. Diesmal war sie wach und bekam mit, wie er trocken kommentiere:»Mit besonders guter Ware haben wir es hier nicht zu tun.« Ein Medizinstudent stand daneben und blickte in ihren Schoß. Sie genierte sich.

Sie kam nicht dazu, mit ihm über ihre Sorgen zu sprechen. Als er ihnen eine halbe Stunde später auf dem Gang begegnete, fragte sie:»Was passiert jetzt? Bleiben die Eizellen einfach so drin, oder könnten sie rausfallen oder rausgespült werden?« Der Arzt wandte sich an ihren Mann: »Sorgen Sie dafür, dass Ihre Frau ein bisschen runterkommt.« Bald darauf bekam sie ihre Tage. Diese Vorahnung! Sie hätte ihrem Gefühl vertrauen sollen, das ihr sagte, das hier sei ein Massenbetrieb. Nie mehr suchten die Halters die Praxis auf.

Fast ein Jahr ließen sie verstreichen, bis sie einen neuen Versuch wagten, diesmal in Frankfurt. Der Arzt, ein Professor mit rundem Gesicht und dichtem Schnurrbart, erinnerte sie an einen großen Teddybär. Er brachte sie schon im Aufnahmegespräch zum Lachen. Viel später würde sie über eine Studie lesen, der zufolge Lachen die Fruchtbarkeit erhöhte:

An einer Klinik in Israel hatten Wissenschaftler Clowns zu ihren künstlich befruchteten Patientinnen geschickt und so die Erfolgsquote verdoppelt. Vielleicht war der Humor des Professors Teil einer perfekten Methode.

Jedenfalls brauchte er nur einen Versuch. Am 21. Juni 2010 entnahm er ihre Follikel und befruchtete sie mit Johannes' Spermien. Anders als sein Vorgänger ließ er die Embryonen nur zwei Tage heranreifen, nicht fünf, obwohl dieses Verfahren schon damals als veraltet und weniger erfolgversprechend galt. Heute sagen die meisten Reproduktionsmediziner: Nach fünf Tagen im Brutschrank hat ein Embryo größere Chancen, im Mutterleib weiterzuwachsen, als eines, das nur zwei Tage in der Petrischale wachsen durfte.

Doch der Arzt war überzeugt von seiner Methode, und nachdem er die Embryonen in ihre Gebärmutter eingeführt hatte, sagte er: »Ein Zweizeller, ein Vierzeller, so wie es sein soll.« Sie war sich sicher, diesmal würde sie schwanger.

Am 5. Juli 2010 verlegte Johannes bei seiner Mutter im Hof Bodenplatten, als sein Handy klingelte. Yvonne! Tag 14 nach der Befruchtung, am Vormittag hatte sie einen Termin zur Blutentnahme gehabt. Die Mutter, die schon seit Tagen mitfieberte, eilte hinzu, versuchte, die Worte aus der Hörmuschel zu erhaschen.

»In unserem Leben wird jetzt vieles anders, Johannes«, sagte Yvonne, ihre Stimme brach. »Du wirst Vater!«

Er sagte: »Ah …«, »Hmmh …«, »Schade … dann der nächste Versuch …«

Seine Mutter nahm ihm die gespielte Enttäuschung ab. Bis er vor Glück laut lachte und sie in die Arme schloss.

Tag 25: Zwillinge, eindeutig, der Ultraschall ließ keine Zweifel zu. Vor Yvonnes Augen lief ein innerer Film ab, als der Professor es ausgesprochen hatte. Sie daheim, zwei Babys, das eine schreit nach der Brust, das andere hat die Windeln voll, gleich schließen die Geschäfte, nichts zu essen im Haus. Und Johannes weit weg in der Schule. Wie würde sie allein die ganze Arbeit geregelt bekommen?

Johannes freute sich sofort. »Wir wollten doch mindestens zwei Kinder, warum nicht gleich so?«

Yvonnes Bauch wuchs rasch, schon in der 14. Woche war für niemanden zu übersehen, dass sie schwanger war. Bald glaubte sie zu spüren, wie sich die beiden in ihr bewegten. Später würde sie froh sein, dass sie sich schon so früh in der Schwangerschaft als Mutter fühlte. Ihr würde nur wenig Zeit bleiben, in ihrem neuen Lebensabschnitt innerlich anzukommen.

Johannes riss die alte Badezimmereinrichtung im Wohngeschoss des Hauses raus und baute eine Stehdusche ein, damit sie als Hochschwangere keine Treppen mehr steigen müsste. Abends suchten sie im Internet Möbel für das Babyzimmer aus. Wenn Yvonne tagsüber allein unterwegs war, sah sie überall Mütter mit Zwillingen – ihr war gar nicht bewusst gewesen, wie viele es gab.

Der Herbst kam, der Himmel blieb den ganzen Tag grau, Regen prasselte auf die Fenstersimse, und durch die alten Mauern drang die Feuchtigkeit ein. Yvonne fühlte sich unendlich müde. Eines Morgens hatte sie 39,5 Grad Fieber, eine schwere Grippe, die in eine chronische Nasennebenhöhlenentzündung überging. Sie fühlte sich verletzlich, unfähig, das in ihr heranwachsende Leben zu schützen. In diesen Tagen befiel sie eine unbestimmte Angst.

Pater Raphael trug eine braune Kutte mit Kapuze und um die Hüfte eine Kordel. Er war stolz auf sein Habit – so nannten die Brüder das Gewand –, denn es gemahnte an den Gründer des Franziskanerordens, Franziskus von Assisi, der im 13. Jahrhundert als Mönch in einem Wollsack herumlief, weil er jegliche Symbole des Reichtums ablehnte. Am späten Vormittag des 28. Oktober 2010 betrat Pater Raphael den Fahrstuhl des Klinikums Fulda. Hinter ihm schoben zwei Rettungssanitäter eine junge Frau auf einer Trage in die Kabine. Nie würde er vergessen, wie sich ihre Augen vor Angst weiteten, als ihr Blick an seinem Habit entlang zu seinem Gesicht emporwanderte.

»Wer hat denn den Pater gerufen?«, flüsterte sie, aus ihrer Stimme klang Entsetzen.

Pater Raphael arbeitete seit sechs Jahren als katholischer Seelsorger am Klinikum. Täglich besuchte er Menschen in Todesangst, doch er war gewohnt, dass sein Erscheinungsbild sie eher beruhigte als verängstigte. Diese Frau aber war offensichtlich gerade mitten aus dem Leben gerissen worden, und sein Habit bedeutete ihr nur eines: Sterben und Tod.

»Ich mache hier nur meine Besuche auf den Stationen und stehe ganz zufällig im Fahrstuhl«, versuchte er ruhig zu antworten. »Und Sie?«

Er erfuhr, dass sie schwanger war, Zwillinge. Dass ihr niedergelassener Frauenarzt wohl soeben ein Problem am Muttermund entdeckt hatte. »›Sie bleiben gleich hier liegen, ich hole den Notarzt‹, hat er zu mir gesagt.«

Dann öffnete sich auch schon die Fahrstuhltür, und sie war weg. Der Pater aber blieb zurück, verwirrt und aufgewühlt.

Der Chef der Gynäkologie, Professor Ludwig Spätling, war ein väterlicher Mann mit grauem Bart und Charisma. Er strahlte Ruhe aus, und Yvonnes Panik schwand allmählich. Nachdem er die Situation erfasst hatte, erklärte er ihr, dass ihr Muttermund sich zu weit geöffnet habe. Die Fruchtblase, in der ihre Zwillinge schwammen, habe sich drei Zentimeter in ihre Vagina vorgeschoben, sie drohe zu platzen. »Aber machen Sie sich keine Sorgen, das bekommen wir in den Griff!« Sein Blick war herzlich, sie hatte den Eindruck, dass er mitfühlte. Bei diesem Arzt fühlte sie sich sicher.

Der Eingriff dauerte eine halbe Stunde. Spätling legte mit wenigen Stichen ein Kunststoffbändchen um den Gebärmutterhals und zog dieses zu – wie einen Tabakbeutel. Danach sagte er: »Bis zur 38. Woche werden die beiden es nicht aushalten«, sagte er. In der 38. Woche, wusste Yvonne, leiten die Ärzte bei Zwillingen normalerweise die Geburt ein. »Aber das ist heute kein Problem mehr«, so Spätling weiter. »Meine eigenen drei sind alle früher gekommen, und die haben sich prächtig entwickelt.« Yvonne wagte nicht zu fragen, was passiert wäre, wenn er nicht so rasch eingegriffen hätte. Hätten die Zwillinge schon eine Chance gehabt?

Die Berechnung der Schwangerschaftsdauer ist eine komplizierte Angelegenheit: Erfolgt die Empfängnis durch Geschlechtsverkehr, gilt der erste Tag der letzten Regelblutung offiziell als Schwangerschaftsbeginn. Das ist eigentlich paradox, denn Ei und Spermium können ja erst nach dem Eisprung aufeinandertreffen und verschmelzen – also zwei Wochen später. Da jedoch kaum eine Frau den Tag ihres Eisprungs kennt, haben sich die Frauenärzte international auf diese Art der Berechnung geeinigt. Das bedeutet aber: Jedes Kind ist in Wirklichkeit etwa zwei Wochen jünger, als die Schwangerschaftswoche vorgaukelt.

Bei künstlich gezeugten Kindern spielt der Eisprung keine Rolle. Aber die im Grunde falsche Berechnung wird auch hier angewandt, um Vergleichbarkeit zu schaffen. Rechnerisch beginnt die Schwangerschaft der Mutter dann also zwei Wochen, bevor sie zum Arzt geht, um sich die Eizellen entnehmen zu lassen.

Als Yvonne plötzlich heftige Unterleibsschmerzen bekam, war sie 21 Wochen und fünf Tage schwanger.

Es war Sonntag, der 7. November 2010, seit zehn Tagen lag sie im Klinikum Fulda. Am Morgen sprang sie auf und schrie: »Ich glaube, ich habe Wehen!« Johannes stürmte aus dem Zimmer, er fand nur eine Lernschwester auf dem Gang, sie wirkte ungehalten.

»Der Arzt macht Visite, bitte haben Sie noch ein wenig Geduld.«

»Das ist ein Notfall, bitte holen Sie ihn sofort!«, rief Yvonne aus dem Zimmer, sie war außer sich. Ihr Herz raste. Diese Krämpfe! Dann ging alles ganz schnell. Untersuchungsraum, grelles Licht, kaltes Metall im Körper. Kein Fruchtwasser, sagte der diensthabende Arzt. Schmerzmittel, zurück aufs Zimmer. Sie wehrte sich, rief wieder die Schwester. Das konnten nur Wehen sein, noch nie zuvor hatte sie diese in Wellen wiederkehrenden Schmerzen gespürt! Wieder Gynäkologenstuhl. Der Arzt sagte: »Jetzt kann man es eh nicht mehr aufhalten.« Er wollte sie wieder zurück aufs Zimmer schicken. Hatte er sie schon aufgegeben? Sollte sie etwa dort allein ihren Abort bekommen, ohne Hebamme, ohne Krankenschwester? Sie schrie den Arzt an: »Sie können mich jetzt nicht alleine lassen! Bringen Sie mich in den Kreißsaal.« Nach wenigen Minuten eilte eine junge Ärztin hinzu, ergriff ihre Hand, beschwichtigte sie, versprach ihr, sie würden jetzt alles tun, um ihr zu helfen.

Später würde sich der Professor Spätling furchtbar aufregen, dass der Arzt – eine Aushilfskraft – sie in dieser Situation allein gelassen hatte. »Der kannte unsere Gepflogenheiten nicht.«

Professor Reinald Repp wusste, dass er ungewöhnlich aussah. In den Gesichtern las er oft Erstaunen oder sogar Erschrecken. Der Chefarzt der Klinik für Kinder- und Jugendmedizin des Krankenhauses Fulda hatte sich daran gewöhnt, immer zuerst zu erklären, warum er keine Augenbrauen hatte und sein Kopf kahl war. Er sei nicht schwer krank und mache keine Chemotherapie, vielmehr handele es sich um eine ansonsten harmlose Autoimmunkrankheit, die ihm vor zehn Jahren alle Haare geraubt habe.

Als der Anruf aus der Klinik kam, war er gerade auf dem Rückweg von einem Wochenendbesuch auf dem hessischen Land bei seinen Eltern. Eine 33-Jährige mit Zwillingen, Schwangerschaft seit 21 Wochen und fünf Tagen.

»Die Eltern wollen Maximaltherapie!«, sagte der Oberarzt. Die Gynäkologen hatten ihn sofort informiert. Bei Frühgeburten waren stets Ärzte beider Kliniken im Kreißsaal.

»Ist der Schwangerschaftstag gesichert?«, fragte Repp. Bei der Berechnung passieren oft Fehler, vor allem, wenn die Frauen direkt von zu Hause kommen. Drei bis vier Tage Unschärfe sind normal. Manchmal aber täuschen sich werdende Eltern auch um zwei Wochen, weil sie fälschlicherweise vom Tage des Geschlechtsverkehrs ausgehen anstatt vom ersten Tag der letzten Regel. Bei einer so kurzen Schwangerschaft aber würde jeder Tag im Mutterleib, ja jede zusätzliche Stunde von entscheidender Bedeutung sein.

Der Oberarzt: »Die Frau hatte ICSI und liegt seit zehn Tagen hier.«

»Aha«, sagte Repp. Künstliche Befruchtung – also kein Zweifel! »Die Zwillinge können unmöglich überleben. Haben Sie das den Eltern gesagt?«

»Natürlich! Dass kein Fall bekannt ist, in dem …«

»Ich komme. Und sagen Sie den anderen Bescheid, ja?«

Sie würden zu viert sein, drei Oberärzte und er selbst. So wären sie auf der sicheren Seite, zwei pro Baby. Emotionaler Back-up, so nannte Repp das Prinzip, man fühlte sich einfach sicherer, wenn hinter einem jemand stand, der sofort übernehmen konnte. In Situationen wie der heutigen zählte es nicht, wer Dienst hatte und wer nicht, alle rückten ein, so schnell es ging. Nachdem die Frühchen entbunden waren, würden Sekunden darüber entscheiden, ob sie lebten oder nicht.

Als Repp seiner Frau Elsbeth am Telefon mitteilte, er komme nicht zum Abendessen, nahm sie es gelassen. Er hatte sich schon anderes geleistet. Einmal hatten sie alle schon im gepackten Auto gesessen, Campingurlaub in Frankreich, als der Anruf aus der Klinik kam, Drillinge. Repp fand, er dürfte nicht fehlen. Die Kinder auf der Rücksitzbank hatten geweint und geschrien, Elsbeth hatte indirekt mit der Scheidung gedroht, es nutzte nichts. Sie waren eine Woche später gefahren. Ein bisschen verstand sie ihn, schließlich arbeitete auch sie als Kinderärztin.

Hatte irgendwo auf der Welt ein Frühgeborenes überlebt, das vor der 22. Schwangerschaftswoche geboren wurde? Repp müsste es doch wissen! In den vergangenen Jahrzehnten war er immer wieder an die Grenzen gegangen. Diese Grenzen verschwammen zusehends.

Als Repp in den achtziger Jahren als Assistenzarzt in Gießen arbeitete, galt es als großer Erfolg, wenn ein Frühgeborenes in der 28. Schwangerschaftswoche ohne größere gesundheitliche Schäden überlebte. Heute hatten solche Babys eine fast normale Lebenserwartung, wenn sie nach ihrer Geburt in einem Perinatalzentrum der höchsten Versorgungsstufe behandelt wurden.

Repp hatte einige Jahre zuvor ein Schlüsselerlebnis gehabt, als er seine Klinik auf einer öffentlichen Veranstaltung den Fuldaer Bürgern vorstellte. Poster hingen an den Wänden, Broschüren waren ausgelegt, ein Brutkasten aus der Klinik war aufgebaut. »Ich habe auch mal in so einem gelegen«, sagte ein junger Mann, der für das Bistum Fulda Stände aufbaute. Repp kam mit ihm ins Gespräch.

Der junge Mann, Florian hieß er, absolvierte eine Ausbildung zum Verwaltungsfachangestellten und erzählte, er sei 1988 in Gießen geboren worden. »Uniklinik Gießen? Dann könnten wir uns ja über den Weg gelaufen sein«, sagte Repp. »Wie früh kamen Sie denn zur Welt?«

»26. Schwangerschaftswoche. Ich wog 830 Gramm. Meine Mutter sagt, dass es wohl ums nackte Überleben ging, ich hatte große Probleme mit meinen Lungen.«

Repp erinnerte sich schlagartig! 26. Woche, doppelter Pneumothorax. Er sah die Eltern vor sich, der Vater war Feuerwehrmann, die Mutter Buchhalterin. Sie waren verzweifelt, es war ihr erstes Kind, und angesichts ihres Alters war nicht gewiss, ob es danach noch mal klappen würde. Beide Lungen des Jungen waren kollabiert, weil darin ein körpereigener Stoff – der Surfactant – fehlte, der die Lungenbläschen offen hält. Alle Frühgeborenen haben dieses Problem. Damals starben deshalb viele Babys an Lungenversagen, obwohl es schon ein Medikament gab, das die Lungenreifung vorantreiben konnte. Sie hatten viele Wochen um das Überleben des Jungen gekämpft. Am Ende war die ganze Klinik stolz gewesen auf das jüngste Frühgeborene, das die Uniklinik Gießen bis dato lebend verlassen hatte.

Nun wuchtete dieser Mensch vor seinen Augen schwere Kisten, groß, blonde Haare, intensive blaue Augen hinter einer silbern gerahmten Brille. Damals hatten die Chancen hoch gestanden, dass er schwer behindert sein würde. Die

Begegnung prägte Repp nachhaltig. Er nahm sich vor, sich nie nur von Zahlen leiten zu lassen, wenn es um die Entscheidung über Leben oder Tod eines Frühgeborenen ging.

Was wussten Ärzte schon darüber, wie heute die langfristigen Chancen derer standen, die in den Neonatologie-Leitlinien trocken als »Frühgeburt an der Grenze zur Lebensfähigkeit« bezeichnet wurden? War es nicht anmaßend, eine solche Grenze zu ziehen? Es gab keine Studien, aus denen man sichere Schlüsse ziehen konnte. Vielmehr kristallisierte sich mittlerweile heraus, dass die Prognose der jüngsten Neugeborenen ganz entscheidend davon abhing, wo sie zur Welt kamen. Repp hatte Statistiken des Landes Hessen, die das belegten. Erst ab Schwangerschaftswoche 27 herrschte Gleichstand. Kinder aber, die vor Woche 23 geboren wurden, hatten bisher landesweit nur an seiner Klinik je überlebt, und zwar in zwei Fällen. Und das lag nicht nur daran, dass er die ganze Bandbreite modernster Technik einsetzte, um »Zombies« zu produzieren, wie Gegner der Maximaltherapie gerne kritisierten. Nein, auch die schweren Komplikationen, die später zu körperlichen und geistigen Behinderungen führten, traten an seiner Klinik seltener auf.

Manche Fachkollegen behaupteten, dass frühgeborene Mädchen bessere Aussichten als Jungs hätten. Auch das fand Repp anmaßend. Im Jahr 2009 wurde an seiner Klinik in Fulda Hannes geboren, 22 Wochen und null Tage. Jetzt war der Junge bald ein Jahr alt und entwickelte sich bislang recht gut.

In den Niederlanden oder der Schweiz hätten die Ärzte nichts für Hannes getan – dort wurden Frühgeborene vor der abgeschlossenen 24. Woche als Spätaborte betrachtet. Auch wenn ihre Herzen schlugen, sie gar die Augen aufrissen, wenn sie die Welt erblickten.

In Deutschland hatten die Fachgesellschaften der Frauenärzte und Kinderärzte jahrelang um verbindliche Empfehlungen gerungen, und das Ergebnis lag seit einigen Wochen auf Repps Schreibtisch: die neueste Fassung der Leitlinien der Fachgesellschaften der Frauen- und Kinderärzte. Vor der vollendeten 23. Schwangerschaftswoche, hieß es dort, sei die Entscheidung »im Konsens mit den Eltern« zu treffen. Im Klartext: Die Ärzte sollten die Eltern darüber aufklären, dass ihr Kind mit hoher Wahrscheinlichkeit schwer behindert sein würde, wenn es überlebte. Falls sich die Eltern dann gegen das Kind entschieden, würde es nicht intubiert und beatmet, kaum dass es den Mutterleib verlassen hatte.

Wie mit Frühgeborenen vor der 22. Schwangerschaftswoche zu verfahren sei, darüber ließen die Leitlinien keinen Zweifel: »In der Regel wird man auf eine initiale Reanimation verzichten.« Von einem Konsens mit den Eltern war hier nicht die Rede.

Doch die Eltern, die Repp jetzt im Kreißsaal erwarteten, hatten die Ärzte ihres Entscheidungsspielraums beraubt. »Maximaltherapie!« Im Auto nahm Repp sich vor, noch einmal deutlich zu machen, dass die Zwillinge nach vernünftigen Maßstäben nicht lebensfähig waren. Dass sie zwar mit Hilfe der modernsten Technik vorübergehend am Leben gehalten werden konnten, aber ob dies zum Wohle der Kinder sei?

Doch im Krankenhausflur hörte er schon aus der Ferne die Schreie der Gebärenden, und er wusste: Die Zeit für grundlegende Diskussionen und langfristige Überlegungen war verstrichen.

Der Junge kam am 7. November 2010 um 14.59 Uhr, drei Stunden nachdem die Wehen eingesetzt hatten. Er wog 469 Gramm, kaum mehr als viereinhalb Tafeln Schokolade, und maß 28 Zentimeter, weniger als ein DIN-A4-Papier. Er hatte die Augen geschlossen, lag schlaff in einem weißen Moltontuch, das die Hebamme den Kinderärzten entgegentrug, die direkt neben dem Bett warteten. Die Knochen schimmerten weiß durch die hauchdünne rote Haut, die von Blutergüssen übersät war. Er war mit den Füßen voraus gekommen, eine ungünstige Lage, der Gynäkologe hatte nicht vermeiden können, ihn hier und dort anzufassen, die hochempfindlichen Adern waren sofort geplatzt. Alle paar Sekunden schnappte er nach Luft wie ein Fisch auf dem Trockenen, aber vergeblich. Seine Lungen hatten sich noch nicht entfaltet.

»Sieht doch gar nicht so schlecht aus«, sagte Repp leise zu seinem Oberarzt Isselstein. Er hatte schon kleinere Frühchen gesehen, immerhin hatte sich dieser Junge altersgerecht entwickelt, das sah er sofort. Dann machte sich Isselstein an die Intubation. Er hatte den ersten Versuch, so hatten sie es abgesprochen. Der Oberarzt beherrschte die Intubation wie kein anderer, Repp war froh, ihn im Team zu haben. Er beobachtete die geübten Handgriffe und hielt den Atem an. Wie leicht konnte der Schlauch, die Öffnung kaum größer als die einer Makkaroninudel, die Luftröhre des Babys beim Einführen verletzen. Schon bei der geringsten Dehnung würde die papierdünne Schleimhaut reißen. Im schlimmsten Fall würde sie so rasch zuschwellen, dass weitere Versuche unmöglich würden – der Junge würde vor ihren Augen ersticken. Repp würde in Sekundenschnelle übernehmen, falls Isselstein scheiterte. Niemand stand diese nervliche Anspannung zweimal durch. Falls auch er es nicht hinbekäme, gäbe es noch zwei Oberärzte mit ruhiger Hand. Doch Isselstein traf. Die erste Hürde war genommen!

Das Mädchen sollte so lange wie möglich im Leib der Mutter bleiben. Vielleicht könnten sie die Geburt noch einen oder gar zwei Tage hinauszögern. So hatte es der Chefarzt der Gynäkologie am Telefon entschieden. Auch er war mittlerweile auf dem Weg in die Klinik.

Es wäre sehr ungewöhnlich: Zwillinge, geboren an zwei unterschiedlichen Tagen – keiner der anwesenden Ärzte hatte je davon gehört, dass so ein Experiment geglückt war. Aber man könnte es versuchen. Jede zusätzliche Stunde im Mutterleib würde das Überleben wahrscheinlicher machen.

Jetzt endlich konnte Repp mit den Eltern sprechen. Er nahm an, sie hatten schon genug über die Risiken gehört. Es war Zeit, fand er, von den Chancen zu reden: »Wir können alles versuchen, aber alles kann vergebens sein.« Und er erzählte von Hannes, der nur zwei Tage älter geboren war als ihr Kind, dem es heute gutgehe. Er sagte, dass die Entscheidung, die sie beide heute getroffen hätten, nicht unumkehrbar sei. Dass sie jetzt von Tag zu Tag gemeinsam sehen müssten, wie sich die Babys entwickelten. Dass sie alle offen dafür sein sollten, ihre Entscheidung später zu revidieren. Dass Sterben manchmal die bessere Option sei, auch wenn Leben technisch möglich sei.

Yvonne und Johannes hörten aufmerksam zu und sagten nur wenig. Wie das Leben mit einem behinderten Kind aussehen würde, daran dachten beide damals nicht. Niemand hatte mit ihnen ausführlich darüber gesprochen, der Gesprächstermin mit einem Arzt war erst für die folgende Woche angesetzt gewesen. Sie waren über die theoretischen Gedanken, die sie sich viel früher gemacht hatten, nicht hinausgekommen. Später würden beide sagen, dass sie sich vielleicht gegen das Leben entschieden hätten, wenn sie damals genau nachgedacht hätten. Dass es ein großes Glück sei, dass sie diese Chance nicht gehabt hätten.

Als Pater Raphael den Kreißsaal betrat, hatten sich alle Ärzte, Hebammen und Krankenschwestern zurückgezogen. Der Raum war in das warme Licht eines heruntergedimmten Deckenfluters getaucht und strahlte jetzt Wohnzimmeratmosphäre aus – Zimmerbaum mit Plastikblättern, große Fenster mit Blick auf die Hügelketten der Rhön in der hereinbrechenden Abenddämmerung. Die medizinischen Gerätschaften waren diskret verstaut worden im Nachttisch und Kleiderschrank in Eichedekor. Kaum vorstellbar, wie schnell sich dieser Raum verwandeln konnte – er war so konzipiert worden, um die Hochschwangeren zu beruhigen.

Der Pater erkannte die Frau im Bett sofort wieder und war erleichtert. Ausgerechnet sie, die in ihm nur die Verkörperung des Todes gesehen hatte, hatte ihn rufen lassen. Nur selten kam er auf die Gynäkologie, und gerade um das seelische Wohl der Frühgeborenen war es hier im Klinikum nicht gut bestellt, fand er. Sechs Nottaufen in sechs Jahren waren eindeutig zu wenig.

»Danke, dass Sie so schnell gekommen sind«, sagte die Frau. »Ich frage mich die ganze Zeit schon, was mit den Seelen meiner Kinder passieren würde, wenn sie sterben, bevor sie getauft wurden.«

Immer wieder erbebte ihr Körper beim Sprechen unter Schmerzwellen, und sie stöhnte auf. Der Pater ergriff ihre Hand.

»Bitte taufen Sie unseren Jungen. Kilian soll er heißen!«

Sie hatte noch viele Fragen, und er beantwortete auch die, die sie nicht stellte. Er sprach über den Namenspatron Kilian, den Bischof von Würzburg, der das Christentum in der Gegend verbreitete und als starke Persönlichkeit in die Religionsgeschichte eingegangen sei. Er erklärte ihr, dass auch die Seele eines nichtgetauften Kindes nicht verloren sei, dass es in die Liebe Gottes aufgenommen würde, so als wenn es ins Leben gerufen worden wäre. Erst kürzlich habe Papst Benedikt das in einer Verlautbarung in aller Eindeutigkeit kundgetan.

Der Pater war froh, dass die Frau ihn nicht bat, auch das Ungeborene im Mutterleib zu taufen. Das hätte er nach den Vorschriften der katholischen Kirche zurückweisen müssen. Es war noch nicht lange her, dass eine andere Mutter nach seiner Weigerung wütend geworden war und ihn des Zimmers verwiesen hatte.

Zwei Stunden später traf er sich mit dem Vater, Johannes, auf der Frühgeborenenstation. Eine Krankenschwester füllte etwas Leitungswasser in einem kleinen Messbecher ab, er sprach seinen Segen darüber, dann öffnete sie eine Luke zum Brutkasten. Er tauchte den Zeigefinger in den Becher und berührte die Stirn des Jungen. Alle drei glaubten wahrzunehmen, dass Kilian sich bewegte, als er zum ersten Mal seinen Namen hörte. »Wir beten jetzt für dich, dass du leben kannst«, schloss der Pater und murmelte das Vaterunser.

Das Mädchen erblickte um 22.06 Uhr das Licht der Welt, es hatte noch sieben Stunden länger im Mutterleib ausgehalten. Seine Geburt vollzog sich rascher und problemloser als die von Kilian. Zuerst erschien eine weißlich schimmernde Blase, in der sich schemenhaft der Kopf abzeichnete. Das Mädchen wurde mit Glückshaube geboren – von seinen Eihäuten umgeben. Im Mittelalter galt das als gutes Omen, es hieß, diese Babys seien zu Geistesgröße und Großmütigkeit auserkoren. Und auch Repp war überzeugt, dass die Glückshaube dem Mädchen Glück bringen würde. Wie ein Airbag schützte sie seinen zarten Körper beim Durchtreten der Engstellen des Geburtskanals, es trug keine Blutergüsse davon wie sein Bruder.

Yvonne hatte die schwersten Stunden ihres Lebens hinter

sich gebracht, Stunden, in denen sie glaubte zu sterben. Am Abend hatte sie hohes Fieber bekommen, sie schlotterte am ganzen Leib. Die Infektion ging vom Muttermund aus und drohte den Bauch und das Kind zu erfassen. Die Ärzte hatten ihren ursprünglichen Plan aufgegeben und die wehenhemmenden Mittel abgesetzt.

Um Mitternacht taufte Pater Raphael das Mädchen auf den Namen Frieda. Er hatte den Eindruck, sie sei schwächer und dünner als ihr Bruder.

Die Beatmungsmaschinen, zwei hohe Türme neben den Brutkästen, muteten unheimlich an und klangen auch nicht so, wie Yvonne es aus Filmen kannte. Kein regelmäßiges Rauschen und Klicken, eher ein gleichmäßig brummender Dieselmotor. Die kleinen Brustkörbe von Kilian und Frieda vibrierten, dass Yvonne schwindlig wurde.

Hochfrequenzbeatmung. Professor Repp hatte ihr erklärt, worin der Unterschied zu konventionellen Säuglingsbeatmungsgeräten bestand, wie sie auf den meisten Frühgeborenenstationen zum Einsatz kamen. Die Maschine pumpte nur kleine Mengen Luft in die Lungen, dafür aber um ein Vielfaches rascher, als ein Mensch atmen kann: 900 Stöße pro Minute. Dafür kam sie mit minimalen Druckdifferenzen aus und schonte so die unreifen Lungen der Kleinen – anders als konventionelle Beatmungsgeräte, deren hoher Druck die Lunge überblähte.

Repp zumindest glaubte daran, weil er selbst beobachtet hatte, wie gut sich die Lungen von Frühchen entwickelt hatten, seit er die Hochfrequenzbeatmung einsetzte. Aus demselben Grund mischte er neuerdings der Atemluft Stickstoffmonoxid bei – der Theorie nach sollte darunter die Lunge rascher reifen. Für beide Vorgehensweisen fehlten große Studien, und er wusste, dass viele seiner Kollegen ihn dafür misstrauisch beäugten und manchmal auch offen kritisierten. Ihm blieb dann nichts anderes übrig, als auf seine guten Überlebensstatistiken hinzuweisen:»Irgendwie scheint es ja zu klappen.«

Frieda schlief fast den ganzen Tag. Kilian hatte immer die Augen offen. Was hatte das zu bedeuten?, fragte sich Yvonne. War Frieda zu schwach? Oder schonte sie ihren zerbrechlichen Körper, indem sie sich vor der Welt der Intensivstation zurückzog, fast so, als wäre sie noch im Mutterleib? Und Kilian – was ging in seinem werdenden Gehirn vor? Wollte er so viele Eindrücke wie möglich von einer Welt erhaschen, auf der ihm vielleicht nicht viel Zeit vergönnt war? War er zu gestresst, um die Augen zu schließen? Hatte er Angst zu schlafen, weil er vielleicht nie wieder aufwachen würde? Die Krankenschwester beteuerte, weder Kilians Schlaflosigkeit noch Friedas Inaktivität müssten etwas bedeuten. Doch schon früh sagte Yvonne zu Johannes:»Kilian wird unser Sorgenkind.«

Der Weg ins Leben führt für extrem Frühgeborene durch einen Ozean voller unvorhersehbarer Gefahren. Nach 30 Jahren in der Neugeborenenmedizin kannte Reinald Repp immer noch nur einige der verborgenen Klippen, an denen er die Winzlinge besonders fest an die Hand nehmen musste. Er wusste, dass erst nach etwa drei Monaten gefahrlosere Gewässer erreicht sein würden.

Die erste Klippe erreichten Frieda und Kilian schon bald nach der Geburt: die Hirnblutung. Manche Frühgeborene erleiden sie in den ersten fünf Tagen, andere nicht. Warum, darüber gab es nur Theorien. Kilian bekam eine Hirnblutung des höchsten Schweregrads. Die Krankenschwestern montierten neben seinem Inkubator ein zweites Gestell, damit alle Perfusoren Platz hatten, über die elektronisch gesteuert Medikamente in sein Blut liefen. »Es muss nicht zwangsläufig zu Behinderungen führen«, versuchte Repp die Eltern zu trösten.

Frieda hatte Glück. Keine Blutung. Sorgen bereitete Repp aber, dass sie bei ihr noch keine Ader gefunden hatten, in die man Nadeln schieben konnte. Bei Kilian hatte er immerhin eine Fußvene entdeckt – ein kleines Wunder, denn die Hautvenen entwickeln sich normalerweise erst in der 24. Woche. Friedas Leben würde noch für viele Tage an der Nabelvene hängen. Falls die sich entzündete, könnte er keine Medikamente mehr verabreichen. Jeder noch so harmlose Keim konnte sie dann töten, denn sie hatte noch kein funktionierendes Immunsystem – Antibiotika mussten es ersetzen. Nieren und Lunge arbeiteten noch nicht richtig, ihr Blutdruck schwankte gefährlich, ihre Blutgerinnung versagte, sie verlor Salze aus dem Blut – für alles gab es Medikamente, doch all die Perfusoren gaben ihre Wirkstoffe in diese einzige Vene ab. Ein Rennen gegen die Zeit.

In den ersten Lebenswochen war Repp froh, wenn er den Halters abends sagen konnte: »Freuen wir uns, dass heute ein guter Tag war, wir wissen, dass noch vieles passieren kann.« Sie nahmen es dankbar auf. Er hatte das Gefühl, dass ihr Vertrauen grenzenlos war. Die Eltern der extrem Frühgeborenen waren oft anders – geduldiger und demütiger – als diejenigen Eltern, deren Babys kaum Probleme hatten, die jedoch voller Misstrauen jede ärztliche Entscheidung beäugten.

Repp fühlte sich frei zu tun, was er für richtig hielt, und es kam der Tag, an dem ihr Vertrauen eine entscheidende Rolle dafür spielte, dass er eine der gewagtesten Entscheidungen seines Lebens traf.

Ende November, Frieda war 20 Tage alt, begann ihre Haut aufzuquellen, und sie legte rasant an Gewicht zu. Yvonne war verzweifelt: »Sie sieht aus wie ein Michelin-Männchen …« Repp hatte das Krankheitsbild nur einmal zuvor gesehen: das Kapillarlecksyndrom. In Friedas Körper waren die kleinsten Adern porös geworden, Flüssigkeit trat aus ihnen massiv ins Gewebe aus. Die Ursache der Krankheit war unbekannt, es gab nur 150 beschriebene Fälle. Friedas Haut war schließlich so gespannt, dass sie buchstäblich zu platzen drohte. Keine Therapie schlug an. An einem Freitagabend wusste Repp nur noch einen letzten Ausweg, bevor er alles verloren geben würde. Er rief die Halters zu Hause an, vor ihm lag der Beipackzettel eines Medikaments, das Adern abzudichten vermochte. Das Problem war nur: Es wurde ausdrücklich vor einem Therapieversuch beim Kapillarlecksyndrom gewarnt. Thrombosegefahr!

»Ich glaube aber, dass es trotzdem wirken kann. Und uns bleibt nicht wirklich eine Alternative. Außer aufgeben«, sagte er. Die Eltern waren einverstanden. Das Medikament wirkte fast sofort. Frieda war gerettet.

Für Reinald Repp gab es zwei Situationen, vor denen er immer Angst hatte: Ein Kind entwickelte sich in Richtung Sterben, und er erkannte es nicht rechtzeitig. Oder ein Kind entwickelte sich in Richtung Leben, aber ein Leben mit schwersten Behinderungen, blind, taub, gelähmt – ein Leben, das die eigenen Eltern ihrem Kind und sich selbst vielleicht nicht zumuten wollen würden.

Der Wendepunkt für Kilian kam am 29. November, er war 22 Tage alt. Von außen war wenig zu sehen: Sein Bauch war überbläht, es kam kein Stuhlgang. Als die Kinderchirurgen ihn drei Tage später operierten, entdeckten sie, dass

Teile des Dickdarms abgestorben waren und sich Löcher gebildet hatten, durch die Stuhl in die Bauchhöhle ausgetreten war. Der ganze Bauch hatte sich entzündet. Es war eine der gefürchteten Komplikationen bei Frühgeborenen, ausgelöst durch Bakterien. Kilian erholte sich nicht mehr nach dem Eingriff, es kamen weitere Probleme hinzu. Sein Blut übersäuerte gefährlich. Die Ärzte versuchten mit Pufferlösung gegenzusteuern, aber so viel sie auch gaben, es reichte nicht. Ein Oberarzt versuchte, den Eltern klarzumachen, wie es um ihren Sohn stand: »Kilian wird diese Klinik nicht lebend verlassen.«

Am späten Nachmittag des 18. Dezember brach Yvonne weinend vor einer Krankenschwester zusammen: »Wann hat es unser Kilian denn endlich geschafft?« Es war das Signal, auf das sie in der Klinik seit Tagen gewartet hatten. Reinald Repp kam. Pater Raphael kam. Sie besprachen das Nötige. Dann stellte Repp die Zufuhr des Säurepuffers ab. Yvonne durfte Kilian in den Arm nehmen. Die Krankenschwester knipste die Lichtschalter im großen Raum der Intensivstation aus, wo neben Kilian noch fünf andere Frühchen in ihren Inkubatoren lagen. Frieda schlief. Nur noch die Kreislaufmonitoren und Warnleuchten der Perfusoren spendeten ein spärliches Licht im dunklen Raum. Normalerweise piepte immer irgendwo ein Alarm, doch jetzt war es lange still. Yvonne hatte das Gefühl, dass sich all die kleinen Seelen von Kilian verabschiedeten.

Sie blickte auf den Christbaum vor dem Fenster, dessen Zweige sich unter der schweren Schneelast bogen. Weihnachten wären sie nur noch zu dritt. Repp war bei ihnen geblieben. Als der Monitor schon lange eine Nulllinie zeigte, erhob sich Johannes, trat zum Chefarzt, reichte ihm die Hand: »Sie haben alles getan. Danke!« Was war das? Der Angehörige tröstet den Arzt? Repp wollte nicht, dass sie sahen, dass er Angst hatte. Angst, auch Frieda zu verlieren. Sie hatte die gleiche Darmentzündung wie Kilian.

An einem Vormittag Ende Dezember besuchte Pater Raphael Frieda wie schon öfter in den vergangenen Tagen. Die Halters waren nicht da, nur eine Krankenschwester hantierte am Inkubator. Er blieb im Türrahmen stehen. Plötzlich stieß sie einen Jubelschrei aus und riss den freien Arm nach oben. Er trat näher, da hielt sie ihm vor die Nase, was sie so freute. Eine Windel, darin die gelblichen Spuren von Stuhlgang. Friedas Darmentzündung sei im Abklingen, erfuhr er und freute sich mit ihr.

Ab da nahm Frieda täglich neue Hürden. Sie entwickelte sich in Richtung Leben. Als Yvonne und Johannes am 4. Januar 2011 in die Klinik kamen, nahm die Krankenschwester, die mittlerweile fast zu einer Freundin geworden war, sie beiseite und flüsterte verschwörerisch: »Wissen Sie, was heute für ein Tag ist? Heute wollen wir versuchen, Frieda zu extubieren!« Yvonne freute sich und hatte Angst zugleich. Sie wollte nicht zusehen. Die beiden fuhren nach Würzburg zum Shoppen, suchten ein Paar Sportschühchen für Frieda aus, kauften es dann aber nicht – wer wusste schon, ob sie jemals Schuhe brauchen würde. Doch als sie zurück ins Krankenhaus kamen, hatte Frieda nur noch zwei Schläuche in der Nase, atmete aus eigenem Antrieb, eine Maschine unterstützte sie.

Der US-Popsänger Stevie Wonder ist blind, weil er zu früh geboren wurde. Damals, im Jahr 1950, kannten die Ärzte noch kein Mittel gegen die drohende Netzhauterkrankung der Frühgeborenen. Heute werden die davon betroffenen Kinder etwa zehn Wochen nach der Geburt mit Augenlaser behandelt. Die Strahlen verhindern, dass Adern in die Netzhaut hineinwachsen und diese zerstören. Dabei aber richten sie auch Schaden an.

Deshalb habe er, Repp, mit Frieda etwas Besseres vor, erklärte er den Halters. Er wolle sie an die Uniklinik Gießen bringen, wo eine Professorin für Augenheilkunde Neugeborenen ein Mittel ins Auge injiziere, das eigentlich aus der Krebstherapie stamme, aber auch das Einwachsen von Adern in die Netzhaut verhindern könne. Die Methode sei gefahrloser und effektiver, aber eben noch im Stadium des Therapieversuchs, kein etabliertes Verfahren. Eine einzige Injektion reiche aus. Ob sie Bedenkzeit wollten?

Die Halters wechselten nur einen kurzen Blick. Sie hatten schon so oft ja zu Maßnahmen gesagt, die Repp vorgeschlagen hatte. Nie waren sie der Versuchung erlegen, im Internet zu recherchieren, ob er recht hatte, ob es Alternativen gab, ob eine zweite Meinung sinnvoll wäre. Sie wollten nicht immer wissen, was alles passieren könnte. Warum also sollten sie sich jetzt Bedenkzeit ausbitten?

Und so fuhr am 1. Februar 2011 ein Krankentransport nach Gießen, hinten Frieda in ihrem Inkubator und neben ihr: Chefarzt Reinald Repp persönlich. Er hatte sich verschiedene Gründe zurechtgelegt, warum es unbedingt nötig sei, dass nicht ein Assistenzarzt, sondern er selbst die vorgeschriebene ärztliche Begleitung übernahm.

Zum einen wollte er das Prozedere in der Augenklinik selbst in Augenschein nehmen. Auch hielt Repp generell nicht viel von Anästhesisten, wenn es um Narkosen von Frühgeborenen ging. Er hatte deshalb schon öfter Streit riskiert. Frieda in einer fremden Klinik irgendeinem Anästhesisten überlassen, das konnte er nicht zulassen – er selbst würde die Narkose machen und überwachen! Auch wenn das versicherungsrechtlich in einer Grauzone lag, schließlich war er kein Angestellter der Universitätsklinik.

Es könnte aber auch sein, gab er später zu, dass Frieda mittlerweile sein Augenstern war. Dass er stolz war, dass sie es schon so weit gebracht hatte. Dass es ihm schwergefallen wäre, sie für so viele Stunden in einer fremden Welt, weitab von seinem Verantwortungsbereich, allein zu lassen.

Sie hat blaue Augen, die unablässig die Welt erforschen. Wer Frieda zum ersten Mal sieht, wundert sich über den durchdringenden Blick, mit dem sie ihr Gegenüber mustert – um dann zu lächeln und die Hand auszustrecken. Der Blick unterscheidet Frieda von den meisten Altersgenossen, außerdem die Tatsache, dass sie fast nie weint oder schreit. Vielleicht erscheinen ihr die Wehwehchen, die das normale Säuglingsleben mit sich bringt, zu banal gegenüber den Qualen, die sie schon erfahren hat.

Ihre Eltern können immer noch kaum fassen, wie viel Glück sie mit Frieda haben. Fast scheint es ihnen, als wolle das Mädchen mit seinem sonnigen Wesen das ganze Leid vergessen machen.

19. März 2013, Frühlingsanfang. Weite Teile Deutschlands liegen seit Wochen unter einer dicken Schneedecke. Der Winter hat sich festgekrallt, ein eiskalter Wind fegt durch die Straßen. Frieda hat eine frische Erkältung, ihre Nase läuft unablässig. Sie hat schlecht geschlafen und ist früh aufgewacht. Auf dem Weg ins Krankenhaus fragt sich Yvonne unablässig, ob die entscheidende Untersuchung ausgerechnet heute stattfinden sollte – die Untersuchung, in der Friedas Intelligenz und ihre neurologische Entwicklung vermessen werden. Zwei Stunden soll sie dauern, und am Ende wird eine Zahl stehen: der EQ, Entwicklungsquotient. Er soll vorhersagen, wie Frieda für das Leben gerüstet ist. Welche Hürden wird sie nehmen, an welchen könnte sie scheitern? Wird sie jemals lesen lernen? Kommt sie in eine

Grundschule oder Förderschule? Wird sie später einen Beruf erlernen, oder wird sie eine Behindertenwerkstatt besuchen? All das sind Fragen, mit denen sich Yvonne seit zwei Jahren quält, heute wird sie Antworten bekommen.

Aus einer medizinischen Broschüre kennt sie Zahlen: Die Vorhersagekraft der Testbatterie Bayley II beträgt etwa 80 Prozent. Wenn »deutliche Entwicklungsprobleme« festgestellt werden, müsse mit einer »dauerhaften Beeinträchtigung der intellektuellen Fähigkeiten« gerechnet werden. US-Forscher entdeckten, dass die Langzeitfolgen von »extrem kleinen Frühgeburten« – denjenigen, die mit weniger als 1000 Gramm Geburtsgewicht zur Welt kamen – stark von Krankenhaus zu Krankenhaus variieren. Neurologische Auffälligkeiten wie Spastiken oder Muskelzittern: 25 bis 56 Prozent. Schwere psychomotorische Auffälligkeiten wie spätes Laufenlernen, gestörte Feinmotorik: 24 bis 44 Prozent. Schwere Intelligenzminderung: 17 bis 62 Prozent. Diese Zahlen gelten pauschal für alle extrem kleinen Frühgeborenen, die meisten von ihnen aber wurden nach der abgeschlossenen 23. Woche geboren – mindestens zehn Tage mehr im schützenden Mutterleib als Frieda und bis zu doppelt so schwer bei der Geburt. Wie hoch Friedas Wahrscheinlichkeit liegt, zumindest in einer der drei Kategorien schlecht abzuschneiden, will Yvonne sich gar nicht ausmalen; über Extremfälle wie ihren existieren keine Daten.

Heute wäre Frieda zwei Jahre und vier Tage alt, wenn sie zum errechneten Geburtstermin auf die Welt gekommen wäre. Ihr echtes Alter zählt drei Monate und 15 Tage mehr, aber für Kinderärzte ist das »korrigierte Alter« entscheidend für die Beurteilung des Entwicklungszustands.

Bei den regulären Vorsorgeuntersuchungen hat der Kinderarzt Friedas geistigen Zustand zuletzt mit »altersgerecht« bewertet, aber das bedeutet nicht viel, sondern gibt nur einen ungefähren Anhaltspunkt, weiß sie. Frieda hört gut, sie ist auf einem Auge kurz-, auf dem anderen weitsichtig, braucht aber keine Brille. Ihr größtes Problem: Mit 79 Zentimetern und 8,3 Kilogramm wiegt Frieda weniger und ist kleiner als 97 Prozent ihrer Altersgenossen. Extrem kleine Frühgeborene sind fast immer untergewichtig. Über die Gründe gibt es nur Vermutungen. Feten ernähren sich, indem sie täglich große Mengen Fruchtwasser trinken. Frühgeborene werden per Magensonde ernährt. Sie lernen erst mit Verzögerung, dass es eine Beziehung zwischen Hunger, Geschmack und der Stillung des Bedarfs an wichtigen Nährstoffen gibt. Außerdem ist der Darm von Feten bis zur Geburt steril, wohingegen der Darm von Frühgeborenen zu früh von Bakterien besiedelt wird.

Frieda liebt Kalorienbomben, fettige Pommes frites und Schokolade, doch sie isst so wenig, dass es nicht zum Zunehmen reicht. Ein Trost ist für Yvonne die Aussage ihres Kinderarztes, dass sich die Essstörung bei den meisten Frühgeborenen bis zum vierten Lebensjahr »auswächst«.

Wo bleibt nur der Arzt? Um halb zehn war Termin, jetzt ist es kurz vor zehn. In spätestens zwei Stunden wird Frieda müde werden, heute wegen der schlechten Nacht vielleicht noch früher. Endlich taucht er auf, ein großgewachsener schlanker Mann um die fünfzig mit Designerbrille, wenigen grauen Stoppelhaaren. Es ist Dr. Isselstein, der Mann, der Kilian und Frieda im ersten Versuch intubiert hat, dessen ruhiger Hand das Mädchen sein Leben verdankt. Er hat zunächst nur Augen für sie, spricht mit ihr, strahlt sie über das ganze Gesicht an. Sie lächelt zurück, gibt ihm das Händchen.

»Zeig mir doch mal, wo deine Nase ist«, fragt er. Frieda kann alles korrekt zuordnen, auch Mamas Lippen und seinen Bauch – versteht also die Bedeutung von »mein« und

»dein«. Die Spannung ihrer Muskeln ist normal, keine Spastik, sie kann auf einem Bein stehen und rennen, auch wenn es »etwas tapsig« aussieht, wie Isselstein meint. »Aber das kann sie noch leicht aufholen«, beeilt er sich zu sagen, als er die Sorgenfalte auf Yvonnes Stirn bemerkt. Friedas Körpergröße solle sie in den kommenden zwei Jahren im Blick behalten, meint er. »Damit wir rechtzeitig abpassen, ob sie Wachstumshormone braucht. Nicht dass sie später nur die eins vierzig erreicht und Ihnen Vorwürfe macht.« Nach 20 Minuten sein Fazit: leichte Entwicklungsverzögerungen im motorischen Bereich, mit Ergotherapie und Turnen noch gut aufholbar.

Beatrice Ruppel ist Erzieherin und zuständig für die psychologischen Tests. Frieda soll geometrische Bausteine in die dazu passenden Formen legen, Türme aus Bauklötzchen bauen, auf Zeichnungen Gegenstände benennen. Als sie einen Frosch als »Losch« bezeichnet, dann aber auch der Käse »Losch« heißt, wird die Mutter nervös: »Das kennst du doch schon, Frieda, isst du doch so gern.« Das Wort »Auto« kennt sie, aber immer wenn sie das Bild vorgelegt bekommt, sagt sie »Brrm Brrm« oder »Tatütatü«.

»Kann sie schon Zwei-Wort-Sätze?«, fragt die Erzieherin. »Auch Drei-Wort-Sätze, seit Weihnachten schon.« Erstaunt hebt Ruppel die Augenbrauen. Während die Untersuchung fortschreitet, brabbelt Frieda in einem fort. Jedes neue Wort lässt sie sich von der Mutter »übersetzen«, notiert es auf einem Extrazettel, am Ende sind 50 zusammengekommen. »Also verbal ist sie sehr weit!«

Für Yvonne ist schwer zu erkennen, wie sich Frieda schlägt. Manche Tests wiederholt die Erzieherin viele Male, stoppt die Zeit und scheint immer noch nicht zufrieden. Unablässig notiert sie die Ergebnisse in einer Skala, auf der links die Zahl der Monate steht, zu denen Kinder imstande sein sollten, die jeweiligen Aufgaben zu lösen. »N« für nein, »J« für ja. Sechs Bauklötzchen zu stapeln ist Minimum, Frieda schafft nur fünf: »N«, gnadenlos! Nach eineinhalb Stunden aber bricht Frieda ein.

»Sie hatte so eine schlechte Nacht …«

»Nicht schlimm, das reicht mir schon …«

Kurzes Schweigen, Frau Brunner vollendet ihre Notizen, Frieda versucht sich immer noch an dem Turm aus Bauklötzen.

»Und was denken Sie?«

Die Erzieherin blickt auf, strahlt: »Einfach klasse! Es ist ein Wunder.«

Reinald Repp weiß, dass er Glück mit Frieda hatte. Ihr EQ ist hoch, Frieda liegt im oberen Drittel aller Kinder im gleichen Alter, inklusive der regelrecht Geborenen. Soweit er es jetzt beurteilen kann, werden ihr alle Türen des Lebens offenstehen, vielleicht könnte sie sogar das Gymnasium und Abitur schaffen. Wenn ihr nicht eine andere, sehr häufige Spätfolge der Frühgeburt noch dazwischenkommt – ADHS, Aufmerksamkeitsdefizitstörung. Zwar erzählt die Mutter, dass Frieda wenig ablenkbar sei und sich stundenlang mit sich selbst beschäftigen könne. Doch ob das schon bedeutet, dass sie kein ADHS entwickeln wird, vermag niemand vorherzusagen.

Die Zeitungen feierten Frieda als »jüngstes Frühgeborenes Europas«. Nur einmal, 1987, war in Kanada ein gleich alter Junge zur Welt gekommen. Jedoch zweifelt Repp, ob das stimmen kann, denn damals war die Technik weltweit noch nicht gerüstet für so junge Frühchen, und eine Fachpublikation fehlt. Es gibt nur Zeitungsberichte und einen Eintrag im *Guinness-Buch der Rekorde*.

Repp ist nicht stolz auf den »Rekord«, das Wort findet er

unangebracht angesichts der Dramatik extremer Frühgeburten. Aber er ist erleichtert, dass alles so gut abgelaufen ist. Trotz dieses Erfolgs haben ihn immer noch genug Fachkollegen auf den Kongressen angegriffen oder in Interviews gesagt, er hätte Friedas Überleben auf keinen Fall zulassen dürfen. Das Mädchen werde sein Leben lang behindert sein. Er hätte eine Grenze überschritten, die die Ärzte nicht überschreiten sollten. Technik mache heute Unmögliches möglich, die Leidtragenden seien später die Eltern und Kinder. Repp aber fand, er hätte nicht anders handeln können, die Halters hatten ihren Willen zu klar kundgetan.

Er wusste auch: Wenn Frieda eine der vielen Abzweigungen in Richtung Tod genommen hätte, so wie Kilian, stünde er für alle am Pranger. Nur das Ergebnis zählte, es war wie bei einem Fußballspiel: Eine Mannschaft kann 90 Minuten hervorragend spielen, aber ein einziges Tor kann den Sieg zugunsten des Gegners entscheiden – und wenn es fällt, wird alles andere auch kritisiert. Jetzt aber war Frieda ein schlagender Beweis für das, woran er immer schon geglaubt hatte: dass sich die Ärzte nicht nur von Zahlen leiten lassen dürfen, egal ob Schwangerschaftswochen und -tage oder aber das Geburtsgewicht. Und dass es richtig war, im Grenzland des Lebens, wo einem keine Studie den Weg weist, auch Therapien zu versuchen, für die es noch keine Evidenz gibt. Beweise würde es auch in den kommenden Jahren nicht geben, dazu reichten die Fallzahlen von extrem Frühgeborenen nicht aus.

Repp würde sich weiter auf seine Erfahrung verlassen müssen, wenn es um die Frage ginge, wann es sich lohnte zu kämpfen und wann die Zeit für einen Abschied gekommen war.

Yvonne will jetzt lernen, Frieda loszulassen. Bisher hat sie ihr Töchterchen nur wenigen Menschen anvertraut – ihren Eltern, Johannes' Mutter, Friedas Patentante. Doch immer wächst ihre Angst nach wenigen Stunden ins Unermessliche, kriecht ihr in die Brust und den Bauch. Es ist die Angst, dass Frieda sterben könnte. Seit zweieinhalb Jahren ist diese Angst nicht von ihr gewichen. Eine Erkältung Friedas, ein leichter Husten reichen schon aus, um sie aufflammen zu lassen.

Die Tagesmutter haben Yvonne und Johannes schon ausgesucht. Sie ist selbst Mutter, 32 Jahre alt. Frieda war zweimal für eine Stunde dort, probeweise. Sie versteht sich gut mit der Frau.

Am 20. März 2013, nur einen Tag nach der Bayley-II-Untersuchung, beginnt nun ein neuer Lebensabschnitt für Frieda und Yvonne. Fünf Stunden täglich, Montag bis Freitag, soll das Mädchen bei der Tagesmutter verbringen. In der ersten Woche bleibt Yvonne noch dabei. Am dritten Tag verlässt sie die Wohnung der Tagesmutter für eine halbe Stunde. Für Frieda ist das in Ordnung – sie scheint darauf zu vertrauen, dass die Mutter wiederkehren wird. Ein Zeichen für eine gute Mutter-Kind-Bindung, die vorübergehende Trennungen aushalten wird.

In den folgenden Monaten wird Yvonne jederzeit erreichbar sein, kann vorbeikommen, falls sich Frieda nicht eingewöhnt. Falls das Experiment gelingt, will Yvonne wieder anfangen zu arbeiten. Es ist an der Zeit, zu einem normalen Leben zurückzukehren, findet sie.

Yvonne und Johannes wollen noch ein zweites Kind – beziehungsweise »ein drittes«, denn Kilian zählt mit. Auch wenn das Risiko für eine weitere Frühgeburt nach der ersten erhöht ist, haben sie es erneut mit künstlicher Befruchtung versucht. Doch Yvonne vertrug die Hormone noch schlechter als zuvor. Nur einmal gelang die Implantation, doch die Frucht ging innerhalb von wenigen Tagen ab. Jetzt pausieren sie, überlegen, wie es weitergehen soll. Frieda soll auf keinen Fall allein bleiben, ein adoptiertes Geschwisterchen könnten sich Yvonne und Johannes auch vorstellen.

Ihr Bauernhaus steht zum Verkauf. Hier werden sie nie aufhören, an Kilian zu denken. Eine Holzkiste im Wohnzimmer trägt seinen Namen, ein Geschenk der Klinik. Sein erstes Mützchen, an dem die Atemmaske befestigt war. Ein Paar Schühchen aus Wolle, gestrickt von einer Freundin, Yvonnes Daumen passt hinein. Kilian hat sie nie getragen. Eine CD mit Fotos, aufgenommen nach seinem Tod, ohne Schläuche, ohne Maske – sie haben nur ein Bild davon angeschaut, er sah anders aus. Es war nicht mehr ihr Kilian.

Eine Postkarte, darauf ein Gedicht:

Wenn du bei Nacht
den Himmel anschaust,
Wird es dir sein,
als lachten alle Sterne,
weil ich auf einem von ihnen wohne,
weil ich auf einem von ihnen lache.
Du allein wirst Sterne haben,
die lachen können!

Schmerz

»Wir praktizieren alles außer Exorzismus.«

Dr. Gerhard Müller-Schwefe,
Präsident der Deutschen Gesellschaft
für Schmerztherapie

Ute Köhler lebte in einem 600-Seelen-Dorf im Thüringer Wald. Hier sah alles fast noch so aus wie vor der Wende, steile Straßen mit löchrigem Belag, Häuser mit Fassaden aus schwarzem Schiefer, viele waren seit Jahren verlassen. Die zwei großen Hotels am Ort kämpften ums Überleben, weil nach der Wende die Touristen ausblieben.

Ihren Mann hatte sie 1973 auf einem Tanzabend im Dorf kennengelernt, die Kapelle spielte West-Schlager. Drei Jahre später heirateten die beiden und bekamen zwei Söhne. Er war Heizungsinstallateur in dritter Generation und hatte seinen Familienbetrieb über alle Enteignungswellen der DDR gerettet. Seine Familie war stolz darauf, damals waren selbständige Handwerker etwas Besonderes. Ute Köhler, gelernte Kantinenköchin und aus einfachen Verhältnissen stammend, hatte es schwergehabt, den anspruchsvollen Schwiegereltern zu genügen. Vor allem, als sie 1985, gerade 31 Jahre alt, krank wurde, bald ganze Tage im Bett verbrachte und ihren Pflichten als »mithelfende Ehefrau« im Betrieb nur schlecht nachkam.

Drogen waren in dem Dorf, wo jeder jeden kannte, früher

75

nie ein Thema gewesen – wegen der strengen Grenzkontrollen waren sie im ganzen Land kaum zu kriegen. Dass ausgerechnet Ute Köhler mit dem Thema zu tun bekommen würde, hätte sie sich früher ebenso wenig vorstellen können wie ihr Arzt Robert Haag, der 30 Kilometer entfernt im örtlichen Krankenhaus einer Kleinstadt arbeitete und schon auf die sechzig zuging.

Während die 68er Generation im Westen die Legalisierung aller Drogen forderte, in Kommunen lebte und freie Liebe praktizierte, war er Regimentsarzt im Dienst der Nationalen Volksarmee, heiratete eine Kommilitonin, in die er sich schon im ersten Semester verliebt hatte, wurde Vater und ließ sich an einem akademischen Lehrkrankenhaus in Thüringen zum Anästhesisten ausbilden. Bis zur Wende blieb er, dann gab er die Hoffnung auf, dort Karriere zu machen. Ärzte aus dem Westen übernahmen die Führungspositionen und holten ihre Leute nach. Jeder hatte Angst um seinen Job. Haag war zwar nicht Mitglied der Partei gewesen, sondern bekennender Katholik, aber auch er rang um eine neue Perspektive. Er entdeckte die »spezielle Schmerztherapie«, ein Fachgebiet, das es in der DDR nie gegeben hatte und das auch im Westen erst 1996 den offiziellen Status einer »Zusatzbezeichnung« für Fachärzte erhielt. Thüringen war Notstandsgebiet; soweit er wusste, gab es im ganzen Freistaat noch keine Schmerztherapeuten. Als er seine Kurse absolviert hatte, ging er in eine Kleinstadt, wurde dort Chefarzt für Anästhesie und baute nebenher eine Schmerzambulanz auf. Bald strömten Patienten aus ganz Thüringen in seine Sprechstunde, dann auch aus Bayern und Norddeutschland.

Wäre der Mensch ein Staat, dann wären die Nervenbahnen, die ihn zur Wahrnehmung von Schmerz befähigen, Teil seines Polizeiapparats und dort zuständig für interne Kommunikation. Wird der Körper bedroht, ist der Schmerz das Signal, das ihn in Alarmbereitschaft versetzt. Das ist seine Funktion, sonst nichts.

Der für die Schmerzwahrnehmung zuständige Teil des Nervensystems funktioniert völlig autonom – ein Staat im Staate. Die einfachen Schutzpolizisten sind Nervenendigungen in der Haut und den inneren Organen, ausschließlich zuständig für die Wahrnehmung von Schmerz, Hitze und Kälte. Sie melden jeden Angreifer an die höheren Polizeibeamten im Rückenmark – Nervenzellen, die als Schaltstellen fungieren und über mehr Informationen verfügen. Sie wissen, was sonst los ist in dem betroffenen Organ, und entscheiden erst dann, ob eine Alarmmeldung an die leitenden Offiziere im Zwischenhirn weitergegeben werden soll, wo das Gefühlszentrum liegt. In Notsituationen entscheiden die Polizisten, erst später zu melden – zum Beispiel, wenn der Mensch sich auf der Flucht befindet und angeschossen wird. Schmerzen wären dann sehr hinderlich. Damit das funktioniert, haben Nervenzellen Andockstellen, über die körpereigene Mediatorstoffe, aber auch bestimmte Medikamente anheften. Sie hemmen die Weiterleitung der Schmerzreize.

Gelangt die Meldung weiter nach oben ins Gefühlszentrum, nehmen dort die höheren Offiziere ihrerseits eine Bewertung vor. Sie wissen aus ihren Informationsquellen zum Beispiel, ob ein Mensch heiß badet und die gemeldeten Hitzereize aus der Peripherie deshalb zu ignorieren sind.

Nur im wirklichen Notfall sollten sie das Großhirn informieren. Aber wie das so ist mit autonomen Machtapparaten, streben die Offiziere ständig danach, ihr Einflussgebiet auszudehnen, zum Wohle des Staates – sie tun ja nur Gutes, erhöhen die allgemeine Sicherheit. Wenn sie zu großen Einfluss auf das Großhirn bekommen – zum

Beispiel nach einer schweren Verletzung oder einem chirurgischen Eingriff –, errichten sie einen Polizeistaat, und der Körper folgt künftig ganz dem Diktat des Schmerzes.

Ute Köhlers älterer Sohn, Torsten, erinnerte sich kaum mehr an seine Mutter vor der Krankheit. Im Sommer 1985 – er war in der zweiten Klasse, sein Bruder ein Jahr alt – verschwand sie für längere Zeit im Krankenhaus. Als sie zurückkam, sah er im Bad ihre frische Narbe, sie zog sich vom Bauchnabel bis unter den Slip. Die Gebärmutter war ihr herausgeschnitten worden, Krebs. Von der Vagina war nur noch ein Stumpf übrig. Danach war sie bestrahlt worden. In den Jahren danach fühlte sie sich oft so erschöpft, dass sie morgens kaum aus dem Bett kam oder tagsüber stundenlang liegen musste – viele Krebspatienten leiden nach einer Operation unter einem chronischen Erschöpfungssyndrom. Heute ist es Gegenstand der Forschung, damals war nichts darüber bekannt. Immer öfter peinigten Ute Köhler auch Bauchkrämpfe, die stundenlang anhielten. Sie fand Blut in der Toilette und ihrem Slip. Spätfolgen der Strahlentherapie in den Schleimhäuten von Darm und Blase – die Adern und die Millionen kleiner Nervenendigungen dort waren dauerhaft geschädigt. Die Familie ertrug es; immer noch lebten sie damals ein weitgehend normales Leben und leisteten sich im Sommer Urlaub am Plattensee in Ungarn.

Schlimmer wurde es, als Ute Köhler 1994 ein zweites Mal operiert werden musste. Eine apfelsinengroße Eierstockgeschwulst hatte auf ihre Blase gedrückt, sie hatte ständig quälenden Harndrang verspürt. Nach dem Eingriff trat der Arzt mit sorgenvoller Miene an ihr Krankenbett. Er habe die Geschwulst zwar entfernen können, dafür aber den Bauch weiträumig öffnen müssen. Alles sei vernarbt, die Blase geschrumpft und verhärtet. Der Harndrang blieb. Die Gänge zum Klo brachten keine Erleichterung, sie konnte nur wenige Tropfen lassen, die leeren Harnwege verkrampften sich, es fühlte sich an, als würden Stromstöße durch ihren Unterleib fahren. Wie eine große offene Wunde empfand sie ihren Unterleib, manchmal war es so schlimm, als würde ihr jemand ein Messer hineinrammen. Nachts hörte Torsten die Dielen knarzen, wenn sie rastlos umherschlich, dann das Rauschen der Toilettenspülung, eine Stunde später das Gleiche wieder.

Torsten ging damals beim Vater in die Lehre, nach Feierabend hetzte er zum Supermarkt, kochte für die Familie, wusch die Wäsche, während sich seine Freunde in der Kneipe trafen. Es gab keine Familienurlaube mehr.

Der Frauenarzt schickte Ute Köhler in Kurkliniken, wo sie mit Moorbädern, Wassertreten, Yoga und Beckenbodengymnastik behandelt wurde. Es brachte nichts. Er versuchte es mit Standard-Schmerzmitteln, sie reagierte mit Allergien und Unverträglichkeiten. Krampflösende Medikamente, die die Muskulatur der Harnwege entspannen sollten, blieben wirkungslos.

Die Psychologin einer Kurklinik riet ihr dringend zur Psychotherapie. Es machte sie wütend, wusste sie doch, wie es in ihrem Unterleib aussah.

Ein hinzugezogener Urologe sah schließlich keinen anderen Ausweg mehr und verschrieb ihr ein bekanntes Opiat, das schon zu DDR-Zeiten in Verruf gekommen war, weil es mangels »richtiger« Drogen auf dem Schwarzmarkt gehandelt worden war und süchtig machte. Als Ute Köhler es zum ersten Mal nahm, wurde ihr schwarz vor Augen, Übelkeit stieg auf, sie erbrach sich, ihr Herz raste – aber zum ersten Mal erfuhr sie Linderung. Ihr Urologe sagte, sie solle die Dosis auf die Hälfte reduzieren. So ging es mal besser, mal schlechter.

Im Frühjahr 1999 aber schien es Torsten, als würde sie

sich allmählich ihrem Zustand ganz ergeben. Starke Rückenschmerzen waren hinzugetreten, sie schossen plötzlich in ihren Körper und strahlten in die Beine aus. Eines Nachmittags fand er seine Mutter liegend in der Küche, der Inhalt der Einkaufstüten lag verstreut auf dem Boden – sie war auf der Treppe zusammengebrochen und auf den Knien ins Haus gekrochen.

40 Mal am Tag quälte sie sich in jenen Monaten auf die Toilette. Wenn sie nicht gerade vor Schmerzen stöhnte, war sie gleichgültig und apathisch, beschränkte jedes Gespräch auf das Nötigste. Sie aß nicht mehr, verlor 10 Kilogramm Gewicht in wenigen Monaten. Torsten litt. Der Ehemann ertrug es stoisch wie schon zuvor, sagte nur: »Sie ist krank, sie war schon immer krank.«

Am 27. Oktober 1999 fuhr Torsten sie in das Krankenhaus, in dem auch der Schmerztherapeut Robert Haag arbeitete. Ihr Frauenarzt hatte sie überredet: »Dort können Ärzte verschiedener Fachrichtungen gemeinsam nach neuen Lösungen suchen.« Später gestand ihr Torsten: »Mutti, ich habe geglaubt, du wirst nicht zurückkommen.«

Im Körper-Staat, der von einem totalitären Schmerzapparat regiert wird, ist es egal, ob die Ursache des Schmerzes noch existiert oder nicht. Das Ziel der Offiziere des Schmerzapparats im Zwischenhirn ist absolute Kontrolle. Sie verhalten sich wie die Polizisten in einem Land, das von einem schweren Terroranschlag traumatisiert wurde, die jetzt jeden Passanten filzen, der zu lange vor einem Gebäude stehen bleibt – aus der Angst heraus, er könnte eine Bombe am Körper tragen. In einem so traumatisierten Körper entladen sich Nervenendigungen und -zellen bei geringsten Reizen oder sogar spontan. Sie arbeiten anders als das für Berührungsreize zuständige Nervensystem, das sich nach kurzer

Zeit an den neuen Stimulus gewöhnt – sonst würden Menschen den ganzen Tag auf unangenehme Weise spüren, dass die Kleidung an ihrer Haut reibt.

Die auf Schmerz spezialisierten Nervenbahnen gewöhnen sich nicht. Je länger er besteht, desto mehr Impulse feuern sie ab, während sich die Offiziere im Zwischenhirn daranmachen, das Großhirn in ihrem Sinne umzubauen. Ganze Verbände von Gehirnzellen erhalten den Befehl, sich künftig der Wahrnehmung des Schmerzes zu widmen, der betroffene Mensch lauscht in seinen Körper in panischer Angst vor der nächsten Attacke. Erwartungsangst und Schmerz, beim chronischen Schmerzpatienten bilden sie ein unzertrennliches Paar, in einem Teufelskreis verstärken sie sich wechselseitig. Ein »Schmerzgedächtnis« ist entstanden. All dies spielt sich nicht auf einer rein psychologischen Ebene ab, es handelt sich um Veränderungen der Anatomie und Physiologie, nachweisbar in bildgebenden Verfahren.

Wer ein chronisches Schmerzsyndrom entwickelt und wer nicht, darüber entscheiden viele Faktoren, die noch wenig verstanden sind: eine genetisch vorgegebene individuelle Schmerzschwelle, die Einstellung der jeweiligen Kultur zum Thema Schmerz oder das Geschlecht. Wer aus einer niedrigeren sozioökonomischen Schicht stammt oder mit vielen Geschwistern aufwächst, erträgt Schmerzen besser. Ebenso gefeit sind Menschen, deren nahestehende Verwandte unter chronischen Schmerzen litten. Auch frühe eigene Erfahrungen mit Schmerz wirken sich günstig auf die Toleranz aus. Ein Mensch kann wegen schwerer Rückenschmerzen bettlägrig werden, ohne dass die Ärzte einen Bandscheibenvorfall als Erklärung dafür finden. Bei anderen quetschen schwere Bandscheibenvorfälle das Rückenmark ein, ohne dass sie je Beschwerden haben.

Nach und nach bemächtigt sich der Schmerz des ganzen

Seins eines Menschen. Die Betroffenen leiden um ein Vielfaches öfter an Depressionen. Ähnlich wie bei Menschen mit posttraumatischer Belastungsstörung, die Vergewaltigungen, Morde oder Kriege durchlebt haben, schaltet der Körper in einen dauerhaften Alarmmodus, ihre Nebennieren überschütten das Blut unablässig mit Stresshormonen. Folgen: Schlaflosigkeit, chronische Müdigkeit, das Gefühl der seelischen Stumpfheit, Gleichgültigkeit, Rückzug von den Mitmenschen – unspezifische Symptome, die die engsten Angehörigen oft nur schwer ertragen können, vor allem dann nicht, wenn ihnen kein äußerlich sichtbares Leiden zugrunde liegt. Sie können sich nicht vorstellen, wie es sich in einem Körper lebt, in dem ein Polizeiapparat die Diktatur des Schmerzes ausgerufen hat. Stell dich nicht so an, geh mal zum Psychiater, das kann doch nicht so schlimm sein – das sind übliche Reaktionen.

Fünf Tage nach Ute Köhlers Einlieferung rief der Gynäkologe der Klinik Robert Haag an und erbat ein Konsil. Haag betrat das Mehrbettzimmer auf Station S 2, wo sie alleine lag, die Decke über den Kopf gezogen, nur ein Büschel mausgraues Haar ragte hervor. Ein Katheter führte durch ein Loch oberhalb ihres Nabels in ihre Blase, um diese zu entlasten.

Der Gynäkologe stand am Fußende und erklärte, er wisse keinen Weg mehr, ihr zu helfen. Sie hätten überlegt, die Nerven zu kappen, die die Blase versorgten, um den quälenden Krämpfen ein Ende zu machen. Doch sie wagten den Eingriff nicht wegen der schweren Verwachsungen. Aus dem gleichen Grund habe der Urologe zuvor schon abgelehnt, die Blase ganz zu entfernen. »Das OP-Risiko ist einfach zu hoch«, schloss der Frauenarzt. »Danke, dass Sie die Patientin übernehmen.«

Haag zog die Decke beiseite. Ute Köhlers Gesicht war bleich und eingefallen. »Und Sie waren noch nie bei einem Schmerztherapeuten, die ganzen 14 Jahre nicht?«, fragte er.

Sie sah einen kleinen Mann mit rundem Gesicht, graumelierten Stoppelhaaren und Bauchansatz, er sprach leutseliges Thüringisch. Sie verneinte. »Wir werden etwas finden, was Ihnen hilft, verlassen Sie sich darauf«, erklärte Haag und zwinkerte ihr freundlich zu. Er war optimistisch. Oft hatte er solche Patienten; in Deutschland brauchen Schmerzgeplagte durchschnittlich zwölf Jahre, bis sie kompetente Hilfe finden. Die meisten erfahren beim Schmerztherapeuten zum ersten Mal Linderung.

Was willst du dir denn noch aus dem Hut zaubern?, dachte Ute Köhler und sagte nichts.

Bis heute ist die Schmerztherapie ein Stiefkind der Medizin. In den fünfziger Jahren noch negierten führende Wissenschaftler jeglichen psychischen Einfluss auf die Schmerzwahrnehmung. Erst seit 1996 erkennen die Krankenkassen das Chronische Schmerzsyndrom als eigenständiges Krankheitsbild an und haben sich dazu verpflichtet, Therapien künftig auch zu bezahlen. Nach der Definition liegt ein Chronisches Schmerzsyndrom vor, wenn die Schmerzen länger als ein halbes Jahr bestehen.

Die wirksamsten Medikamente, die Opiate, haben einen gewichtigen Nachteil: Sie stehen im Verruf, als Rauschgifte missbraucht zu werden und schwere Abhängigkeiten zu erzeugen. Schon in den zwanziger Jahren haftete ihnen ein Nimbus der Dekadenz, des Außenseitertums und der Todesnähe an. Berühmte Morphinisten wie der Schriftsteller Klaus Mann oder die Tänzerin Anita Berber starben einen frühen Tod. Vor allem die Ärzte selbst verfielen damals der Opiumsucht, hatten sie doch die Verschreibungshoheit, und gesetzliche Einschränkungen gab es nicht. Am 1. Januar 1930 schließlich trat das Opiumgesetz in Kraft, mit dem die Verschreibungsdauer von Betäubungsmitteln auf das absolut notwendige Maß beschränkt wurde.

Heute ist in Deutschland die staatliche Bundesopiumstelle dafür zuständig, den Verkehr mit illegalen Drogen und starken Schmerzmitteln zu überwachen und zu steuern. Der Name der Behörde wirkt altertümlich und führt in die Irre, weil sie natürlich ebenso für alle anderen Betäubungsmittel zuständig ist, zum Beispiel für Cannabis.

Ein Arzt, der Betäubungsmittel verschreiben will, muss die Rezeptformulare direkt von der Bundesopiumstelle anfordern, beim Ausfüllen komplexe Vorschriften beachten, die Indikation stichhaltig begründen und die Rezepte lange aufbewahren. Im Falle einer missbräuchlichen Verschreibungspraxis drohen ihm harte Gerichtsverfahren.

All diese Gründe tragen dazu bei, dass Deutschland unter den hochindustrialisierten Ländern immer noch zu den Schlusslichtern beim medizinischen Verbrauch starker Schmerzmittel gehört.

Im Jahr 1986 beauftragte die Weltgesundheitsorganisation führende Schmerzspezialisten aus aller Welt mit der Erstellung von Leitlinien für die Schmerztherapie von Krebspatienten. Die Experten erfanden das griffige Wort »pain ladder« – zu Deutsch »Schmerz-Leiter«. Diese später als WHO-Stufenschema der Schmerztherapie bekannt gewordene Leitlinie wurde in 22 Sprachen übersetzt und gilt als Meilenstein in der Schmerztherapie, es war der Siegeszug für die tabubelasteten Opiate. Bald erkannten die Ärzte, dass ihre Bedeutung weit über die Behandlung von Tumorpatienten hinausreichte.

Das WHO-Stufenschema ordnet die Schmerzmittel je nach Stärke drei Gruppen zu und empfiehlt, zuerst die schwächsten aus Stufe I anzuwenden – Medikamente wie Paracetamol oder Acetylsalicylsäure, die größtenteils frei verkäuflich sind. Führt die Therapie damit nicht zum Erfolg, sollen sie mit schwachen Opiaten der Stufe II kombiniert werden. Reicht auch das nicht, folgen die starken Opiate der Stufe III. Opiate wirken direkt auf die Zellen des Gehirns. Sie docken dort an eigenen Andockstellen an, auf die sie passen wie Schlüssel in Schlösser, und vermögen im besten Falle, nach längerem Einwirken, die Schmerz-Offiziere im Zwischenhirn zu entmachten und der Schmerzdiktatur ein Ende zu bereiten. Sie löschen das »Schmerzgedächtnis«.

Als Messlatte der Schmerztherapie gilt heute der im Jahre 1804 von einem deutschen Apotheker isolierte Wirkstoff des Schlafmohns, das Morphin. Alle anderen opiathaltigen Schmerzmittel werden im Verhältnis dazu in ihrer »analgetischen Potenz« (schmerzstillende Potenz) bewertet. Morphin hat nach internationaler Übereinkunft den Wert 1. Codein beispielsweise, weniger bekannt als Schmerzmittel denn als Bestandteil von Hustensäften, hat den Wert 0,1, verfügt also über ein Zehntel der Wirksamkeit von Morphin. Das stärkste Schmerzmittel mit großer Verbreitung heißt Fentanyl, seine schmerzstillende Potenz beträgt das 120-Fache des Morphins. Anästhesisten wenden es bei Operationen an – der Patient bleibt wach, spürt aber nichts. Heute gibt es Fentanyl-Pflaster, die den Wirkstoff kontinuierlich über die Haut ins Blut abgeben und drei Tage lang wirken.

Robert Haag ordnete Ute Köhler dem WHO-Stufenschema III zu, nachdem er sich über ihre Krankengeschichte kundig gemacht hatte. Wegen einer chronischen Leberentzündung waren einige Standardmedikamente von vornherein kontraindiziert, auf andere hatte sie mit Allergien reagiert. Sie nahm seit vielen Monaten ein Opiat Stufe II, und er hatte den Eindruck, dass sie davon schon abhängig geworden war, obwohl sich der Therapieerfolg in Grenzen hielt und sie immer noch unter Nebenwirkungen litt.

Haag entschied sich für einen radikalen Weg, um den Teufelskreis des Schmerzes zunächst wenigstens für einige Stunden zu durchbrechen. Er hatte zwei Ziele: Erstens wollte er Ute Köhler zeigen, dass weitgehende Schmerzfreiheit auch für sie ein erreichbares Ziel war, denn daran glaubte sie nicht mehr. Zweitens wollte er erkennen, welcher Anteil des Schmerzes seine Ursachen wirklich noch in den Organen hatte und welcher Anteil sich nur in ihrem Kopf abspielte. Die Rückenschmerzen, die Unterleibsschmerzen, die krampfartigen Blasenentleerungen – alles konnte zusammenhängen.

Er legte ihr einen Katheter bis nahe ans Rückenmark, um die übererregten Schmerzbahnen direkt zu betäuben. Er schloss eine Infusionspumpe an und füllte sie mit Morphin. Dann wendete er das Grundprinzip jeder Schmerztherapie an: die Titration. Er erklärte es ihr mit der Flussmetapher:

»Ein Mensch wandert durch die Wüste, es ist brütend heiß, er droht zu verdursten – das Gleichnis für den Schmerz. Er gelangt an einen Fluss. Das kühle Wasser – Gleichnis für die Medikamente – verspricht Linderung Doch es ist zu gefährlich, den Fluss zu überqueren, in der Mitte würde der Mensch vom Wasser fortgerissen – die Nebenwirkungen der Medikamente, die Suchtgefahr der Opiate. Sie dürfen trinken und sich die Füße nass machen«, erklärte Haag, »aber Sie müssen am diesseitigen Ufer des Schmerzes bleiben!« Er schloss Ute Köhler an einen Monitor an, um ihre Kreislauffunktionen zu überwachen. Er schärfte ihr ein, sich sofort zu melden, wenn ihr unwohl würde. Dann spritzte er ihr Morphin, zu Beginn eine höhere Dosis. Über den Katheter gelangte es in die Umgebung des Rückenmarks, das von einer äußeren Haut umgeben ist. Es verteilte sich im Nervenwasser, drang nach innen und entfaltete dort seine Wirkung. In der folgenden Stunde spürte Ute Köhler den Schmerz allmählich schwinden. Sie hatte noch einen Fuß am Ufer, als der Strom sie plötzlich fortriss. Ihr wurde schwindlig, ihre Muskeln verhärteten sich, Übelkeit überkam sie, sie erbrach sich im Schwall.

»Muss wegen Unverträglichkeit abgebrochen werden«, notierte Haag am 9. November 1999 in dem Schmerzprotokoll, das er täglich aktualisierte. Es folgten zweieinhalb Monate, in denen er nacheinander Versuche mit anderen Opiaten unternahm. Manchmal notierte er »relative Beschwerdefreiheit«, aber diese war nur vorübergehend.

Auf einer Liste, die er später für die Krankenkasse anfertigte, unterteilte er die vergeblichen Therapieversuche in drei Gruppen. Gehäufte Intoleranzreaktionen – acht Medikamente. Allergische Reaktionen – eine Wirkstoffgruppe. Kein Wirkungseffekt – fünf Medikamente. Das am stärksten wirksame Medikament auf dieser Liste war das Opiat Fentanyl. Sie vertrug es einige Wochen.

Einen Schlüsselmoment erlebte Haag, als er Ute Köhler ein Lokalanästhetikum spritzte, das auch bei Operationen, zum Beispiel bei Kaiserschnitten, angewandt wird. Für gut zwölf Stunden schaltet es zuverlässig alle sensiblen Empfindungen unterhalb der Stelle aus, an der es auf das Rückenmark einwirkt. Ute Köhler hatte zum ersten Mal keine Rückenschmerzen mehr, doch die Blasenkrämpfe und der unstillbare Harndrang blieben. Haag folgerte: Die Blasenkrämpfe spielten sich in ihrem Kopf ab – »zentral fixierter Schmerz«.

Ute Köhlers Ehemann Wolfgang verstand nicht, worum

es ging. Eines Tages stürmte er aufgebracht ins Schwesternzimmer und rief: »Warum haltet ihr meine Frau hier fest? Was soll das alles bringen?« Haag sah, dass es nicht damit getan war, ein Medikament zu finden, das sie von ihrem Leiden befreite. Chronische Schmerzsyndrome sprengen intakte Ehen, lassen Familien auseinanderbrechen, er kannte das alles.

Zu jener Zeit beobachteten seine Krankenschwestern, dass man Ute Köhlers Beschwerden überlisten konnte. Wenn sie in Gespräche verwickelt war oder an Veranstaltungen teilnahm, schienen sie sie nicht so sehr zu quälen. In seinem ersten Entlassungsbrief, mit dem er sie in eine kurze Weihnachtspause verabschiedete, schrieb er deshalb vom »Verdacht unsererseits auf eine somatoforme Chronifizierung« – ihre Psyche spielte eine wesentliche Rolle in ihrer Wahrnehmung der Schmerzen. Sie würde auch eine Psychotherapie brauchen. Es würde schwierig werden, ihr das zu erklären, ahnte er. Es war immer schwer, Schmerzpatienten klarzumachen, dass sie »keine Macke hatten«, nur weil er sie zum Psychotherapeuten schickte. Die Krankenkassen verpflichteten Ärzte dazu, Psychotherapie war offizieller Bestandteil der »Qualitätssicherungsvereinbarung«.

Haag sprach mit seiner Frau, die nach ihrem Medizinstudium lange Hausfrau gewesen war und jetzt eine Selbsthilfegruppe leitete. »Schau sie dir doch mal an und nimm sie mit zu eurer Weihnachtsfeier.« Es gab Dresdner Stollen und Glühwein, Patienten und Angehörige saßen bei Kerzenlicht in einer großen Runde und tauschten ihre Erfahrungen aus. Ute Köhler blieb still. Sie schien sich nicht zugehörig zu fühlen. Haags Frau bat sie um ihre Telefonnummer und rief einige Tage später an. In den kommenden Monaten trafen sie sich öfter allein, und allmählich drang die Frau des Arztes in die verschlossene Gefühlswelt von Ute Köhler vor.

Sie erfuhr, dass Ute Köhler alles daransetzte, ihre nächtlichen Beschwerden vor dem Gatten geheim zu halten, um ihm nicht den Schlaf zu rauben. Sie erfuhr, dass hinter ihm eine fordernde Mutter stand, die zu Hause nur lakonisch sagte: »Sie soll heimkommen und arbeiten.« Ute Köhler erzählte ihr, dass sie nachts schon in die Küche geschlichen sei und zu einem Messer gegriffen habe, um allem ein rasches Ende zu bereiten – und es dann doch nicht gewagt hatte.

»Nach einer Stunde entwickelt sich ganz plötzlich ein unbeschreibliches Gefühl von Verzückung und Großartigkeit. Die Worte ›gut‹, ›supergut‹ und ›großartig‹, die diesem Gefühl am nächsten sind, kommen mir in den Kopf. Dieses unbeschreibliche Gefühl ist vollkommen subjektiv (…). Die Idee von Einheit mit der gesamten Natur und mit dem gesamten Universum nimmt Gestalt an. Es gibt keinen materiellen Körper oder Persönlichkeit (…). Da ist eine wunderbare farbige Bilderwelt; blau, purpur und altes Gold dominieren, mit besonders zarten Schatteneffekten (…). Offenbar trat langsam der Schlaf ein, und ich schlief ungestört bis zur üblichen Aufstehzeit. Keine besonderen Empfindungen beim Aufstehen. Fühle mich, wenn überhaupt, mehr als sonst erfrischt. Alle Gefühle, die oben geschildert sind, sind völlig verschwunden. Die Erinnerungen an die Erfahrungen sind jedoch sehr klar und lebendig.«

(Erfahrungsbericht eines Anonymen; aus *Cannabis und Cannabinoide – Pharmakologie, Toxikologie und therapeutisches Potenzial,* herausgegeben von Dr. med. Franjo Grotenhermen.)

Robert Haag hatte noch nie einen Joint geraucht, als er im Jahr 1999 auf einem Schmerzkongress in Frankfurt zum ersten Mal hörte, dass Ärzte Cannabis gegen chronische

Schmerzzustände anwendeten. Die Referenten berichteten von durchschlagenden Erfolgen bei Patienten, die sie zuvor als aussichtslos eingestuft hatten. Es herrschte Aufbruchsstimmung, denn 1998 hatte die Bundesopiumstelle einen Wirkstoff aus der Hanfpflanze, Tetrahydrocannabinol (THC), für verschreibungsfähig erklärt. Ärzte durften THC erst dann im Rahmen von Heilversuchen anwenden, wenn alle anderen Therapien wirkungslos blieben.

Haag sammelte Fachliteratur und las über die Geschichte von Cannabis als Heilpflanze. Erstmals sollen chinesische Ärzte vor bald 5000 Jahren Extrakte aus Hanf angewandt haben, um ihre Patienten vor operativen Eingriffen zu betäuben. Über Indien und die arabischen Länder gelangte das alte Wissen nach Europa. Die Äbtissin Hildegard von Bingen schrieb um das Jahr 1150 in ihrer Heilmittel- und Naturlehre *Physica*, dass Hanf gegen Kopfweh helfe und dem Magen guttue. Aus späteren Jahrhunderten existieren Berichte über die therapeutische Anwendung bei Rheumatismus, Cholera, Wundstarrkrampf und vielen anderen Krankheiten. Im ausgehenden 19. Jahrhundert vermarkteten Pharmakonzerne wie E. Merck und Eli Lilly Medikamente auf Cannabis-Basis als Mittel gegen Schmerzzustände, Asthma, Schlafstörungen und Erregungszustände. Doch immer kämpften die Hersteller mit einem Problem: Die Haschischpräparate waren »pharmazeutisch instabil« – je nach Herkunftsland der Rohstoffe, Alter und Lagerungsbedingungen wirkten sie mal mehr, mal weniger.

Immer restriktivere Gesetze und neue Medikamente taten ihr Übriges, um Cannabis-Produkte bis zur Mitte des 20. Jahrhunderts ganz vom Markt zu verdrängen.

Doch die Forschung ging weiter. In den neunziger Jahren entdeckten Forscher, dass die Zellen des Nervensystems und Gehirns für Cannabis eigene Andockstellen besitzen, die eigentlich für körpereigene Nervenüberträgerstoffe gedacht sind – die Endocannabinoide. Hierüber entfaltet der Hauptwirkstoff THC seine therapeutischen Effekte, die inzwischen in vielen Studien nachgewiesen wurden. Die US-amerikanische National Academy of Sciences fasste diese Wirkungen 1999 in ihrem Report »Marijuana and Medicine: Assessing the Science Base« zusammen: Cannabis wirkt demnach gegen Schmerzen, Übelkeit und Erbrechen, steigert den Appetit, entspannt die Muskulatur und löst Spastiken, wie sie zum Beispiel bei multipler Sklerose auftreten. Es hebt die Stimmung, kann also antidepressiv wirken, es kann jedoch auch Psychosen auslösen. In therapeutischen Dosen verabreicht, wirkt Cannabis nicht suchterzeugend, das ist heute allgemein anerkannt.

Das erste in Deutschland hergestellte Cannabis-Präparat heißt Dronabinol, es enthält den Hauptwirkstoff THC in isolierter Form. Weil die Pflanze in Deutschland nicht angebaut werden darf, wird das THC dafür synthetisch hergestellt. Die Drogen Marihuana, produziert aus den Blättern der Hanfpflanze, oder Haschisch, aus ihrem Harz gewonnen, enthalten neben THC noch weitere Cannabinoide, weshalb sie in ihrer Wirkung unkontrollierbarer, möglicherweise aber auch effektiver sind.

Der erste Patient, den Robert Haag mit THC behandelt hatte, war ein passionierter Jäger, den Phantomschmerzen nach einem schweren Unfall im rechten Arm quälten. In den Tagen nach der ersten Einnahme lachte er viel, und als Haag ihn fragte, ob die Schmerzen besser geworden seien, sagte er: »Immer noch genauso, aber ich sehe das alles jetzt anders!«

Haag war beeindruckt. Es kam doch darauf an, dass die Patienten besser mit ihren Schmerzen klarkamen – absolute Schmerzfreiheit war oft ein unerreichbares Ziel.

Am 25. Januar 2000, zweieinhalb Monate nachdem der Arzt Ute Köhler aufgenommen hatte, verabreichte Haag ihr die erste Dosis THC. Er erhoffte sich nicht nur, dass es gegen die Schmerzen wirken, sondern auch ihren Appetit anregen würde; sie nahm seit vielen Tagen keinen Bissen mehr zu sich und hatte weiter an Gewicht verloren. Sie bekam zunächst 2,5 Milligramm in Tropfenform. Nichts geschah. Innerhalb von vier Tagen erhöhte er auf zehn Milligramm.

Bei der Visite am Morgen des fünften Tages erkannte er Ute Köhler kaum wieder. Sie saß am Bettrand, gekämmte Haare, Seifengeruch. Sie erzählte, eine Stunde nach der Einnahme habe sie plötzlich lachen müssen. Die Fröhlichkeit sei aus ihr herausgebrochen, als habe jemand einen Schalter umgelegt. Zum ersten Mal seit einer Ewigkeit habe sie durchgeschlafen. Haag glaubte nicht, was er hörte. Noch nie hatte er eine derart durchschlagende Wirkung beobachtet. Doch er traute dem Frieden nicht. Immer noch stand Ute Köhler zusätzlich unter der Wirkung des hochpotenten Opiats Fentanyl, das über ein Pflaster in ihren Körper abgegeben wurde. Eine Woche später wagte er, es wegzulassen, »wegen starker Müdigkeit bei sonstigem Wohlbefinden«, wie er im Protokoll gewissenhaft notierte.

Als er sie zwei Wochen später entließ, war sie so gut wie schmerzfrei, aß mit Appetit und kam wieder zu Kräften. In den folgenden eineinhalb Jahren erlebte sie zwar noch mehrere Rückfälle, ließ sich von Haag erneut Katheter zum Rückenmark legen und starke Schmerzmittel verabreichen, aber die stationären Aufenthalte dauerten nur noch wenige Tage, dann war der Teufelskreis des Schmerzes wieder durchbrochen. Nach und nach verlor sie ihr »Schmerzgedächtnis«, und Jahre später erinnerte sie sich kaum mehr an diese Rückfälle.

Zwischen den Krankenhausaufenthalten sah Haag sie

einmal im Monat, wenn sie ihr neues Rezept für THC abholte. Er wurde Zeuge ihrer beeindruckenden Verwandlung. Aus der das Leid ertragenden »grauen Maus«, wie er sie gerne nannte, wurde eine kämpferische Frau voller Energie, und als Symbol dieser Veränderung ließ sie ihre Haare zu einer prächtigen blonden Mähne wachsen.

Doch sosehr er ihre Wandlung guthieß, sah er doch voraus, dass sie im Begriff war, über das Ziel hinauszuschießen. Nur ahnte er damals noch nicht, wie hart es ihn selbst treffen würde. Ute Köhler hielt sich nicht an die Spielregeln, die die verschiedenen Fachgesellschaften für Schmerztherapie und die Krankenkassen vorgegeben hatten. So zum Beispiel war es besser akzeptiert, wenn Patienten neben dem umstrittenen Cannabis ein zweites Medikament einnahmen – möglichst ein anerkanntes Schmerzmittel aus dem WHO-Stufenschema. Der Ultima-Ratio-Charakter der Therapie wäre so für jeden leicht erkennbar. Cannabis allein aber, das roch für die argwöhnischen Zweifler, die nicht an die schmerzstillende Wirkung glaubten, nach der Befriedigung von Rauschgelüsten. Haag hatte ein Opiat gefunden, das Ute Köhler vertrug. Doch eines Tages glaubte sie, abhängig davon zu sein. Als sie wieder zu dem Opiat-Zäpfchen greifen wollte, nahm sie stattdessen THC, denn sie hatte gelesen, dass Cannabis gegen Medikamentenabhängigkeiten wirke. Sie spürte, wie das Verlangen wich – und drückte kurz entschlossen die drei letzten Zäpfchen aus dem Blister und zertrat sie auf dem Boden. Das nächste Mal bei Haag erklärte sie, sie brauche kein Opiat mehr. Zureden half nichts. Haags Frau empfahl Ute Köhler freundschaftlich, sie solle es sich doch wenigstens verschreiben lassen, niemand kontrolliere, ob sie es tatsächlich nehme – sie wollte nicht.

Ebenso verweigerte sie sich der Psychotherapie, obwohl

ihr Fachärzte und Psychologen dringende Behandlungsbedürftigkeit attestiert hatten und sie Haag in die Hand versprochen hatte, eine Therapie zu beginnen.

So nahmen die Dinge ihren ungünstigen Lauf.

7786,48 D-Mark Schadensersatz. Haag musste lachen, als er diese Forderung der großen gesetzlichen Krankenkasse im September 2001 zugestellt bekam. Er nahm den Brief nicht ernst, es musste sich um einen Irrtum handeln! Doch es war erst der Anfang – die Kasse hatte erst eines von vielen Quartalen überprüft. Unerbittlich würde sie ab jetzt eine Forderung nach der anderen schicken.

Als Begründung las er: »Kein indikationsgerechter Einsatz.« Haag sprach mit Fachkollegen, mit der kassenärztlichen Vereinigung, mit einem verständnisvoll wirkenden Mitarbeiter der Krankenkasse. Angeblich versicherten ihm alle, er habe den Heilversuch ausreichend gut dokumentiert, er müsse sich keine Sorgen machen, alles werde sich regeln lassen. Er hoffte, sich mit der Kasse einigen zu können. Doch er verstand auch, dass er einen großen Fehler gemacht hatte: Er hätte sich nicht auf die »Verschreibungsfähigkeit« von THC verlassen dürfen. Denn diese stellte nur sicher, dass er keine Strafe fürchten musste, wenn er es rezeptierte. Doch es gab noch keine Krankheit, für die THC offiziell »indiziert« war, keine Kasse war verpflichtet, dafür finanziell aufzukommen. Haag hätte also für jeden seiner Patienten Einzelabsprachen treffen müssen. Ute Köhler war nicht die Einzige, mittlerweile hatte er mehr als 40 Patienten mit THC behandelt. Sein folgenschwerer Irrtum könnte ihn in den Ruin treiben.

Ute Köhler war schockiert, als er mit ihr telefonierte. »Ich habe noch Vorräte, mit denen ich Sie eine Weile versorgen kann«, beschwichtigte er sie. »Aber dann müssen wir

uns was Neues überlegen. Können Sie es selbst bezahlen?«
700 Euro im Monat? »Unmöglich! Dazu reicht unser Geld
nicht«, sagte sie.

Nach und nach durchforstete die Krankenkasse weitere Abrechnungsquartale, entdeckte andere Patienten.
45 000 Euro kamen am Ende zusammen, inklusive Anwalts-
kosten, errechnete Haag später. Die Forderungen gingen an
ihn persönlich, er musste mit seinem Privatvermögen haf-
ten. Ute Köhler und seine anderen Patienten waren durch
den Gesetzgeber vor Schadensersatzforderungen geschützt.
Sie konnten ja nicht wissen, dass die Therapie nicht erstat-
tungsfähig war. Er, Haag, hätte es wissen müssen.

Der freundliche Krankenkassen-Mitarbeiter war bald
nicht mehr erreichbar, angeblich nicht mehr zuständig, und
Haag sah das Unglück näher kommen. Er hatte damals
noch drei Jahre bis zum Ruhestand und den Kredit für sein
Haus abzubezahlen, das er erst nach der Wende gekauft
hatte. »Es kann nicht sein, dass wir dafür bestraft werden,
Menschen geholfen zu haben«, sagte er zu seiner Frau, die
es auch nicht glauben konnte. Er nahm sich einen Anwalt
für Medizinrecht und legte Widerspruch ein.

Als er vor den Prüfungs- und Beschwerdeausschuss der
Ärzte und Krankenkassen Thüringen zitiert wurde, fühlte
er sich wie vor einem Tribunal. Die Gegenseite brachte
Rechtsanwälte mit, und manchmal wurde es sehr persönlich: »Was sind Sie eigentlich für ein Arzt?«, hatte ihn eine
Frau angeblafft, erinnert er sich später. »Das ist unverant-
wortlich. Welche Nebenwirkungen Ihre Therapie hat, können doch erst kommende Generationen beurteilen.« Es waren die geballten Vorurteile gegenüber einer Therapie mit
einem Mittel, in dem diese Menschen nichts anderes sahen
als ein Rauschgift.

Im Jahr 2004 zog Haag vor Gericht. Ärzte und Fachgutachter schrieben seitenlange Stellungnahmen und Begründungen, aus denen der lange Krankheitsverlauf und die Therapieresistenz hervorgingen. Doch zu jener Zeit befasste sich auch das Bundesverfassungsgericht mit der Krankenkassen-Erstattungspflicht für nicht zugelassene Therapien. Geklagt hatte ein Krebspatient wegen eines anderen Medikaments. Am 6. Dezember 2005 erging das in der Öffentlichkeit so bezeichnete »Nikolaus-Urteil«, nach dem Haags Hoffnungen dahinschwanden. Zwar bekräftigte das höchste Gericht grundsätzlich das Recht der Kassenpatienten auf die Erstattung nicht zugelassener Medikamente, aber nur im Falle von tödlich verlaufenden Erkrankungen – eine solche aber lag bei Ute Köhler nicht vor. Auch andere Ärzte und Patienten, die Cannabis-Medikamente verwendeten, scheiterten in den kommenden Jahren, weil sich die Gerichte auf dieses Urteil beriefen – so wie auch fünf Jahre später das Bundessozialgericht.

Haag gab schon nach dem Nikolaus-Urteil auf. Er zog seine Anklage zurück, einigte sich mit der Kasse auf eine Rückzahlung der Schadensersatzforderungen in Raten über mehrere Jahre.

Ute Köhler resignierte nicht. Nachdem die Krankenkasse ihr ab September 2001 ihr Medikament nicht mehr bezahlen wollte, haderte sie noch ein Jahr mit sich, ob sie die Telefonnummer eines Journalisten einer Lokalzeitung wählen sollte, die ihr eine Freundin gegeben hatte. Wie würden die Leute im Dorf reagieren, wo der jüngere Sohn noch zur Schule ging und der Mann sein Geschäft hatte? Cannabis ist eine Droge, das war es doch, was sie alle dachten – sie selbst hatte das früher auch gedacht. Dann aber griff sie zum Hörer.

Als der erste Artikel »Strafe trotz Hilfe« erschienen war, traute sie sich erst am nächsten Tag auf die Straße. Ein paar

Häuser die Straße runter putzte eine Nachbarin die Fenster. Als sich ihre Blicke trafen, strahlte die Frau: »Gratuliere zu Ihrem Mut! Machen Sie weiter so, ich wünsche Ihnen Glück!« In den kommenden Jahren fand sie ihre neue Rolle als »Jeanne d'Arc« in Sachen Cannabis, wie Haag sie gern nannte. Sie gab Interviews im Fernsehen und Radio, ihre Fallgeschichte füllte ganze Seiten in überregionalen Tageszeitungen, sie wurde zu einer Symbolfigur. Sie plante politische Aktionen, pflanzte illegal zu Hause Hanf an und zeigte sich selbst an. Sie trat vor dem Bundestag auf, ihr Fall beschäftigte die frühere SPD-Gesundheitsministerin Ulla Schmidt und andere prominente Politiker. Alle ließen ihr mitteilen, dass sie großes Verständnis hätten und sich für sie einsetzen würden. Doch es blieb bei Bekundungen.

Haag war nicht glücklich über ihren Konfrontationskurs. Ihre anklagenden Worte gegenüber der Kasse, öffentlich geäußert, hatten aus seiner Sicht jeden stillen Kompromiss früh unmöglich gemacht. Und er hatte die Rechnung zu bezahlen, für sie und die anderen Patienten. Dabei hatte er noch Glück – die anderen gesetzlichen Kassen meldeten sich nie mit Regressforderungen, und private Kassen hatten die Kosten stets übernommen, ohne viel zu fragen.

Im Jahr 2012 hat Robert Haag seine letzten Schulden beglichen.

Fünf Jahre nach seiner Pensionierung fährt er immer noch Notarzteinsätze, um die finanzielle Lücke zu schließen. Aus der Schmerztherapie hat er sich ganz zurückgezogen. Seine Nachfolgerin am Krankenhaus macht einen großen Bogen um Cannabis, soweit Haag weiß. Wenn ihn manchmal Patienten anrufen, die über Umwege seine Telefonnummer herausgefunden haben, verweist er sie an Schmerztherapeuten in anderen Bundesländern.

Haag fühlt sich als Opfer eines Abrechnungssystems voller Fallstricke und Winkelzüge, die zu verstehen er schon damals zu alt war. In der DDR, so glaubt er, wäre es einfacher gewesen. Er wäre zum Parteisekretär gegangen, hätte ihm erzählt, dass er Cannabis aus dem Westen bräuchte, weil neuere Studien zeigten, dass es bei manchen Schmerzpatienten hoch wirksam sei. Der Sekretär hätte in der nächsten Sitzung seine Genossen gefragt: »Dem Doktor muss man helfen, was meint ihr?« Auf diese Weise hatten die Ärzte früher manche Therapie ermöglicht, wenn Medikamente fehlten.

»Das demokratische System ist natürlich besser«, so Haags Fazit. »Aber die Maschen sind zu groß, durch die man als naiver Mensch fallen kann.«

Ute Köhler kämpfte noch jahrelang, flehte in Briefen auch darum, dass Dr. Haag nicht für sie zahlen müsse. Doch ihre Krankenkasse hat bis heute nicht nachgegeben.

Wie ihre Beschwerden dort gesehen werden, erfuhr Ute Köhler am deutlichsten aus einem Widerspruchsbescheid vom 8. März 2007. Sie empfand die Worte als Schläge ins Gesicht. Nur in »notstandsähnlichen Situationen«, bei »lebensbedrohenden, tödlich verlaufenden Erkrankungen« hätten Versicherte Anspruch auf Medikamente wie THC, urteilte der Referatsleiter der Widerspruchsstelle. Und weiter: »Selbst bei hochgradiger akuter Suizidgefahr würde dies grundsätzlich nicht dazu führen, dass Versicherte Leistungen außerhalb des Leistungskatalogs der gesetzlichen Krankenversicherung beanspruchen können, so ausdrücklich das Bundessozialgericht. (…) Gelegentlich auftretender Harndrang infolge Bestrahlung nach Zervixkarzinom stellt keine lebensbedrohliche Erkrankung dar und kann mittels der üblichen Spasmolytika behandelt werden (…).«

Bis heute nimmt Ute Köhler THC ein und muss nichts dafür bezahlen. Sie hatte Glück: Am Rande einer Veranstaltung lernte sie den Marketingchef des Herstellers kennen, seither bekommt sie das Medikament gesponsert.

Sie dosiert den Wirkstoff nach Bedarf, sagt sie – mal 10, mal 30 Tropfen, selten auch 50. Nach etwa einer Stunde würden die Schmerzen und Krämpfe verschwinden, sagt sie. Die rauschähnlichen Zustände der ersten Wochen erlebe sie nicht mehr, nur eine leichte Stimmungsaufhellung, die niemand außer ihr selbst wahrnehme. Der Körper hat sich an THC gewöhnt, verlangt jedoch nicht nach mehr, wie es bei einer Süchtigen der Fall wäre. Ihr Mann sagt, sie sei wie ausgewechselt und er habe seine früheren Vorurteile gegenüber Cannabis deshalb schon lange über Bord geworfen. Sie sei ihm wieder eine Stütze, und als sein Vater vor einigen Jahren im Sterben lag, sei sie es gewesen, die ihn aufopferungsvoll zu Hause gepflegt habe. Beim Schmerztherapeuten war Ute Köhler schon seit vielen Jahren nicht mehr.

Cannabis-Produkte spielen weiterhin eine Außenseiterrolle in der Schmerztherapie, obwohl das oft als Argument herangezogene Suchtpotenzial der vermeintlichen Droge in therapeutischen Dosen anerkanntermaßen vernachlässigbar ist. Und obwohl die Bundesärztekammer, die Kassenärztliche Bundesvereinigung und die Arzneimittelkommission der deutschen Ärzteschaft schon 2008 anlässlich einer Anhörung im Gesundheitsausschuss des Deutschen Bundestages gemeinsam erklärt haben: »Der Nutzen einer Therapie mit Cannabinoiden ist für einige medizinische Indikationen durch kontrollierte Studien dargestellt worden, in denen überwiegend standardisierte und / oder synthetische Cannabinoidpräparate verwendet wurden. Der Einsatz dieser Präparate kann demnach bei Patienten, die unter einer konventionellen Behandlung keine ausreichende Linderung von Symptomen wie Spastik, Schmerzen, Übelkeit, Erbrechen oder Appetitmangel haben, sinnvoll sein.«

Im Herbst 2012 entschied Bundespräsident Joachim Gauck nach einem Antrag der thüringischen Ministerpräsidentin, Ute Köhler mit der Verdienstmedaille des Verdienstordens der Bundesrepublik Deutschland auszuzeichnen. Sie habe sich »mutig für die Belange kranker Menschen eingesetzt«, ihr Kampf sei »als Beispiel für bürgerliche Selbstbestimmung und Verantwortung für die Gesellschaft ehrenwert«. Ute Köhler nahm den Orden am 9. Januar 2013 in der thüringischen Staatskanzlei entgegen. Sie war stolz, sah die Auszeichnung als Beweis dafür, dass ihr Kampf immer noch nicht verloren war. Sie war aber auch verwundert, dass die Selbstlosigkeit ihres Einsatzes so in den Vordergrund gerückt wurde. In erster Linie, sagt sie, gehe es ihr darum, die Kostenerstattung für sich selbst zu erreichen. Denn immer noch fürchte sie, dass ihr Sponsor seine Entscheidung eines Tages überdenke und sie die Schmerzen wieder ertragen müsse.

Neue Füße

Thorsten erinnerte sich nicht an die Zeit, als seine Füße noch so aussahen wie die anderer Kinder. Seine Mutter, eine Damenschneiderin, hatte es schon bemerkt, als er zwei Jahre alt war. Damals konnte er normal laufen, aber sie sah ihn nie rennen. Seine Unterschenkel erinnerten sie an »Storchenbeinchen«, zu wenig Muskulatur. Bald begann er, hin und her zu schaukeln, wenn er ein Bein vor das andere setzte. Auf seinen beiden Fußrücken wuchsen Knochenhöcker und unter den Sohlen bildeten sich immer größere Höhlen. Der Kinderneurologe an der Kölner Uniklinik steckte ihm Nadeln in die Unterschenkel und Knie, die über Kabel mit einem Monitor verbunden waren, und leitete kribbelnde Stromstöße hindurch. Es sei ein Nervendefekt, erklärte er ihr dann. Möglicherweise ende er im Rollstuhl, möglicherweise werde er ein normales Leben führen können – niemand könne das vorhersagen. »Machen Sie viel Krankengymnastik mit ihm, sorgen Sie dafür, dass er sich in Bewegung hält. Das ist alles, was Sie tun können.« Einen Namen für die Krankheit gab er ihr nicht mit auf den Weg. Später jonglierten die Ärzte mit verschiedenen Begriffen, mal war von einer »verschleppten Kinderlähmung« die Rede, mal von einer »Spastik unklarer Genese«.

Die Mutter versuchte, Thorsten nie spüren zu lassen, dass

er behindert war. Das ging so lange gut, bis er in die Schule kam, dann begannen die Hänseleien. »Hinkebein«, riefen ihm die Klassenkameraden hinterher. Wenn sie ihn quälen wollten, versetzten sie ihm einen Stups von hinten, er kippte vornüber und landete auf dem Fußboden. Wenn sie einen Schulausflug machten, wurde er mit dem Gepäck im Auto zur Hütte gebracht. Im Schwimmbad starrten sie an ihm herunter, und er hatte kein Wort außer »Klumpfuß«, um ihnen zu erklären, was mit ihm war.

Immer stärker verformten sich seine Füße unter dem Zug der Beugemuskeln, die weniger von der Nervenschädigung betroffen waren als die Streckmuskeln. Seine Zehen bogen sich nach unten wie Klauen. Jeder Arzt, den die verzweifelte Mutter konsultierte, hatte eine andere Idee. Einer verschrieb ihm Bettstiefel aus Hartplastik, die den Fuß über Nacht strecken sollten. Sie waren so kalt, dass die Mutter sie in heißes Wasser legte, bevor sie Thorsten die Stiefel bis zum Knie hoch schnürte. Ein anderer kam auf die Idee mit dem »Tunnel«, ein Drahtgestell, das die Bettdecke auf Abstand hielt. Seine Überlegung war, dass die Füße durch ihr Auflagegewicht weiter verkrümmt würden. Die Mutter konnte es nur drei Wochen mit ansehen. Ohnehin fror der Junge, weil er sich wenig bewegte, und so konnte er sich nicht mal in eine Decke kuscheln.

Als Thorsten acht war, schlug ein Orthopäde an einer Uniklinik vor, die Sehnen der Beugemuskeln zu durchtrennen, damit sie die Füße nicht noch weiter verformten. Nach der Operation trug er Gipse, und in ihnen sahen seine Füße ganz normal aus. Er freute sich, glaubte, es wäre die Rettung, und träumte schon vom Fußballspielen. Doch als die Gipse abkamen, schnurrten die Füße in die alte Fehlstellung zusammen.

Die Füße tragen den Menschen durchschnittlich 120 000 Kilometer weit im Leben, also fast dreimal um die Erde. Pro Tag sind sie etwa 1000 Tonnen Belastung ausgesetzt. Ein Fuß besteht aus 26 Knochen und 33 Gelenken, zwischen ihnen spannen sich mehr als 100 Muskeln, Sehnen und Bänder.

Füße sind also mindestens so komplex aufgebaut wie Hände, müssen mehr aushalten und stehen doch im Rang weit hinter ihnen. Vielleicht liegt das auch daran, dass die Menschen sie seit gut 40 000 Jahren mit Tierfellen oder später Schuhen umhüllen. Sie verstecken ihre Füße vor der Welt.

Um Menschen an den Händen zu operieren, muss ein Arzt die dreijährige Zusatzausbildung »Handchirurgie« absolvieren, große Universitätskliniken verfügen über eigene Abteilungen für dieses Fachgebiet. »Fußchirurg« hingegen ist keine geschützte Bezeichnung, bis ins Jahr 2013 hinein gab es nicht einmal einen Eintrag im deutschen Wikipedia. Dabei sollen Fußprobleme neben Zahnschmerzen und Erkältungen zu den häufigsten Beschwerden der Menschen zählen – so die »Gesellschaft für Fußchirurgie e. V.« auf ihrer Website. Die Ärzte, die dort gelistet sind, scheinen jedoch nur die harmloseren Krankheiten im Visier zu haben – eingewachsene Zehennägel etwa oder den berüchtigten »Hallux valgus«, Schiefstand der großen Zehe, oft Folge exzessiven Stöckelschuhtragens.

Jedes tausendste Kind aber wird mit schweren Missbildungen der Füße geboren – mit Klumpfüßen. Meist sind die Füße nach innen verdreht, die Unterschenkelmuskulatur ist zu schwach ausgebildet. Viel häufiger sind die »erworbenen Formen« des Klumpfußes, die erst später im Leben infolge verschiedenster Erkrankungen auftreten – multiple Sklerose, Morbus Parkinson, Schlaganfälle und

Schädel-Hirn-Verletzungen können die Ursache sein, aber auch erbliche Nerven- und Muskelerkrankungen, die in der Kindheit beginnen.

Das Stigma des Klumpfußes weist weit zurück in die Menschheitsgeschichte. Der griechische Gott des Feuers und der Schmiedekunst Hephaistos, gezeugt von Zeus und Hera, kam klein und hässlich auf die Welt. Je nach Legende schleuderten ihn Mutter oder Vater vom Olymp, seither war er lahm und hatte beidseitig Klumpfüße. Woher der Teufel seinen Pferdefuß hat, ist nicht geklärt, jedoch steckt im medizinischen Begriff für den Klumpfuß, *Pes equinovarus,* die Silbe *equinus,* »zum Pferd gehörend«. Der Wortteil weist auf die fast immer vorhandene Spitzfußkomponente des Klumpfußes hin – manchmal können die Betroffenen nur auf den Zehen gehen. Im Extremfall sind die Zehen auf die Fußunterseite gebogen, so dass die Patienten buchstäblich auf den Zehennägeln gehen – also auf dem Horn, aus dem sich beim Pferd die Hufe gebildet haben.

Mitte der achtziger Jahre eroberte der Homecomputer Commodore C64 die deutschen Haushalte. Jungs mit dicken Brillen und Schlabber-T-Shirts gründeten Clubs und verbrachten ihre Nächte in Kellern vor flimmernden Blau-Weiß-Bildschirmen. Thorstens Mutter fand sie seltsam, sie wollte aber, dass ihr Sohn neue Hobbys für sich entdeckte und nicht mehr Träumen nachhing, die für ihn unerreichbar waren. Sie schenkte ihm einen C64. Der Erfolg war durchschlagend. Bald tippte er komplexe Quellcodes aus Fachzeitschriften Buchstabe für Buchstabe, Ziffer für Ziffer ab und freute sich, wenn am Ende ein einfaches Computerspiel dabei herauskam.

Sie kaufte ihm das teuerste Fahrrad im Laden, zehn Gänge, extra leicht. Er lieferte sich Wettrennen mit dem Schulbus bergauf und machte lange Radtouren mit Freunden. Wenn sie anhielten, stützte er sich auf den Lenker wie auf Krücken. So vergaß er gelegentlich für ganze Nachmittage seine Behinderung. Er lachte mehr als früher, die Mutter spürte, wie er Selbstbewusstsein gewann.

Doch dann kam der Tag, an dem sie durch die Schuhgeschäfte zogen und kein Paar mehr fanden, in das er seine Füße zwängen konnte. Die Gelenkschmerzen wurden schlimmer, auch in den Hüften, die durch die Fehlstellung in Mitleidenschaft gezogen worden waren. Er wurde am Becken operiert und bekam sein erstes Paar Schuhe vom Orthopädieschuster: unförmige Eimer aus schwarzem Glattleder mit glänzenden Metallösen – äußeres Stigma seiner Behinderung. Er verabscheute sie, gleichzeitig brauchte er sie. Sogar nachts musste er sie schnüren, um auf die Toilette zu gehen. Zu jener Zeit konnte er schon lange nicht mehr barfuß stehen, geschweige denn gehen.

Es war die Zeit, in der seine Klassenkameraden ihren Status an der Markenkleidung maßen und abends in Discotheken gingen. Thorsten stand mit einem Glas Cola am Rand der Tanzfläche und sah zu, wie Mädchen und Jungen bei den langsamen Liedern wie von selbst zueinanderfanden, sich eng umschlangen und später Hand in Hand nach draußen gingen. Diese Welt würde ihm verschlossen bleiben, glaubte er. Mädchen unterhielten sich gerne mit ihm, er brachte sie zum Lachen, aber Gedanken, die weiterführten, verbot er sich, und nie spürte er, dass eine Interesse hatte.

Nach der mittleren Reife lernte er Industriekaufmann, doch die Arbeit langweilte ihn bald, und er bewarb sich bei einem Reiseveranstalter. Dort fand er seine Bestimmung: die Welt zu entdecken, solange ihn seine Füße noch trugen.

Thorsten verstand es, seine Behinderung zu verbergen – die orthopädischen Schuhe gaben ihm stabilen Halt, er versteckte sie unter weiten Cordhosen, deren Hosenbeine fast bis zum Boden reichten. Niemand fragte ihn, warum er beim Gehen schwankte. Er hatte kaufmännisches Geschick, überzeugendes Auftreten, eine schöne Stimme und markante, südländisch anmutende Gesichtszüge. Schnell machte er Karriere, avancierte zum »Produktmanager für Leser- und Hörfunkreisen« und flog nach Spanien, Brasilien und Kanada, besichtigte Hotels und stellte Reisepakete zusammen. Damals bewältigte er die Gehstrecken vom Flugzeug zum Taxi und von dort zum Hotel noch ohne Probleme.

Als Mitte der Neunziger das Internet immer wichtiger wurde, sicherte er sich früh wertvolle Domainnamen wie irland.de, machte sich selbständig und vermarktete von nun an Länder- und Infoportale. Er strahlte innere Ruhe, Selbstbewusstsein und Begeisterungsfähigkeit aus, die Frauen begannen sich für ihn zu interessieren.

Ewa studierte Klavier am Konservatorium in Warschau und war für ein Au-pair-Jahr nach Deutschland gekommen. Sie hatte rötlich gefärbte Haare und trug einen schwarzen Blazer aus Seide. Als Thorsten sie in einem Biergarten kennenlernte, hatte sich gerade nach nur einem Jahr die Frau von ihm getrennt, die er seine erste große Liebe nannte. Sie brauche einen Mann, mit dem sie Sport treiben könne, hatte sie ihm erklärt. Er war im Innersten getroffen, zum ersten Mal seit langer Zeit hatte ihm jemand seine Grenzen so deutlich aufgezeigt. Ewa kam aus einer ihm fremden Welt, hatte Schauspieler und Künstler zu Freunden, sie faszinierte ihn. Ein Wort gab das andere, bald existierten die Menschen um sie herum nicht mehr. Als sie viel später einmal gefragt wurde, was sie am Anfang am meisten fasziniert habe, sagte sie, sie habe gespürt, dass sie beide am gleichen Punkt im Leben waren. Er wollte die Grenzen überschreiten, die ihm sein Körper auferlegte, sie die Grenzen, die ihr der Eiserne

Vorhang gesetzt hatte. Sie habe gespürt, dass sie mit ihm ihre Träume verwirklichen könnte – und dass seine Füße kein Hindernis wären.

Thorsten hielt, was er versprach. Sie kauften sich ein Traumhaus in den sanften Hügeln nahe der Mosel, ein Pferd, Hängebauchschweine und Hühner, sie zogen Salat auf dem Acker und aßen Tomaten aus dem eigenen Gewächshaus. Einige Jahre später schafften sie sich ein Wohnmobil an und reisten ein ganzes Jahr quer durch Europa. Wenn Ewa klettern oder schwimmen wollte, machte sie es alleine, er saß derweil am Campingtisch und managte sein Büro per Handy und Laptop. Für das Haus hatte er einen Untermieter gefunden, der die Tiere versorgte. Ihm schien alles zu gelingen.

Thorsten wollte keine Kinder. Er hatte Angst, dass die Fußkrankheit weitervererbt werden könnte. Als Ewa schwanger wurde, war es für ihn zuerst ein Schock. Er suchte den Rat seiner Mutter, die mittlerweile – diese Energie hatte er auch geerbt – an einer Abendschule das Abitur nachgeholt, Medizin studiert und eine Praxis für Allgemeinmedizin eröffnet hatte.

»Dein Großvater, der Vater deines Vaters, hatte die gleiche Krankheit wie du, der konnte am Ende kaum noch laufen«, sagte sie. »Der Zusammenhang war mir damals überhaupt nicht klar.« Später habe sie genauer nachgeforscht, aber nur dürftige Antworten bekommen.

»Und mein Vater selbst? Bei dem soll es doch mit 40 angefangen haben?« Seine Eltern lebten in Scheidung, seit Thorsten zwei Jahre alt war – er hatte seinen Vater nur selten gesehen. Einmal hatte er gewagt, das Thema Füße anzusprechen – der Vater hatte abgeblockt. Es sei nicht die gleiche Krankheit, er habe sich nur verletzt.

»Als ich noch frisch verliebt war, ist mir gar nichts aufgefallen«, erzählte die Mutter. Aber auch beim Vater habe die Deformation definitiv viel früher angefangen, nicht erst mit 40. »Wenn ihr Klarheit wollt«, schloss sie, »braucht ihr eine genetische Beratung, ich gebe euch eine Adresse.«

Ewa war in der neunten Woche, als sie zusammen zum Institut für Humangenetik der Universität Bonn fuhren. Sie hatten nicht über Abtreibung gesprochen, aber Thorsten quälte sich mit diesem Gedanken. Er dachte an die Schmerzen und Qualen, die er früher erlitten hatte. Er wollte sein Kind nicht so leiden sehen.

Die junge Ärztin war freundlich und nahm sich zwei Stunden Zeit. Sie zeichnete einen Stammbaum mit vielen Fragezeichen, weil Thorsten nur vage Angaben machen konnte. Auch die Urgroßmutter könnte betroffen gewesen sein, hatte die Mutter gesagt, ebenso eine ihrer Cousinen. Von der Humangenetikerin erfuhr Thorsten an jenem 8. März 2000 im Alter von 31 Jahren zum ersten Mal den Namen für sein Leiden: Morbus Charcot-Marie-Tooth, abgekürzt CMT – die häufigste erblich bedingte Nervenerkrankung, von 100 000 Menschen waren etwa 30 betroffen. Aufgrund des Gendefekts verloren Nervenbahnen, die bestimmte Unterschenkelmuskeln innervierten, ihre schützende Hülle aus fettreichem Gewebe. Folge: Die Nervenimpulse aus dem Gehirn wurden nicht mehr an die Muskulatur weitergeleitet, deshalb schwand diese. Es gab viele Unterformen, bei manchen waren auch die Hände betroffen, bei anderen kamen Lähmungen der Stimmbänder oder Augenmuskeln hinzu. Die Ärztin schlug vor, Muskelgewebe zu entnehmen, damit klarwerde, an welcher Form er leide. Er lehnte ab. Was sollte es bringen, zu erfahren, dass er möglicherweise bald noch schlechter dran sein würde?

Viel schlimmer für ihn war, dass der Erbgang bei allen

Formen »autosomal-dominant« war. Das bedeutete: Er würde die Krankheit mit einer Wahrscheinlichkeit von je 50 Prozent an seine Söhne und Töchter weitergeben.

Als sie zurückfuhren, sagte Ewa, dass es nichts ändere. »Du hast dir trotz dieser Krankheit ein schönes Leben aufgebaut. Lass uns alles dafür tun, dass unserem Kind das auch gelingt – falls es dein Gen überhaupt erbt.« Sie war immer optimistisch, dachte er, sah immer die Chancen, das Positive. Deshalb liebte er sie. Offensichtlich hatte sie nie auch nur eine Sekunde daran gedacht abzutreiben.

Im September 2000 kam Oskar zur Welt. Als er ein Jahr alt war, sah es Thorstens Mutter zuerst: Der Junge hatte die »Storchenbeinchen« vom Vater. Sie sagte nichts. Viele Monate später entdeckte Ewa, dass sich auf Oskars Fußrücken Höcker bildeten. »So hat es bei mir angefangen, oder?«, fragte Thorsten seine Mutter, sie saßen im Garten bei einer Tasse Tee. »Ja«, sagte sie und ergriff seine Hand.

Thorsten und Ewa bekamen noch zwei Kinder. Keines war geplant, aber Thorsten akzeptierte die Krankheit und das Risiko besser, seit er ihren Namen kannte. Oliver kam zwei Jahre nach Oskar, Emily war vier Jahre jünger. Oliver blieb vom Gendefekt verschont, Emilys Füße verformten sich noch rascher als Oskars.

Es sollten noch viele Jahre vergehen, bevor Thorsten das erste Mal von jenem Fußchirurg in Heidelberg hörte, der Menschen mit seiner Erkrankung angeblich durch eine Operation helfen konnte. Da war er 40 Jahre alt und verschliss jedes Jahr zwei Paar orthopädische Schuhe, sie kosteten 1500 Euro – eine großzügige Ausnahme der Krankenkasse, die normalerweise Patienten wie ihm nur ein Paar pro Jahr zugestand. Jedes neue Paar Schuhe wurde höher und klobiger. Täglich schluckte er Tabletten gegen die Arthroseschmerzen, ohne Erfolg. Er bewältigte gerade noch

500 Meter Gehstrecke – Parkhaus, Supermarkt, zurück zum Auto und nach Hause, das war sein Radius.

Die Krankengymnastin, zu der er mit Oskar und Emily ging, erzählte ihm von einem Fernsehbericht über eine Operation. Thorsten war äußerst skeptisch, nirgendwo im Internet hatte er Informationen darüber gefunden. Erst ein Jahr zuvor war er wegen seiner Kinder zu einem Beratungsgespräch in einer orthopädischen Fachklinik gewesen. Der Oberarzt hatte die gleichen Ratschläge, die sich seine Mutter vor mehr als 30 Jahren angehört hatte: Krankengymnastik, Schwimmen, orthopädische Schuhe.

Ewa musste lange auf ihn einreden. »Tu es für Oskar und Emily.«

Die Uniklinik für Orthopädie Heidelberg thront auf einer Hügelkuppe außerhalb der Stadt. Von vielen Krankenzimmern aus eröffnet sich ein weiter Blick auf den Neckar, Ausflugsschiffe tuckern vorbei, gegenüber steigen die Weinberge an.

Sie ist die größte orthopädische Klinik Deutschlands und verdankt ihre Existenz dem Ersten Weltkrieg. Damals strömten Schwerstverwundete von der nahen lothringischen Front in die Lazarette Heidelbergs und dann ins »Badische Landeskrüppelheim«, die Vorläufereinrichtung. Unter dem Ansturm kollabierte die Anstalt, und der Oberbürgermeister Heidelbergs setzte den Bau eines großen orthopädischen Fachkrankenhauses durch, das vier Jahre nach Kriegsende eingeweiht wurde. Dank der exponierten Lage konnte es, anders als Abteilungen in Unikliniken, unbegrenzt wachsen, und immer wieder spiegelt sich in seiner Baugeschichte die Medizingeschichte Deutschlands. In den fünfziger Jahren grassierte die Kinderlähmung, in Heidelberg entstand eine der ersten Spezialabteilungen. In den späten Sechzigern folgte ein Modellzentrum für Contergan-Geschädigte. Immer, wenn der Platz nicht mehr ausreichte, wurde angebaut: Querschnittgelähmtenzentrum, Forschungshaus, ein eigenes Sporttherapiezentrum und vieles mehr.

An einem Freitag im August 2009 saß Thorsten mit seinem Sohn Oskar, damals acht Jahre alt, im großen Warteraum der Ambulanz. Beim Anblick seiner Mitpatienten dachte er, dass er und seine beiden betroffenen Kinder es noch recht gut hatten. Querschnittgelähmte und beidseits Beinamputierte in Rollstühlen, Kinder mit verkrümmten Körpern und verrenkten Gliedmaßen, die mit offenem Mund ins Leere starrten.

Als er nach zwei Stunden in einem engen Untersuchungszimmer dem Fußchirurgen Wolfram Wenz gegenüberstand, hatte er schon in den ersten Sekunden ein besonderes Gefühl. Der Arzt kam direkt auf ihn zu, reichte ihm die Hand, blickte ihm fest in die Augen – ein Mensch trat ihm gegenüber, kein Arzt. Er war im gleichen Alter, groß und gutaussehend, dichtes braunes Haar, Dreitagebart, Schal, kein Kittel.

»Warum Sie hier sind, sehe ich«, begann Wenz. »Aber erzählen Sie erst mal, ich will alles wissen.« Und Thorsten erzählte zum ersten Mal einem Arzt seine ganze Geschichte. Wenz schien unendlich viel Zeit zu haben. Als Thorsten geendet hatte, legte ihm der Arzt die Hand auf die Schulter: »Ihre Suche ist zu Ende. Bei mir sind Sie richtig. Kommen Sie mit in mein Büro, ich will Ihnen was zeigen.«

Im Regal neben Wenz' Schreibtisch standen Schuhe, unförmig und plump wie die von Thorsten. Sie standen dort wie Trophäen. »Meine Patienten haben sie mir geschenkt, als sie sie nicht mehr brauchten«, sagte Wenz. Und dann zeigte er Thorsten die Fotos der Füße eines dieser Patienten. Als wären es meine, dachte Thorsten. Es folgten Fotos der Operation, abgespreizte Hautlappen, freiliegende Sehnen, rotes Fleisch. »Vielleicht sollte mein Sohn draußen warten«, versuchte es Thorsten, doch Wenz sagte: »Nein, nein, der soll ruhig sehen, was ihm bevorsteht.« Oskar starrte fasziniert auf den Bildschirm. Dann die Füße ein Jahr nach der OP. Der unbekannte Patient konnte barfuß auf ihnen stehen – und laufen.

Falls er sich dafür entscheide, müssten sie noch ein Jahr durchhalten, sagte Wenz zum Abschied nach zwei Stunden. So lange sei die Wartezeit. »Ich habe mich, glaube ich, schon entschieden«, sagte Thorsten.

Wenz nickte. »Noch eines: Ich bin nur für Ihre Füße verantwortlich. Nicht für das, was danach in Ihrem Leben passiert.« Viel später, an einem entscheidenden Punkt in seinem Leben, sollte Thorsten dieser Satz wieder in Erinnerung kommen.

Wolfram Wenz operiert mal die Kinder von Scheichs und russischen Multimillionären, mal Mädchen aus mittellosen Familien in Rumänien. Auf seinem Gebiet gilt er als eine der europaweit führenden Kapazitäten, doch sein Verhältnis zur Industrie, die immer neue Endoprothesen, Schienen, Platten und Schrauben auf den Markt wirft, ist nicht das beste. Denn er sieht sich als Purist, greift so selten wie möglich zu Ersatzteilen, wenn er seinen Patienten neue Füße baut.

Auf seinen Vorträgen spricht er gerne von »altem Wein in neuen Schläuchen«, wenn er darlegt, dass eine gepriesene Innovation in Wirklichkeit schon 100 Jahre zuvor von einem deutschen Chirurgen entwickelt wurde. Überhaupt hält er gerne das Deutsche in der Medizin hoch: »Fast alle Operationsmethoden, die ich anwende, wurden schon entwickelt, bevor ich auf die Welt kam, zu einer Zeit, als Deutschland in der Medizin weltweit führend war«, pflegt er zu sagen. Aber wer werfe denn heute schon einen Blick in uralte Lehrbücher so wie er, als er mit einigen Kollegen das Standardwerk »Der Klumpfuß« schrieb.

Die Chirurgen blickten oft zu sehr nach vorne, anstatt sich auf die raffinierten Techniken zu besinnen, die ihre Ahnen schon im 19. Jahrhundert entwickelt hätten. Wenz' Pioniertat war es, diese Methoden wieder ausgegraben zu haben.

Die Klumpfußchirurgie hatte Wenz schon als junger Assistent für sich entdeckt – nicht als seine heilige Mission, Behinderten zu helfen, sondern als ein von der Chirurgie sträflich vernachlässigtes Spezialgebiet, in dem er sich rasch profilieren und Karriere machen könnte. Im Jahr 2000 operierte er seinen ersten Patienten mit Charcot-Marie-Tooth-Syndrom, einen zwölfjährigen Jungen, der danach wieder rennen und Fußball spielen konnte, noch heute zeigt er gerne das Beweisvideo. Durch Mund-zu-Mund-Propaganda fanden immer mehr Betroffene zu ihm, oft Menschen, die Jahrzehnte mit ihren Klumpfüßen verbracht hatten und danach überrascht fragten: »Warum hat mir früher niemand erzählt, dass es diese Operation gibt?« Orthopäden anderer Krankenhäuser, denen er auf Kongressen von seinen Erfolgen erzählte, schickten ihm alle Patienten nach Heidelberg, die ihnen zu kompliziert erschienen.

Als Wenz im Jahr 2009 Thorsten kennenlernte, war er in der schwierigen Lebensphase der über 40-jährigen Männer, die alles erreicht zu haben scheinen. Privat war er seit 23 Jahren verheiratet, hatte zwei Kinder, ein Haus gebaut und fragte sich, ob das schon alles gewesen sei. Er spürte die Blicke der Frauen, in den vergangenen Jahren hatte er viele Gelegenheiten ausgelassen. Manchmal zog er mit Kollegen nach der Arbeit von einer Bar in die andere, trank, flirtete.

Er rauchte mehr als eine Schachtel am Tag, wollte aufhören, hatte aber Angst, dick zu werden.

Beruflich hatte er viel erreicht und suchte nach dem nächsten Schritt. An eine Privatklinik, um als Chefarzt mehr Geld zu verdienen? Manchmal liebäugelte er mit dem Gedanken, doch ihn schreckte die Perspektive, dann vielleicht nur noch fordernden Stöckelschuhpatientinnen ihren Hallux valgus wegzuoperieren, die sich danach möglicherweise auch noch über das ästhetisch unzufriedenstellende Ergebnis beschwerten. Hingegen faszinierte es ihn, diese verformten, verbogenen Füße neu zusammenzubauen. Sein Elixier war die Dankbarkeit der Menschen, die sich ihr Leben lang gequält hatten und in deren Leben er mit nur drei Stunden Anstrengung so viel bewegen konnte. Jeder dieser Füße war anders, jedes Mal bedurfte es seiner Improvisation. Er brauchte diese Herausforderungen. Da kam ihm der Kongress gerade recht, den er vorzubereiten hatte und auf den er die Elite der Fußchirurgen aus aller Welt geladen hatte. Er würde eine wirklich schwere Operation wagen – vor ihrer aller Augen.

2. HEIDELBERG DEFORMITY DAY

Internationaler Kongress für die Korrektur komplexer Fuß-Deformitäten (Programmauszug)

Samstag, 19. September 2009

9:15 am – 10:00 am	Offene Podiumsdiskussion mit Live-Patienten (Neuropathie)
10:00 am	Kaffeepause, Besuch der Industrieausstellung
10:30 am	Live Operation CMT cavovarus / clubfoot

Als der Anruf kam, saß Thorsten in einer Kabine des Hurtigruten-Postschiffs, auf dem Weg vom Nordkap nach Bergen. Der Termin in Heidelberg war gerade zwei Wochen her. Er hatte viel nachgedacht über sein Gespräch mit Wenz. Vor dem Fenster zogen die steil aus dem Meer aufragenden Bergsilhouetten der Lofoteninseln vorbei. Es war Dr. Wenz: »Ich könnte Sie in 14 Tagen operieren. Ich meine, falls Sie bereit sind, 100 Fachleute zuschauen zu lassen.« Es wäre im Rahmen eines Kongresses. Thorsten entschied sofort. Ja! Besser sofort als noch ein Jahr warten. Es wäre die letzte Chance, die er den Ärzten geben wollte.

Die Angst kam erst in den Tagen danach. Sie raubte ihm fast den Verstand. Später erinnerte er sich kaum mehr an die letzten Tage seiner Reise. Was, wenn er noch mal so enttäuscht würde wie als Kind, als seine Füße wieder zusammengeschnurrt waren, kaum dass der Gips weg war. Was, wenn etwas schiefging, er ein Bein verlor? Es sei unwahrscheinlich, aber denkbar, dass besondere Umstände eine Amputation nötig machten, hatte Wenz erklärt. Aber auch dann wäre Thorsten beim heutigen Stand der Prothesenforschung besser dran als mit diesen Füßen, fand der Arzt. Thorsten fand das nicht. Und schlief kaum noch.

»Hätten Sie vielleicht noch einen Tipp, womit man sich in den kommenden Tagen etwas beruhigen kann?«, mailte er an Wenz, als der Termin immer näher rückte. Der rief prompt an. »Beruhigen? Wieso? Freuen Sie sich doch! Wenn einer von uns was zur Beruhigung bräuchte, dann doch eher ich.«

Es fühlte sich surreal an: Thorsten und Oskar saßen auf zwei Stühlen, frontal dem Publikum im Hörsaal zugekehrt, Fußchirurgen aus aller Welt, die auf Englisch Fragen stellten, die Thorsten nicht verstand. Dort oben in den Reihen saß Ewa. Auch seine Mutter war im Campingmobil angereist, sie hatte irgendwo am Neckar mit seinen beiden Söhnen übernachtet, für die Jungs war es ein Abenteuer. Emily war zu Hause geblieben, die andere Oma passte auf sie auf, sie war dafür extra aus Polen angereist.

»Scheuen Sie sich nicht«, rief Wenz ins Publikum: »Kommen Sie ruhig nach vorne, Sie dürfen auch betasten.« Thorsten spürte die Finger der Experten an seinen Füßen, die aufgereiht vor ihm standen. Feuchte Finger, kalte Finger, fleischige, warme Finger. Was würde er in vier Stunden noch spüren, wenn er aus der Narkose erwachte?

Dann kam der Anruf aus dem OP. Die Anästhesisten drängten. Vom Hörsaal mit dem Fahrstuhl hoch ins Zimmer, OP-Hemd an, eine halbe Stunde später sah Thorsten, wie die milchige Flüssigkeit in seinen Unterarm floss. Alles erinnerte ihn an die missglückte Operation, als er acht Jahre alt war, an die Enttäuschung danach. Dann senkten sich die Nebelschleier über seinen Geist.

Wolfram Wenz war es gewohnt, dass ihm Fachleute zusahen, wenn er operierte. Immer waren lernwillige Ärzte aus anderen Ländern in der Klinik. Diesmal waren viele Kapazitäten darunter, sie saßen drüben im Hörsaal, er stand im Operationssaal, die Kamera war auf seine Hände gerichtet, alle durften Fragen stellen. Live-Schalte aus dem OP. Doch er hatte schon einige so schwere Fälle operiert, einen sogar, dessen Füße so verkrümmt waren, dass er zuletzt auf den Fußrücken gelaufen war. Es war anspruchsvoll, aber er kannte jeden einzelnen Handgriff, wovor also sollte er sich fürchten?

Heute würde Wenz nur den linken Fuß operieren – falls irgendwas schiefging oder Thorstens Wundheilung versagte, wäre er schneller wieder auf den Beinen, könnte auf Krücken gehen.

Seine Hände waren ruhig, er kam schnell voran. Drei Hautschnitte, einer vom Innenknöchel bis zum Großzehgrundgelenk, einer am Fußaußenrand, einer am Schienbein. Freilegen von Muskeln, Sehnen und Knochen. Es blutete nicht, die großen Adern waren abgebunden, die Blutzufuhr gestoppt – zwei Stunden, maximal zweieinhalb hielt das Gewebe dem Sauerstoffmangel stand.

Von den ständigen Zwischenfragen ließ er sich nicht beirren. Zunächst musste er Sehnen verlängern, allen voran die Achillessehne – durch die Spitzfußstellung waren sie extrem verkürzt, ein Grund dafür, dass Thorsten seinen Fuß nicht heben konnte. Ein Längsschnitt pro Sehne, Spaltung, dann die jetzt dünneren Enden neu zusammenfügen. Gelenkknorpel abmeißeln, Knochenflächen freilegen – drei Gelenke im Bereich des unteren Sprunggelenks würde er versteifen müssen, damit der Fuß später stabil stehen könnte. Aber Thorsten würde ihn danach nicht mehr seitlich drehen können, das war sein Opfer.

Erster Versuch, den Fuß in eine gerade Position zu richten. Wenz umfasste ihn, presste mit aller Kraft nach oben. Leises Knacksen – etwas blockierte. Wenz musste herausfinden, was, und rasch eine Lösung finden – vor laufender Kamera. Sein Herz klopfte rascher – improvisieren, normalerweise kein Problem, aber schon meldeten sich die ersten Zuschauer mit Vorschlägen. »Bitte keine Kommentare und Fragen, ich muss mich gerade konzentrieren.« Sollten sie doch selbst kommen und machen, anstatt schlau daherzureden! Endlich erlöste ihn ein Referent mit einem Kurzvortrag, die Live-Schaltung wurde unterbrochen, Wenz konnte sich ungestört dem Problem widmen. Es war das Kahnbein, einer der Fußwurzelknochen. Er würde es komplett entfernen müssen, erst dann könnte er den nach unten verbogenen Fuß ganz aufrichten.

Thorsten würde seinen linken Fuß erstmals seit drei Jahrzehnten wieder richtig heben können, nachdem Wenz als weiterer Schritt die entscheidende Sehne umgepflanzt hätte: die Sehne eines Fußbeugemuskels, die bisher völlig nutzlos war, sie verkrümmte den Großzeh in die Krallenstellung. Indem er sie verlagerte, würde sie künftig stattdessen den ganzen Fuß heben.

Pünktlich Wechsel zur Live-Schalte, als er so weit war, den Show-Effekt zu demonstrieren, der immer beeindruckte: das lose Ende der verpflanzten Sehne ragte neben dem Fußknöchel aus der OP-Wunde hervor, er griff es und zog daran wie an der Schnur eines Hampelmanns – und der ganze Fuß streckte sich zu seiner vollen Länge, sah plötzlich aus wie ein normaler Fuß. Wow! Ein Raunen ging durchs Publikum.

Nach zweieinhalb Stunden hatte Wenz sieben Einzeloperationen durchgeführt, und wie er dem Publikum zuvor versprochen hatte, war jede einzelne Technik älter als er selbst. Er hatte Muskeln versetzt, Sehnen an neuen Stellen angenäht, einen Kanal durch einen Knochen gebohrt und eine Sehne durchgeführt, und zu guter Letzt noch völlig unerwartet einen Ermüdungsknochenbruch richten müssen. Nun stand der Fuß steil nach oben, seine neue Form kam einem gesunden Fuß sehr nahe.

Doch alles konnte immer noch umsonst gewesen sein. Der entscheidende Moment war immer, wenn er die Blutsperre ins Bein öffnete. Würden die Zehen rosig werden oder aber weiß bleiben? Einige Adern waren durch die Streckposition des Fußes überdehnt, manchmal rissen sie, dann lief das Blut ins Gewebe. In der Vergangenheit hatte er dann schon mal sein eigenes Werk zerstören und amputieren müssen. Wenz sah es in den ersten Sekunden. Rosa! Applaus.

Der Heilungsprozess zog sich über Monate hin. Die Nerven in dem komplett umgebauten Fuß waren überdehnt und sendeten dumpfe, bohrende Schmerzen. Thorsten ertrug sie nur mit Morphium.

Viele Wochen wagte er nicht, den Fuß anzuschauen – wenn der Gips gewechselt wurde, bat er die Schwester, einen Vorhang dazwischen zu ziehen. Einmal begleitete ihn eine langjährige Angestellte nach Heidelberg, als Ewa verhindert war – sie wollte dabei bleiben, als der Gips abgenommen wurde. Er hörte nur die Stimmen und Geräusche hinter dem Vorhang, ein Japsen nach Luft, beschwichtigende Worte, dann führte die Schwester die Frau sachte am Arm nach draußen, ihr war schlecht geworden. Als er selbst zum ersten Mal hinsah, durchfuhr ihn ein Schock. Sein Fuß war ein geschwollener Klumpen. Was hatte Wenz nur gemacht? Würde er je wieder gehen können?

Erst drei Monate nach der Operation, an Weihnachten, nahm der linke Fuß seine neue Gestalt an. Im Februar die gleiche Prozedur am rechten Fuß.

Im September 2010, ein Jahr nach dem ersten Eingriff, stand Thorsten das erste Mal nach Jahrzehnten barfuß in seinem Garten. Vorsichtig und wackelig setzte er einen Fuß vor den anderen. Das Moos kitzelte die Fußsohlen, es war ein unbeschreibliches Gefühl, das er nie vergessen würde.

Es verfolgte ihn in den kommenden Wochen, und in ihm erwachte eine unstillbare Sehnsucht, diese neuen Füße zu fordern, sie spüren zu lassen, was andere in ihrer Kindheit gespürt hatten: Sand! Wasser!

Er musste weg. Sein Körper hatte eine Evolution durchgemacht, doch sein Leben verlief im gleichen Trott. Ewa erwartete, dass er jeden Tag die paar Meter von daheim zum Büro ging und sich dort den ganzen Tag an den

Schreibtisch setzte. War es das schon? Hatte er dafür all die Qualen auf sich genommen? Er konnte sich nicht konzentrieren, suchte im Internet nach Orten, an denen er seine Füße spüren könnte. Im November buchte er ein Wellness-Hotel an der Nordsee – für sich allein. Nur ein verlängertes Wochenende. Ewa sagte: »Wenn du meinst, mach das!«

Vom Zimmer waren es nur wenige Schritte zum Strand. Thorstens Herz pochte, als er sich in den kalten, feuchten Sand setzte und seine Schuhe aufschnürte – seine neuen, normalen Trekkingschuhe. Der vom Wind aufgewehte Sand pikste wie tausend Stecknadeln. Thorsten lief in Richtung der Gischt, zitterte vor Erregung. Bevor er das Wasser erreichte, wandte er sich um: Fußspuren! Seine!

Dann kam die Welle, eiskalt umspülte sie seine Füße. Er watete tiefer hinein, das Wasser schlug über seine Knie, der Atem stockte ihm vor Kälte, es war ihm egal. Er konnte sein Glück kaum fassen, sein Urschrei ging im Rauschen unter, Tränen schossen in seine Augen.

Die eineinhalb Jahre nach seinem Nordsee-Erlebnis waren die schwersten für Ewa. Die Operationen nahmen kein Ende, erst Emily, dann Oskar. Dazwischen die Gipswechsel und Kontrollen, immer wieder die langen Fahrten nach Heidelberg. Währenddessen wollte ihr Mann mit Anfang 40 seine Jugend nachholen. Technopartys, Gothic-Festivals, abends noch ein Bier in der nahen Stadt, Freunde treffen, durch die Bars ziehen. Sosehr sie versuchte, es zu verstehen – sie hatten drei Kinder, sie waren in einer anderen Lebensphase, fand sie. Der Alltag forderte sie so sehr, dass sie am Abend erschöpft war, sie liebte es, an Thorstens Schulter zu liegen, ein Buch zu lesen und friedlich wegzudämmern. Sie hatte sich diesen Mann ausgesucht, um mit ihm ihr Leben so zu führen, wie sie es wollte. Doch er war jetzt ein anderer, längst war es keine »Phase« mehr, sein Lebenshunger war unstillbar. Er bestellte den Acker nicht mehr, ließ das Gewächshaus verkommen, er verkaufte die Schweine, weil er mehr Zeit für sein neues Leben brauchte. Sie gönnte ihm sein Glück so sehr, fühlte sich schlecht, weil sie litt. Es gab Tage, an denen sie stundenlang stritten, an anderen fanden sie keine Worte mehr. Auch er litt, sie sah es.

Eines Tages sagte sie zu ihrer besten Freundin: »Ich spüre mich nicht mehr. Ich kann mich an nichts mehr freuen.« Es kam die Zeit, in der sie über eine Trennung sprachen. Er wollte in das Ferienhaus seiner Mutter ziehen, das leer stand, packte Koffer und Kisten.

Was bewirkte Wenz im Leben seiner schwer behinderten Patienten durch die Operation? Schon lange hatte er sich das gefragt. Es war unvorhersehbar, was seine neu gebauten Füße ausrichten konnten. Er hatte Zwillingsschwestern operiert, die sich beide nach ihren OPs getrennt hatten – die eine hatte ihren duldsamen, ergebenen Mann verlassen und sich einen Abenteurer geangelt, heute führte sie eine Farm in Namibia. Die andere hatte entdeckt, dass ihr Mann sie mit seiner Nachbarin betrogen hatte, während sie im Krankenhaus lag. Eine Supermarktkassiererin hatte ihren Job nach der OP verloren und war seitdem arbeitslos – ihrem Arbeitgeber hatte es zu lang gedauert, bis sie wieder auf den Beinen war.

Wenz wusste, dass seine Operationen Menschen aus der Bahn werfen konnten, doch an niemandem hatte er das so hautnah miterlebt wie an Thorsten. Sie hatten sich befreundet. Einmal, als er zu einer Nachkontrolle in Heidelberg war, waren sie abends in eine Kneipe gegangen, und Thorsten hatte ihm alles erzählt. Als Wenz an jenem Abend zu Bett ging, fragte er sich, ob er Thorsten wirklich geholfen hatte. Oder war der gerade dabei, sein Leben mutwillig zu zerstören? Er hatte geglaubt, dieser Mann sei so gefestigt im Kreis seiner Familie, selbstbewusst und in sich ruhend, die durch die Operation bewirkten Erschütterungen des Lebens könnten ihm nichts anhaben. Er hatte sich getäuscht. »Ich habe dem männlichen Jagdtrieb, der in uns allen wohnt, erst den Boden bereitet.«

Auch er selbst war diesem Jagdtrieb irgendwann erlegen. Den Seitensprung hatte ihm seine Frau nicht verziehen, er musste ausziehen, seine Familie verlassen. Einige Monate später verliebte er sich Hals über Kopf in eine Studentin. Heute sind sie ein Paar und haben ein gemeinsames Kind.

Am tiefsten Punkt ihrer Beziehungskrise hatte Thorsten gesagt – und Sarkasmus schwang in seiner Stimme:

»Dann hat Wolfram doch recht behalten.«

»Mit was recht behalten?«, hatte Ewa gefragt.

»Er sagte: ›Ich bin nur zuständig für Ihre Füße, nicht für Ihr weiteres Leben.‹«

Das war der Wendepunkt. Als Ewa verstand, dass sich auch andere Patienten nach dieser Operation von Grund auf änderten, konnte sie Thorstens Verwandlung leichter akzeptieren.

Sie leben noch heute in ihrem Traumhaus auf dem Land. Nur nicht mehr ganz so symbiotisch wie früher. Er pflanzt Tomaten an, der Acker aber ist zur Wiese geworden. Manchmal fährt er für eine Woche allein oder mit den Kindern im Urlaub, manchmal auch sie. Manchmal gehen sie abends aus. Manchmal träumen sie gemeinsam davon, wieder eine längere Auszeit zu nehmen, ein halbes Jahr in den Süden zu fahren. Im Traum sieht Thorsten sie schon dort, Hand in Hand, einen endlosen Strand entlanggehen – barfuß.

Fallsucht

Ärzte klammern sich an Namen. Sie geben ihnen Sicherheit. »Schizophrenie«, »Angststörung« und »Epilepsie« sind solche Namen – Krankheiten, die mit dem Fall Lydia Schneider zu tun haben. Sie sind wenig verstanden, ja existieren gar nicht in ihrer Ganzheit, sondern zerfallen in Unterformen, die sehr unterschiedlich verlaufen. Die Diagnosen werden gestellt, wenn bestimmte Symptome in Kombination miteinander auftreten, doch anders als zum Beispiel bei einer Grippe können verschiedene Ursachen diese Symptome hervorrufen. Die Therapien helfen mal und mal nicht. Sie sind meist gegen die Symptome gerichtet und bekämpfen nicht die Ursache.

Wehe aber dem Patienten, für dessen Krankheit es keinen Namen gibt. So begann vor acht Jahren die Leidensgeschichte der Lydia Schneider. Unzählige Ärzte versuchten sich an ihr und scheiterten. Für einen von ihnen, der mit seiner Diagnose zunächst sehr weit danebenlag, öffnete sich nach der zweiten Begegnung mit Lydia Schneider der Blick auf eine neue Galaxie im Universum der rätselhaften Krankheiten des Geistes.

Niemand weiß, wie es an jenem Freitagmorgen, am 15. Juni 2005, in Lydia Schneider aussah, als sich der Nebel der Umnachtung über sie senkte. Sie selbst erklärte es niemandem mehr, später war ihre Erinnerung an das Jahr, das folgte, ausgelöscht. Vielleicht erwachte sie im Morgenmantel auf dem Fußboden in der Küche ihrer Altbauwohnung, mit trockenem Mund und schmerzenden Muskeln, so als hätte sie Schwerstarbeit geleistet. Die Uhr zeigte halb zwölf, der Tee in der Kanne auf dem Tisch war schon lau. Wie lange hatte sie hier gelegen?

Dass es so gewesen sein könnte, dafür spricht der weitere Verlauf. Sicher ist, dass sie ihren jüngeren Bruder anrief, der sich später an ihre Worte erinnerte: »Robin, mir geht's nicht gut. Ich will nicht allein hier in der Wohnung bleiben. Kannst du mich abholen und zu Mama bringen?«

Robin kam sofort. Sie saß auf dem Sofa, apathisch, er stützte sie beim Aufstehen. »Ich kann allein die Treppe runter«, sagte sie. Es waren vier Stockwerke, das Auto stand vor der Tür, er ging vorneweg. Sie waren im zweiten Stock angelangt, als er fragte, ob sie abends Dienst an der Bowlingbahn habe. Sie gab keine Antwort. Als er sich umdrehte, klammerte sie sich ans Treppengeländer, starrte an ihm vorbei. Er spurtete die Stufen hinauf. »Hey, was ist?« Er glaubte, sie würde in Tränen ausbrechen, streichelte ihre Wange, ergriff ihre Hand. Da spürte er das Zittern, das immer stärker wurde, bis sie am ganzen Körper bebte. Nach einer halben Minute hörte es auf. »Was war das denn eben?« Sie wusste nicht, was er meinte.

»Wie dünn du geworden bist!«, rief die Mutter aus und lief Lydia entgegen. »Komm rein, ich koch uns was. Was ist denn los?«

»Nichts, schon wieder gut«, sagte Lydia leise. Sie wirkte verstört und ängstlich, manchmal huschte ihr Blick unvermittelt zur Decke. Bald legte sie sich ins Bett.

Am nächsten Tag: Psychiatrie, Notaufnahme. Der Wartesaal war überfüllt. Alkoholisierte pöbelten das Pflegepersonal an, Alte dämmerten teilnahmslos in Betten auf dem Gang vor sich hin, die Polizei zerrte einen Mann in Handschellen durch die Tür, der mit den Füßen um sich trat. Nach vier Stunden Warten rief eine Krankenschwester die Mutter ins Untersuchungszimmer, wo Lydia auf einem Stuhl saß und teilnahmslos vor sich hin starrte.

Die Mutter war aufgebracht: »Warum hat man uns hierhergeschickt? Meine Tochter hat was Körperliches, sie braucht ordentliche Diagnostik!«

Die Ärztin musterte sie kurz.

»Vielleicht wissen Sie ja nicht alles über Ihre Tochter. Mir jedenfalls hat sie von Panikattacken erzählt und davon, dass sie seit Wochen nicht schlafen kann und keinen Appetit mehr hat.«

Während sie sprach, notierte sie schon die Diagnose im Aufnahmebuch: »Angststörung.«

Lydia könne wieder nach Hause, solle sich in den kommenden Tagen ambulant bei einem Nervenarzt vorstellen. Hier sei leider kein Bett frei. »Wir haben ihr ein Beruhigungsmittel gegeben, das soll sie erst mal weiter nehmen«, sagte sie, drückte Lydia ein Rezept in die Hand und war schon aus der Tür.

Auf dem Heimweg sprachen sie kaum ein Wort, die Mutter dachte nach. Panikattacken? Erst jetzt fiel ihr ein, dass Lydia ihr schon vor Wochen erzählt hatte, dass sie keine Straßenbahn mehr besteigen könne, dass sie auf Plätzen Herzrasen und Schweißausbrüche bekomme, wenn sich viele Menschen um sie drängten. Auch wusste sie, dass ihre Tochter große Angst vor der Zukunft hatte, vor Arbeitslosigkeit und sozialem Elend. Dabei hatte sie doch gerade erst ihre Ausbildung zur Fremdsprachenkorrespondentin mit

Bravour bestanden und war 26 Jahre jung. Nur etwas mehr Biss bräuchte sie, fand die Mutter.

Immer war sie gut in der Schule gewesen. Doch kurz vor dem Abitur hatte sie alles hingeschmissen. Die Lehrer hatten auf sie eingeredet, die Mutter und der Stiefvater, ein erfolgreicher Architekt. Dann der Morgen, an dem Lydia nach einem schweren Zerwürfnis die Wohnungstür hinter sich zugeknallt hatte. Sie lasse sich nichts mehr vorschreiben. Die Mutter habe ihr keine Luft zum Atmen gelassen, ihr alles verboten, was andere durften, sie zum Lernen gezwungen, während ihre Freundinnen sich amüsierten – mit diesen Vorwürfen hatte sie sich damals konfrontiert gesehen.

Danach hatte sie lange nichts mehr von Lydia gehört, nicht mal bei ihrem geliebten Bruder Robin hatte sie sich gemeldet.

Nach drei Jahren hatte Lydia dann plötzlich wieder vor der Tür gestanden, an der Hand ein dunkelhaariger junger Mann, und hatte gesagt: »Fragt nicht, was war, jetzt bin ich wieder da.« Und: »Das ist Dariusz, wir sind ein Paar.« Seither hatten Mutter und Tochter sporadischen Kontakt. Aber ihr Verhältnis blieb schwierig, oft herrschte Schweigen zwischen ihnen.

Am Sonntagvormittag, zwei Tage nach ihrem ersten Zusammenbruch, schien Lydia wieder wohlauf zu sein. Mutter und Tochter gingen spazieren, Lydia aß nur wenig. Dann hielten beide einen Mittagsschlaf, die Mutter lag neben der Tochter. Um 15 Uhr bäumte sich Lydias Körper auf, ihre Arme und Beine begannen zu zucken, Schaum trat ihr vor den Mund. Als der Krampfanfall vorbei war, blieb sie regungslos liegen und schnarchte. Die Mutter rief den Notarzt.

```
Amtsgericht (...)                    22.06.2005
Beschluss
in der Unterbringungssache
betreffend
Lydia Schneider, geboren am (...)
wohnhaft(...)
zur Zeit Städtisches Klinikum Neurol.-
Psych. Klinik (...)


wird die Unterbringung der Betroffenen
in einer geschlossenen Abteilung eines
psychiatrischen Krankenhauses durch
einstweilige Anordnung längstens bis
zum 2.8.2005 angeordnet.
Die Entscheidung ist sofort wirksam.
Die Bestellung eines Verfahrenspflegers
bleibt vorbehalten.
```

Es war entwürdigend. Die Mutter und Robin mussten an einer Tür klingeln, ihre Ausweise vorzeigen, in einem engen Wartezimmer Platz nehmen und warten, bis Lydia von einem Pfleger vorgeführt wurde.

Wie ein Stück Vieh, dachte Robin. Er quälte sich mit Schuldgefühlen. Vielleicht lag es an ihm, dass das alles jetzt passierte? Erst ein halbes Jahr zuvor hatte er drei Monate in der Psychiatrie verbracht, nachdem er sich die Pulsadern aufgeschnitten hatte. Aha, bei *dem* Bruder ist ja alles klar, mochten die Ärzte sich gedacht haben. Vielleicht war Lydia ja sogar wegen ihm zusammengebrochen, eine späte Stressreaktion. Seine psychische Krise hatte sie damals sehr mitgenommen, wusste er. Ihr Verhältnis war eng. Als er klein gewesen war, hatte sie sich um ihn wie eine zweite Mutter gekümmert.

Sie habe nachts randaliert, das Pflegepersonal angegriffen, es habe keinen Weg vorbei an Zwangsmaßnahmen gegeben, hatte die Ärztin ihnen erklärt. Als Lydia hereinkam, sah Robin sofort, dass sie unter Neuroleptika stand. Wächserne Gesichtszüge, beim Gehen hielt sie die Arme steif am Körper. Das rechte Bein zog sie nach. Warum? Der Pfleger wusste keine Antwort. Zu dritt spazierten sie durch den Park, setzten sich in die Cafeteria. »Was starrst du mich so aggressiv an?«, fuhr sie Robin unvermittelt an. »Was wollt ihr alle von mir, warum bin ich hier?« Es war das letzte Mal für lange Zeit, dass er ihre Stimme hörte. Nur wenige Tage später zog Robin nach Berlin. Schauspielschule, sein Traum. Allmählich bekam er sein Leben in den Griff, während das seiner Schwester zerfiel.

Als die Mutter Lydias Wohnungstür aufschloss, schlug ihr der Geruch von Schimmel entgegen. Der Boden im Schlafzimmer war übersät von Slips, Hosen, T-Shirts, nicht zu erkennen, was sauber war und was schmutzig, dazwischen ungeöffnete Briefe und lose Blätter, Gläser, in denen kleine grüne Inseln schwammen. In der Küche stapelten sich auf Tisch und Herd Kochtöpfe und Teller mit eingetrockneten Essensresten, der Aschenbecher quoll über, die Lebensmittel im Kühlschrank waren von Schimmelteppichen überwachsen. Kein Licht. Später erfuhr die Familie, dass die Stadtwerke Lydia schon einen Monat zuvor den Strom abgestellt hatten.

Entgeistert blickte die Mutter ihren Lebensgefährten Robert an, der sich für ihre Kinder verantwortlich fühlte wie ein Vater: »Was in Gottes Namen ist nur in unser Mädchen gefahren?« Sie würden die Wohnung auflösen und alles von Wert auf unbestimmte Zeit in einer Garage einlagern. Wann ihre Tochter wieder ein eigenständiges Leben würde führen können, war ungewiss – das hatten die Ärzte ihnen schon unmissverständlich klargemacht.

Doch woran sie litt, sagte ihnen niemand. In den vergangenen Tagen hatte sich ihr Zustand weiter rapide verschlechtert. Lydia habe nachts wild um sich geschlagen, Käfer an den Zimmerwänden gesehen und vor Panik geschrien, erzählte die Ärztin. Symptome, die für eine Schizophrenie sprachen. Sie hatten sie mit Gurten um Füße, Hände und Bauch festgeschnallt und mit Psychopharmaka ruhiggestellt.

Nach fünf Tagen war sie auf die Neurologie verlegt worden: »Ihre Tochter hätte niemals in der Psychiatrie landen dürfen«, entschuldigte sich die Ärztin. Denn da hatte schon jener Befund vorgelegen, der nicht zu einer Angststörung oder Schizophrenie passte. Im Nervenwasser, welches das Rückenmark umfließt, schwammen viele weiße Blutkörperchen, außerdem fanden sich oligoklonale Banden – Antikörper, die sich gegen einen noch unbekannten Gegner richteten. Eine Hirnhautentzündung? Oder gar eine Entzündung des ganzen Gehirns? Doch es wurden keine Bakterien oder Viren gefunden.

Wer war der Feind, der Lydias Gehirn angriff? Die Neurologen suchten weiter, setzten ihr eine Kappe mit Elektroden auf, leiteten die Hirnströme ab und stellten »schwere Allgemeinveränderungen« fest, was nur widerspiegelte, was jeder wusste: dass sie am Gehirn erkrankt war. Sie durchleuchteten ihren Kopf, fanden unsichere Anzeichen für einen kleinen Schlaganfall. Eine Kontrastmitteluntersuchung ergab grenzwertig verengte Adern, was für eine Entzündung der Blutgefäße sprach. Am Ende aber wollte sich niemand auf eine Diagnose festlegen.

Wenn Ärzte den Feind nicht kennen, behandeln sie auf

Verdacht, was sie »ex juvantibus« nennen. Solche ins Blinde gerichtete Therapien können manchmal durchschlagende Erfolge erzielen. Antivirenmittel können ein Virus bekämpfen, das nicht gefunden wird, weil keiner danach gesucht hat. Gleiches gilt für Breitbandantibiotika gegen Bakterien und für Medikamente, die Pilzerkrankungen bekämpfen. Kortison richtet sich gegen ein überschießendes Immunsystem, das die Adern des Gehirns geschädigt hat – manchmal hilft es auch, ohne dass es dafür eine Erklärung gibt.

Bei Lydia versuchten die Ärzte nacheinander alles, doch ihr Zustand verschlechterte sich weiter. Innerhalb weniger Tage verlor sie ihre Sprache, erkannte die Mutter nicht mehr, rollte in stummer Panik mit den Augen, rüttelte an den Gurten und presste den Mund zusammen, wenn eine Schwester sie füttern wollte. Magensonde, künstliche Ernährung. An Tag neun notierte der Stiefvater, der mittlerweile ein Krankentagebuch führte: »Lach- und Weinkrämpfe im Wechsel«.

An Tag 14 baten zwei Neurologen ihn und die Mutter zu einem Gespräch. Sie wollten Lydia am Gehirn operieren, sagten sie, Hirngewebe entnehmen, um die Diagnose einer Entzündung der Adern zu sichern. Dann könnten sie eine Chemotherapie beginnen, die das körpereigene Immunsystem stärker unterdrücken würde als Kortison. Danach sprachen sie nur noch von Risiken: Gehirnblutung, falls sie mit der Biopsienadel unabsichtlich eine Ader öffneten. Schwere Infektionen, falls sich trotz Hygienemaßnahmen ein Keim ins Gehirn verirren würde. Und die Chemotherapie berge die Gefahr, dass Lydia später keine Kinder mehr bekommen könne.

»Nein!«, rief die Mutter laut dazwischen. Sie war entsetzt. »Es muss auch ohne solche Maßnahmen gehen!«

Tag 17, Gesprächstermin beim Chefarzt persönlich, einem

Professor, der zuvor nie Zeit gehabt hatte. Er versuchte, sie noch einmal zur Gehirnbiopsie zu überreden. »Wir müssen Gewissheit haben, sonst können wir das Risiko einer Therapie nicht eingehen«, erklärte er eindringlich.

Doch die Mutter hatte sich schon anderweitig kundig gemacht. »Ich vertraue Ihnen nicht mehr. Ich will, dass Sie meine Tochter an die Uniklinik verlegen.«

Die Universitätsklinik war eine Autostunde entfernt in einer anderen Stadt. Lydia lag dort zweieinhalb weitere Monate. Die Ärzte entnahmen wieder Nervenwasser am Rückenmark und suchten jetzt auch nach exotischen Erregern wie dem West-Nil-Virus oder dem Japan-B-Virus – Auslöser von Krankheiten, die durch Stechmücken von Vögeln und Säugetieren auf den Menschen übertragen werden und mitunter schwere unklare neurologische Symptome verursachen, aber in Deutschland exotische Ausnahmen sind, importiert von Touristen und Geschäftsreisenden aus Afrika, den USA oder osteuropäischen Ländern. Lydia bekam fünf Medikamente gegen Epilepsie gleichzeitig, trotzdem hörten ihre Anfälle nicht auf. Ihr Gehirn stand unter einem Dauerfeuer unkontrollierbarer elektrischer Entladungen von Nervenzellen, nur noch selten kam sie zu Bewusstsein. In ihrer Ratlosigkeit versetzten die Ärzte sie schließlich in ein künstliches Koma, die Ultima Ratio der Epilepsiebehandlung.

So sah die Mutter sie, beatmet, die Augen geschlossen, schlaffe Hände, Schläuche, die aus allen Körperöffnungen ragten. Sie glaubte, mit ihrer Tochter gehe es zu Ende.

An Tag 41 bat sie der Chefarzt zu einem Gespräch, ein väterlicher Mann Ende 50 mit grauem Bart und warmem, festem Händedruck. »Die Therapien schlagen noch nicht so an, wie wir uns das wünschen, aber eine gute Nachricht habe ich schon mal für Sie«, sagte er. Lydia habe keine Entzündung der Adern, ihr Gehirn sei höchstwahrscheinlich vom Epstein-Barr-Virus infiziert – dem Erreger des Pfeiffer'schen Drüsenfiebers also, an dem häufig Kinder erkranken und an dem sich ein Großteil aller Menschen irgendwann ansteckt, viele, ohne Symptome zu entwickeln. Das Virus nistet sich lebenslang im Körper ein und wird mit einer Vielzahl von Erkrankungen in Verbindung gebracht, darunter das Chronische Erschöpfungssyndrom, verschiedene Krebs- und Autoimmunkrankheiten. Jetzt würde Lydia mit speziellen Antivirenmitteln behandelt, er sei optimistisch, dass diese anschlügen.

»Heißt das, meine Tochter wird wieder ganz gesund?«, fragte die Mutter.

Das könne niemand vorhersehen, sagte der Chefarzt.

Falls ja, könne es viele Jahre dauern.

17. August 2005 (Tag 63)
Tagebucheintrag des Stiefvaters:
»Telefonat 12 Uhr mit Arzt: Einzig positiv Nachlassen der Krämpfe. Sonst unverändert. Nochmals neue Infektionen, dadurch erhöhtes Sterberisiko. Wenn kein Erwachen aus Koma: dauernder Pflegefall.«


```
Amtsgericht (...)
-Vormundschaftsgericht -          30.8.2005
In der Betreuungssache für Frau
Lydia Schneider, geboren am (...)
Betreuerin:
Hannelore Schneider
wird durch einstweilige Anordnung der
```

Aufgabenkreis der Betreuerin erweitert.
Er umfasst künftig:
sämtliche Angelegenheiten einschließlich
Entgegennahme, Öffnen und Anhalten der
Post.
Die vorläufige Erweiterung der Betreuung
endet am 1.1.2006

6. September 2005 (Tag 83)
Tagebucheintrag des Stiefvaters:
*»Ausführliche Beratung mit Prof. (...). Würdevolles
Sterbenlassen erörtert, Abschalten der medizinischen
Geräte diskutiert. Auf 3 Wochen Weiterbehandlung ge-
einigt, danach Übergabe an Heimpflege, wenn keine
Besserung erkennbar.«*

Ein halbes Jahr nach dem Zusammenbruch schöpften die
Mutter, der Stiefvater und Robin das erste Mal Hoffnung,
dass Lydia eines Tages wieder sie selbst sein würde. Nach
ihrem Aufenthalt an der Uniklinik war sie in eine moder-
ne Rehaklinik verlegt worden, umgeben von Hügeln und
Wäldern, wo Krankengymnasten, Psychologen, Ergo- und
Sprachtherapeuten täglich viele Stunden mit ihr trainierten.
Sie saß in einem Rollstuhl mit Kopfstütze, ihr immer noch
volles langes braunes Haar ließ den Kopf mächtig erscheinen im Vergleich zu ihrem in sich zusammengesunkenen
Oberkörper mit den spitzen Knien und dürren Armen, die
sie mitunter in grotesk anmutenden Bewegungen verdreh-
te. Manchmal schmatzte sie, ihre Kinnmuskeln zuckten,
ihre Zunge schoss unvermittelt heraus. Es gab erste lichte
Momente. Nach einem Monat in der Klinik unterstrich

135

der Stiefvater im Tagebuch die Worte: »Nach Aufwachen (14.30 Uhr) über das ganze Gesicht gestrahlt. Hannelore erkannt und sich gefreut.« Bald begann sie selbständig zu schlucken und zu essen, in Büchern zu blättern. Sie schaffte jetzt Gehstrecken von 100 Metern ohne Stütze. Doch ihr Zustand schwankte, manchmal wirkte sie schläfrig, kaum erweckbar, dann wieder panisch oder aggressiv, sie kratzte, kniff, klammerte und warf mit Gläsern nach ihren Mitpatienten. Einmal verhinderte ein Pfleger gerade noch, dass sie aus dem Fenster sprang.

Gerade diese raschen Wechsel von Bewusstseins- und Stimmungsschwankungen waren typisch für jene rätselhafte Gehirnerkrankung, die erst viel später an ihr diagnostiziert werden sollte.

Zu jener Zeit ahnte nur ein einziger Mediziner, ein aus Barcelona stammender Arzt in den USA, dass es sie überhaupt gab. Er forschte seit zwei Jahrzehnten über die Ursachen von Gehirnentzündungen. Gerade bereitete er eine Publikation über ein neuartiges Krankheitsbild vor, das er entdeckt hatte.

Den nichtsahnenden Ärzten der Rehaklinik jedoch blieb Lydia Schneider ein Rätsel, und ihre Unberechenbarkeit überforderte sie. »Nach abgeschlossener neurologischer Therapie«, hieß es im Arztbrief, kam Lydia auf die geschlossene Abteilung einer psychiatrischen Klinik. Mit Gurten am Bett fixiert in einem düsteren, kahlen Zimmer ohne Tisch und Stuhl, mal lethargisch, mal sich aggressiv aufbäumend. In den Zwischenberichten an das Amtsgericht ist auch von »sexueller Enthemmtheit« die Rede, sie soll vor dem Pflegepersonal onaniert haben. »Das kann nicht sein, die lügen, um ihre Zwangsmaßnahmen zu rechtfertigen«, wütete die Mutter.

Die Ärztinnen und das Pflegepersonal brachten ihnen offenes Misstrauen entgegen. Mittlerweile galt die Mutter als »schwierig«.

Die Klinik war eine Endstation, wo Menschen verwaltet wurden, die anderswo nicht mehr unterkamen, so beschreibt es ein ehemaliger Mitarbeiter. Die Pflegesätze waren niedrig, es gab kein Geld für umfangreiche Diagnostik und experimentelle Therapien. Die Mutter verstand nicht, warum sich niemand mehr für die Ursache der Krankheit interessierte, die im letzten Arztbrief nur noch »Enzephalitis unklarer Genese« hieß – Gehirnentzündung unklarer Ursache.

Und doch machte Lydia Fortschritte. Sie begann einzelne Wörter hervorzustoßen, verschlang gierig Riesenpizzen, wenn sie zusammen in die einzige Dorfwirtschaft gingen, legte an Gewicht zu, kam zu Kräften. Eines Tages nahm sie in der Cafeteria ein Bilderbuch zur Hand und las der Mutter in stammelnden Worten vor – ein Pfleger im Gang machte auf dem Fuß kehrt und blieb staunend in der Tür stehen.

So verließ Lydia genau ein Jahr nach ihrem Zusammenbruch die Endstation Psychiatrie und kam wieder in eine Rehaklinik. Plötzlich machte sie rasende, für jeden sichtbare Fortschritte. Tag für Tag erkämpfte sich ihr neu erwachter Geist seinen Weg zurück in den Körper.

Auch diese Möglichkeit einer Ausheilung ohne spezifische Therapie war typisch für jene Krankheit, die der katalanische Arzt erforschte. Doch er hatte sie noch nicht publiziert, trug immer noch Daten zusammen.

»Wie soll es mir gehen?
Es geht. Ich habe selten Besuch und
es unterscheidet sich kaum

vom offen zum geschlossen
Station. Aber vorne
fühle ich mich besser und
am besten ist es zu Hause
Aber dort habe meine Arbeit
nicht mehr. Das macht traurig.
Und meine Wohnung werde ich
auch nicht mehr haben weil
Alle sagen, daß sie zu groß und
teuer sei. Aber hier im
geschlossen Bereich wird
ständig für ausreichend Trinken
gesorgt.«

Lydia Schneider, Tagebucheintrag vom 9. Juli 2006 (nach einem Jahr und 25 Tagen – in sauberer Handschrift)

Einzelfallberichte über Patienten haben in der medizinischen Forschung normalerweise einen sehr geringen Stellenwert. Renommierte Fachzeitschriften weigern sich oft, sie für eine Publikation in Erwägung zu ziehen – haben diese Redaktionen doch große Studien mit spektakulären Thesen und Ergebnissen als Alternativen zur Auswahl, die besser geeignet sind, das eigene Ansehen zu steigern.

Und doch schreiben immer wieder jene verschmähten Einzelfallberichte Medizingeschichte. Eines der berühmtesten Beispiele ist Alois Alzheimers Tübinger Vortrag im Jahr 1906 über seine Patientin Auguste Deter, die im Alter von 51 Jahren verwirrt an seiner Klinik aufgenommen worden war und fünf Jahre später in geistiger Umnachtung verstarb. Auf der Tagung in Tübingen behauptete er, sie habe an einem eigenständigen Krankheitsbild gelitten. Später wurde die Erkrankung Alzheimer-Demenz genannt, und die Wissenschaftler gingen lange Zeit davon aus, dass sie nur selten vorkomme.

Es sollten noch 70 Jahre vergehen, bis die Hollywood-Schauspielerin Rita Hayworth daran erkrankte. Ein Foto, das sie verwirrt, ängstlich und mit strähnigen Haaren zeigte, ging um die Welt und machte die Erkrankung schlagartig weltbekannt. Heute gilt Morbus Alzheimer als häufigste Gehirnerkrankung.

Im Mai des Jahres 2007 erwartete der aus Barcelona stammende US-Neurologe Josep Dalmau nur geringe Resonanz auf seinen Fallbericht »A patient with encephalitis associated with NMDA receptor antibodies«, weil er die Skepsis seiner Fachkollegen gegenüber Einzelfallberichten nur zu gut kannte. Die junge Frau, um die es ging, hatte er 2002 mit Panikattacken, Wahnvorstellungen und epileptischen Anfällen an der Universitätsklinik Pennsylvania aufgenommen, bald darauf war sie ins Koma gefallen. Zwei Jahre hatte er im Labor verbracht, um die Ursache zu finden, die er nun in der Publikation beschrieb.

Er war maßlos überrascht, als an den Tagen nach der Veröffentlichung Hunderte E-Mails von Ärzten aus den ganzen USA eingingen, die ihm von ähnlich gelagerten Fällen berichteten und umgehend Blut- und Nervenwasserproben ihrer Patienten schicken wollten. Es war, als hätte er den ersten Fall einer neuen Epidemie beschrieben. Dabei ging er davon aus, dass es die Krankheit schon immer gegeben hatte.

Dank der vielen Proben veröffentlichte Dalmau nur ein Jahr nach seiner Erstbeschreibung eine Studie mit über 100 Patienten, die unter denselben Symptomen litten, im *Lancet Neurology* – einer der angesehensten neurologischen Fachzeitschriften der Welt.

Im Jahr 2008 ging Lydia der Mutter und ihrem Bruder Robin vorübergehend auf rätselhafte Weise verloren. Zu jener Zeit lebte sie im Fürst-Donnersmarck-Haus, einer von Ärzten geführten Rehabilitationseinrichtung am Rande von Berlin, die weniger war als eine Krankenhaus, aber mehr als ein Pflegeheim. Lydias Mitpatienten hatten Schlaganfälle oder Motorradunfälle hinter sich, schwerste Schäden des Gehirns und Nervensystems davongetragen und wurden von den Krankenkassen als aussichtslos eingestuft. Aus Kosten-Nutzen-Erwägungen wurde ihnen deshalb kein Aufenthalt in einer Rehaklinik mehr gewährt. Diese Menschen landen in Deutschland auf einem sozialen Abstellgleis: Prognose Pflegeheim, lebenslang. Doch wenn ihr Vermögen ganz aufgebraucht und ihre Akte im Sozialamt angelangt ist, eröffnen sich auch neue Chancen, die nur selten genutzt werden. Denn das Sozialamt zahlt, wozu Krankenkassen nach dem Sozialgesetzbuch V nicht mehr verpflichtet sind, und das Fürst-Donnersmarck-Haus hatte sich als eine von wenigen Einrichtungen bundesweit auf jüngere Betroffene spezialisiert, denen eine extensive, mehrjährige Rehabilitation noch zu einem Leben in den eigenen vier Wänden verhelfen konnte.

Hier arbeitete Lydia mit Hilfe von Betreuern, Krankengymnasten und Ergotherapeuten eisern daran, wieder mehr Eigenständigkeit zu erlangen. Sie lernte alles neu: Wäsche waschen, Essen zubereiten, Einkaufslisten erstellen und Taschengeld verwalten. Sie machte große Fortschritte, war auf dem Weg, ganz »die Alte« zu werden, fand die Mutter.

Doch hatte das Amtsgericht sie zu jener Zeit ihrer Pflichten als Betreuerin enthoben. Lydia wurde jetzt von einer Berufsbetreuerin begleitet, die nicht eben viele Informationen weitergab. Bis heute glaubt die Mutter, dass Lydia vom Heimpersonal manipuliert worden sei, doch ihre Tochter selbst erklärt, dass auch ihr ambivalentes Verhältnis zur Mutter schuld am Betreuerwechsel gewesen sei. Zu oft hätten sie sich früher gestritten.

Ihre Kontakte wurden spärlich. Bruder Robin, der immer noch Schauspiel studierte, besuchte sie hin und wieder, sie spielten Memory, gingen spazieren und kochten mit den anderen Heimbewohnern. Aber auch er fühlte sich vom Personal misstrauisch beäugt.

Eines Tages im Juni 2008 war Lydia dann nicht mehr da, und niemand wollte ihm sagen, wo sie hingekommen war. Es sei ihr zunehmend schlechter gegangen, hieß es, man habe sie ins Krankenhaus gebracht. Wohin? Darüber dürften sie keine Auskunft geben, Schweigepflicht. Auch die Berufsbetreuerin sagte nichts – angeblich legte sie auf oder hob gar nicht erst ab, wenn die Mutter oder Robin anriefen.

Robin durchforstete die Gelben Seiten, rief nacheinander in verschiedenen psychiatrischen Krankenhäusern der Stadt an. Eines Tages stand er an der Rezeption des Humboldt-Klinikums in Berlin-Tegel. Ja, sie sei auf der Geschlossenen, sagte der Mann an der Pforte, doch als Robin dort klingelte, beschied ihm ein Pfleger, Lydia sei nicht mehr da. Wohin sie gebracht worden sei, dürfe er nicht sagen.

Harald Prüß war 32, nur ein Jahr älter als Lydia Schneider, und im dritten Jahr seiner Weiterbildungszeit zum Neurologen an der Charité, als er Lydia am 17. Juli 2008 – drei Jahre nach ihrem ersten Zusammenbruch – in erneut komatösem Zustand auf die Neurologische Intensivstation der Charité aufnahm.

Mit seinen ordentlich gescheitelten Haaren und gebügelten Hemden entsprach er ganz dem Schwiegersohnideal. Im Studium war er ein »Überflieger« gewesen – Bestnote in allen drei Staatsexamina, Gesamtnote 1,0, kaum je von einem

Medizinstudenten erreicht. Promoviert hatte er mit Auszeichnung in der Neuroanatomie, trotzdem hatte es nicht gleich mit der Traumstelle an der Charité geklappt. Da überredete ihn ein Studienkollege zu einem Abenteuer, das ihn nachhaltig prägen sollte: Sie flogen zu dritt nach Nordkanada, bauten ein Floß aus Baumstämmen und ließen sich über die großen Flüsse bis nach Alaska treiben. Bei der Planung hatten sie sich verschätzt, der Proviant ging ihnen aus, sie verhungerten fast und wurden in einem namenlosen Dorf von Inuit aufgepäppelt.

Später wunderte sich Prüß über die Naivität, mit der er sich damals auf die Reise eingelassen hatte, ganz vertrauend auf die Erfahrung der beiden anderen. Das Unbekannte hatte ihn damals so gereizt, dass er alle Vernunft hatte fahren lassen.

Seither gilt ihm eine warme Dusche als großer Luxus, Statussymbole wie ein Sportwagen oder eine Golfclub-Jahreskarte interessieren ihn nicht mehr. Er fährt mit dem Fahrrad zur Arbeit, setzt sich Freitagabend ins Auto und fährt aufs mecklenburgische Land, wo seine Eltern wohnen, holt sein Jagdgewehr und geht in den Wald. Er braucht die einsamen Stunden in der Natur. Das Unbekannte sucht er jetzt nicht mehr in der Ferne, sondern in der Neurologie, die für ihn schon immer das faszinierendste und rätselhafteste aller medizinischen Fachgebiete war.

Prüß kniff Lydia ins Ohrläppchen. Sie regte sich nicht. »Keine Reaktion auf Schmerzreize«, kreuzte er an – tiefes Koma also. Aus den beiliegenden Krankenunterlagen ging eine Odyssee durch verschiedene Krankenhäuser hervor, die schon zwei Monate währte. Epilepsieartige Anfälle, Panikattacken, Halluzinationen, wechselnde Bewusstseinszustände, alles las sich genauso wie in den alten Arztbriefen aus dem Jahr 2005. Die Ärzte der anderen Kliniken tappten im Dunkeln, waren sich nur einig: Die Gehirnentzündung von damals konnte nicht die Ursache für den jetzigen Zustand der Patientin sein. Prüß sollte seine Einschätzung im Namen der Charité abgeben. Was sollte er hier noch tun? Dieser Fall war ausdiagnostiziert! Ungefähr fünf Prozent aller Patienten mit Gehirnentzündung, die an die Charité kamen, mussten hinnehmen, dass die Ursache für alle Zeit unklar bleiben würde.

Am nächsten Morgen berichteten die Intensivschwestern vom Nachtdienst Seltsames. Lydia sei erwacht, habe sich unruhig im Bett hin und her geworfen und versucht, sich die Schläuche zu ziehen. Jetzt, am Morgen, lag sie wieder in einem scheinbar tiefen Koma. »Das gibt es doch gar nicht«, empörte sich ein Pfleger: »Die soll mal zurück auf die Psychiatrie, wo sie hergekommen ist.« Die Stimmung war gespannt.

Bei seiner nächsten Nachuntersuchung blieb Prüß eine halbe Stunde am Bett. Da befolgte sie plötzlich einfache Anweisungen wie »Heben Sie die Hand« oder »Strecken Sie die Zunge raus«. Als er ein weiteres Mal länger blieb, vermochte sie sogar, von ihm gestützt, den Gang entlangzugehen. »Bei Zuwendung responsiv«, notierte er, was bedeutete: Sie reagierte, wenn sie Aufmerksamkeit bekam. Was Psychisches also? Ihre seltsamen Bewegungsstörungen sprachen auch dafür, diese manierierten Verdrehungen der Arme, das Überstrecken der Wirbelsäule, fast ein »Arc de cercle« (Kreisbogen) – jenes berühmte Symptom der Hysterie, das der große Übervater der Neurologie aus Paris, Jean-Martin Charcot, im ausgehenden 19. Jahrhundert erstmals beschrieben hatte. Charcots bekanntester Schüler Sigmund Freud hätte wohl gesagt: ein Fall für die Psychoanalyse. Auch Geschlecht und Alter von Lydia passten dazu!

Um alle anderen denkbaren Ursachen auszuschließen, veranlasste Prüß noch einige Routineuntersuchungen und entdeckte nur einen einzigen auffälligen Befund: »Oligoklonale Banden« im Nervenwasser. Wieder eine Entzündung? Ein Virus? Nun hätte er entscheiden können, nach allen denkbaren Krankheitserregern zu fahnden. Doch er wollte es abkürzen. Sein Urteil war bereits gefällt, denn in den Unterlagen entdeckte er, dass diese Antikörper schon 2005 vorhanden gewesen waren.

In den Arztbrief diktierte er also »vorbekannt« und kümmerte sich nicht weiter darum – zwei Prozent aller Gesunden hatten diese Auffälligkeit im Nervenwasser. Und er wagte eine Diagnose, die noch keiner zuvor gestellt hatte: Verdacht auf dissoziative Störung (der neueste unter vielen Fachbegriffen für das Phänomen der Hysterie) und fühlte sich mutig, so klare Worte bei dieser komplexen Vorerkrankung gefunden zu haben. Dabei ließ er bewusst offen, ob die neuen Symptome ursächlich mit der früheren Gehirnentzündung zusammenhingen oder nicht. Nach elf Tagen überwies er Lydia zurück auf die Psychiatrie, die sollten sich weiter um die Frau kümmern. Doch tief in ihm keimte da schon ein ungutes Gefühl.

Im Frühsommer 2009 passierten zwei Dinge: Eine Grande Dame der Neurowissenschaften aus Oxford hielt an der Charité einen Vortrag. Sie wies auf ein neues Krankheitsbild hin, das der US-Neurologe Josep Dalmau erst kürzlich identifiziert hatte – die NMDA-Rezeptor-Autoantikörper-seropositive Enzephalitis. Prüß hatte davon gelesen, aber man las so viel. Jetzt war er elektrisiert. Das zweite Ereignis war die Einweisung eines 22-jährigen Mädchens mit Halluzinationen, Panikattacken und epileptischen Anfällen, die innerhalb weniger Tage in einen komaartigen Zustand fiel, wieder wach wurde, dann erneut das Bewusstsein verlor. Dieser rasche Wechsel des klinischen Bildes, der zu keiner bislang bekannten Krankheit so richtig passte: stark fluktuierende neuropsychiatrische Defizite. Das war Dalmaus neue Krankheit. Da fiel es Prüß wie Schuppen von den Augen!

Dann begann sein Herz zu pochen. Wie hieß nur diese andere Patientin? Fieberhaft durchsuchte er die abgelegten Arztbriefe der Neurointensivstation, Hunderte waren es. Dann las er »Dissoziative Störung« – Lydia Schneider, er hatte sie! »Schubförmiger Verlauf«, hatte Dalmau geschrieben. 2005 der erste Schub, im vergangenen Jahr dann der zweite.

Fragen schossen Harald Prüß in Sekundenschnelle durch den Kopf. Hatte er damals ihr Nervenwasser eingefroren? Und falls ja – hatten die Laboranten es aufgehoben oder, was sie regelmäßig taten, schon entsorgt? Und falls ja – lebte sie noch? Und falls ja – würde er sie finden? »Derzeit ohne festen Wohnsitz«, stand im Arztbrief.

Nie zuvor war sein Beruf so aufregend gewesen. Sein Glück war groß, die Probe war da. Noch am selben Tag ging das Röhrchen nach Lübeck zu Deutschlands einzigem Speziallabor, das den patentierten Suchtest schon anbot, zusammen mit einem weiteren Röhrchen, das Nervenwasser seiner anderen Patientin.

Dort pipettierte ein Laborant jeweils einen Tropfen davon auf die Gehirnsubstanz einer Ratte. Zwei Stunden warten, dann Kontrolle: positiv! Das bedeutete: Antikörper im Nervenwasser der beiden Frauen griffen das Gehirn der Ratte an. An den Zelloberflächen der Rattenhirn-Neuronen waren bestimmte Andockstellen, die so in ihrer Funktion gestört wurden – die NMDA-Rezeptoren. All die seltsamen Symptome, unter denen Lydia Schneider und die aktuelle Patientin litten, waren wahrscheinlich Folgen dieser Attacke aufs Gehirn. Der Beweis war erbracht. Neue Diagnose für Lydia Schneider: NMDA-Rezeptor-Autoantikörperseropositive Enzephalitis.

Was für ein Unwort, wie sollte man das Angehörigen begreiflich machen, dachte Prüß. Am Abend telefonierte er mit seinen Eltern, beide Akademiker, doch auch sie hatten Schwierigkeiten, alles zu verstehen.

»Ein neuer Antikörper also …«, wiederholte seine Mutter langsam. »Aber was ist daran jetzt so spektakulär?«

»Mama! Das bedeutet, in Deutschlands Krankenhäusern und Pflegeheimen dämmern möglicherweise viele Patienten vor sich hin, die wir bisher vergeblich mit Psychopharmaka oder Antiepileptika behandelt haben, ohne dass das wirklich geholfen hat. Jetzt können wir an die Ursachen gehen …!«

Von: Bamborschke, Stephan
Gesendet: Freitag, 3. Juli 2009 15:42
An: (…)
Betreff: Frau Lydia Schneider

Hallo liebe Mitstreiter!
Es gibt neue Aspekte zur Erkrankung von Frau Schneider. (…) Deshalb soll Frau Schneider noch mal in der Charité Mitte Neurologie für einige Tage stationär untersucht werden (Liquorentnahme, ggf. Ganzkörper-PET). Wenn sich die Diagnose NMDAR-Enzephalitis bestätigen würde, könnte man Frau Schneider durch eine spezielle Behandlung (Blutwäsche oder immunologisch wirksame Medikamente) unter Umständen zu einer wesentlichen Besserung der psychotischen Symptome, der Gedächtnisstörungen und des Anfallsleidens verhelfen. Habe mit Frau Schneider und der gesetzl. Betreuerin Frau (…) gesprochen (…).

(Auszug aus einer E-Mail von Prof. Dr. med. Stephan Bamborschke, Leitender Arzt des Fürst-Donnersmarck-Hauses, der Einrichtung, in der Lydia Schneider damals lebte.)

146

Es fühlte sich seltsam an für Harald Prüß, als er das erste Mal mit Lydia Schneider sprach. Die Rehaeinrichtung schien gute Arbeit an ihr geleistet zu haben. Sie vermittelte einen völlig anderen Eindruck als ein Jahr zuvor: gepflegt, hellgrüne Augen, mit denen sie ihn aufmerksam anblickte, lockiges schulterlanges Haar, rot gefärbt, auf den ersten Blick eine gesunde – und hübsche! – Frau, die viel lachte.

Allerdings schien sie nicht wirklich zu verstehen, von welcher Tragweite seine Entdeckung für sie sein könnte. Zu seinem Vorschlag sagte sie nur: »Ja, können wir machen«, durchaus freundlich, aber auch gleichgültig, war sein Eindruck.

Durch die Berichte der Heimbetreuer wusste er: Sie war sehr wechselhaft, kämpfte immer noch mit Wahnvorstellungen, Panikattacken und Ängsten vor jeder Veränderung. Ihre bizarren Armbewegungen – die er fälschlicherweise als psychisch bedingt gedeutet hatte – waren noch vorhanden, mitunter erlitt sie epileptisch anmutende Anfälle, gab Mitbewohnern Ohrfeigen oder ging ihnen an die Gurgel, sie schrie und warf Stühle durch die Zimmer.

Als Prüß am nächsten Tag die Ergebnisse der Blut- und Nervenwasseruntersuchungen bekam, war er euphorisch. Hohe Titer von Anti-NMDA-Autoantikörpern. Er konnte – durfte, musste – jetzt therapieren.

Und er konnte nach der Ursache suchen. Warum hatte Lydia Schneiders Immunsystem diese Antikörper überhaupt gebildet? Bei ihrer Leidensgenossin, seiner 22-jährigen Patientin mit den gleichen Symptomen, hatte er einen Tumor in den Eierstöcken gefunden. Die Hälfte aller betroffenen Patienten hatte genau diesen Tumor, oft jahrelang unerkannt. Er rief eine überschießende Immunreaktion hervor, die sich – irregeleitet – auch gegen das eigene Gehirn richtete. Die junge Frau war operiert worden – und jetzt geheilt. Vermutlich würde sie nie wieder einen Schub bekommen.

Bei Lydia Schneider fanden die Gynäkologen keinen Tumor. Die Ursache für die Antikörperbildung würde möglichweise nie ermittelt werden können.

Neben ihrem Bett stand das Gerät für die Blutwäsche, so groß wie eine kleine Kommode. Aus ihrer Halsvene führte ein Schlauch mit Blut dorthin, ein anderer zurück, ein Filter trennte Antikörper vom Blut. Sechs Zyklen, sechs Tage, und dazu eine Therapie mit hochdosiertem Kortison, um das Immunsystem noch stärker zu unterdrücken – das war alles. Sie würde vorübergehend etwas anfälliger sein für Infekte.

Als er sie am 20. Juli 2009 entließ, wusste er nicht, ob es helfen würde. Vier Jahre hatte sie mit der Erkrankung gelebt, wahrscheinlich hatte sie irreversible Schäden am Gehirn erlitten. Nur wenn man die Krankheit schnell erkannte und sofort behandelte, war eine komplette Ausheilung fast sicher. Aber immerhin: Bei der Abschlussuntersuchung waren in Blut und Nervenwasser die gefährlichen Antikörper kaum mehr nachweisbar.

Am 25. Januar 2011 saß Lydia Schneider mit ihrer Mutter vor dem Sonografieraum, eine Mappe mit den aktuellen medizinischen Befunden bei sich, als ein Schreiben zu Boden fiel. Sie hob es auf, überflog die Zeilen, ihr Blick verfinsterte sich. »Lies das, Mama!«

Bezirksamt Berlin Mitte
Abteilung Jugend, Schule und Sport
Jugendamt

Regionale sozialpädagogische Dienste
Bezirksamt Mitte von Berlin, 13341 Berlin
Per Fax

Kindernotdienst (…)

21.1.2011

Sehr geehrte Kolleginnen und Kollegen,
Frau Schneider ist schwanger, der errechnete Entbindungstermin ist überschritten
und die Klinik (Charité, Campus Virchow)
teilte mit, dass Frau Schneider dort vor-
stellig war, da ggf. die Geburt eingelei-
tet werden soll.
Die gesetzliche Betreuerin (u.a. auch
Gesundheitssorge, Rechts-Antrags- und
Behördenangelegenheiten) von Frau Schneider, Frau (…), Tel (…), äußerte hier im
Vorfeld schriftlich ihre Sorge darüber,
ob Frau Schneider in der Lage sein wird,
einen Säugling ordnungsgemäß zu versorgen, da sie aufgrund einer Enzephalitis
im Jahre 2005 psychisch erkrankt sei. Sie
nehme auch keine Hilfe an und lasse niemanden in die Wohnung. Der Kindesvater
ist ebenfalls psychisch erkrankt.
Zwischen dem Sozialdienst des Krankenhauses (…) und Frau Schneider ist abgesprochen, dass bei Geburt des Kindes am

Wochenende auf der Station hinterlegt
ist, dass das Kind bis zum Wochenanfang
in der Klinik verbleiben soll, um dann
ggf. eine Einschätzung vorzunehmen, ob
Mutter und Kind nach Hause entlassen werden können.
Sollte die Mutter dann gegen ärztlichen
Rat die Klinik mit dem Kind bereits am
Wochenende verlassen wollen, wird die
Klinik sich an den Kindernotdienst wenden
und ich bitte darum, die Inobhutnahme
vorzunehmen. (Kind verbleibt dann zunächst in der Klinik).
Ein Fax dieses Schreibens geht auch an
die Klinik.

Mit freundlichen Grüßen
(...)

Lydia Schneiders Weg zurück in ein eigenverantwortliches
Leben dauerte noch fünf Monate. Am 26. Januar 2011 erblickte ein Junge nach Kaiserschnitt das Licht der Welt.
Zwei Tage später kamen sie dann zu fünft ans Wochen-
bett, Mitarbeiter vom Jugendamt und vom Sozialdienst
des Krankenhauses. »Hilfekonferenz« war das amtliche
Wort für diese Zusammenkunft, in der es um nichts Ge-
ringeres ging als um die Frage, ob eine Frau ihr Kind selbst
aufziehen darf. Lydia Schneider und ihre Mutter hätten
sich zunächst »ausgesprochen misstrauisch und ablehn-
end« verhalten, notierte die Schriftführerin. Immerhin
aber erreichten die Beamten nach einer Stunde eindringli-
chen Gesprächs, was sie wollten: »Frau Schneider zeigte
sich schließlich zur Kooperation bereit und war auch mit

täglichen Besuchen mit Kontrollcharakter, Wochenende inklusive, einverstanden.«

In den kommenden Monaten half die Mutter Lydia, wo sie nur konnte. Erst wenige Wochen vor der Geburt hatten sie sich wiedergefunden, und die Mutter hatte in einem einzigen Moment viel von dem Vertrauen zurückgewonnen, das sie in Lydias Kindheit und Jugend verloren hatte. Es war passiert, als sie nach langer Zeit auf Besuch nach Berlin gekommen war, wo Lydia mittlerweile in einer eigenen Wohnung lebte.

Lydia hatte ihre Waschmaschine befüllt, und die Mutter hatte gesehen, welche Schwierigkeiten sie beim Bücken hatte: »Sag mal, du bist aber nicht schwanger?« Lydia hatte große Angst vor diesem Moment gehabt. Sie hatte ihre Schwangerschaft der Familie verschwiegen. Jetzt sah sie die ehrliche, herzliche Freude in den Augen ihrer Mutter. Sie hatten sich innig umarmt. Zusammen waren sie dann durch die Geschäfte Berlins gezogen und hatten das Kinderzimmer eingerichtet.

Nach der Geburt des Sohnes erduldete Lydia noch die Kontrollbesuche der Mitarbeiter des Jugendamtes. Sie wurden immer kürzer und seltener. Im amtlichen Abschlussbericht vom 16. März 2011 heißt es: »Nach Einschätzung der Fachkräfte gibt es zum momentanen Zeitpunkt keinerlei Bedenken bezüglich Frau Schneiders eigenständiger Versorgung ihres Sohnes. In Situationen, in denen sie unsicher ist, informiert sie sich über Medien, tauscht sich mit ihrer Mutter aus bzw. fragt die Fachkräfte nach deren Meinung. Ihre Wohnung hat Frau Schneider äußerst kindgerecht und liebevoll eingerichtet.« Die Hebamme und der Kinderarzt seien sehr zufrieden, die Besuche könnten eingestellt werden.

Am Nachmittag des 13. April 2011 besuchte ein freundlicher älterer Herr Lydia in ihrer Wohnung. Er fragte sie über ihr Leben aus und wollte wissen, wann der Berliner Mauerfall gewesen sei, wie die Bundeskanzlerin und der Berliner Bürgermeister heißen würden. Sie sollte in Wortreihen falsche Begriffe erkennen. Er legte ihr einen Kontoauszug vor und bat sie, die Kontobewegungen zu erklären und den neuen Saldo zu berechnen. Intelligenzquotient: geschätzt 112, auf Basis des Tests. Gesamturteil: befähigt zur selbständigen Lebensführung.

```
Amtsgericht Wedding
Beschluss (...) Datum:
24.6.2011
In dem Betreuungsverfahren für
Frau Lydia Schneider, geboren am (...)
hat das Amtsgericht Wedding – Betreuungs-
gericht – am 24.06.2011 durch die Richte-
rin am Amtsgericht J(...) beschlossen:
Die Betreuung wird aufgehoben.
```

Harald Prüß nennt Lydia Schneider seine »Indexpatientin« – diejenige, die ihm den Blick eröffnet habe für das Phänomen der Autoimmun-Gehirnerkrankungen, das er mittlerweile seit bald vier Jahren erforscht. Die Anti-NMDA-Enzephalitis ist die häufigste Form, aber mittlerweile sind 15 weitere Antikörper bekannt, die das Gehirn angreifen. Alle paar Monate wird ein weiterer entdeckt. Im Laufe der vergangenen Jahre hat Prüß allein 80 Fälle gesammelt, dabei wähnt er sich erst an der Spitze eines Eisbergs.

Autoimmun-Gehirnentzündungen sind schillernde Krankheitsbilder. Je nachdem, wo im Gehirn die Antikörper angreifen, können sie verschiedene bekannte Krankheiten imitieren. Wissenschaftler fanden sie mittlerweile auch im

Nervenwasser von Patienten mit frisch diagnostizierten Schizophrenien und Demenzen. Manchmal waren die Untersuchungsergebnisse im Nervenwasser zunächst völlig unauffällig, so dass niemand ein entzündliches Geschehen im Gehirn vermutet hatte. Man müsse, so Prüß, genau wissen, wonach man suche, und er vermutet, dass längst noch nicht alle Antikörper bekannt sind, die Gehirnerkrankungen hervorrufen.

Lydia Schneiders Krankheitsbild war klassisch. In fünf Jahren schon, schätzt Prüß, werde jeder Medizinstudent das Syndrom diagnostizieren können, wenn es so beginne und verlaufe. Aber er kennt auch Patienten, die nie epileptische Anfälle hatten oder in komaähnliche Zustände fielen. Menschen, die mit falschen Diagnosen in Landeskrankenhäusern oder Pflegeheimen vor sich hin dämmerten. Ihre Krankheit hatte einen Namen, nur den falschen.

Streit unter den Wissenschaftlern herrscht heute noch über die Frage, ob diese Antikörper vielleicht einfach nur »vorkommen«, aber nicht die Ursache der Erkrankungen sind.

Harald Prüß hält den Skeptikern gerne entgegen, dass Therapien wie Blutwäsche und starke Immunsuppressiva oft beeindruckend schnell anschlagen.

Im Falle von Lydia Schneider aber ist er sich nicht sicher, ob es wirklich seine Therapie war, die sie wieder ganz gesund gemacht hat. Es sei wahrscheinlich; denkbar sei aber auch, dass der Krankheitsschub ohnehin im Abklingen war, sagt er. Mehr Gewissheit hat er in Bezug auf seine zweite Patientin, die 22-jährige Abiturientin. Denn sie hatte einen kurzen Krankheitsverlauf, ihr Zustand besserte sich rasch nach der Blutwäsche und Operation. Mittlerweile studiert sie an einer Universität.

Seit er Lydia Schneider fälschlicherweise eine dissoziative

Störung attestierte und sie somit in die Ecke der von Neurologen häufig verachteten psychosomatischen Störungen stellte, hat er stets ein ungutes Gefühl, wenn er Patienten mit angeblich rein psychisch bedingten Leiden sieht. Vielleicht, sagt er, stelle sich auch ein Teil dieser Krankheitsbilder in einigen Jahren ganz anders dar.

Möglicherweise seien für einen beträchtlichen Anteil der klinisch diagnostizierten Schizophrenien in Wirklichkeit Autoantikörper verantwortlich, die noch nicht identifiziert wurden, glaubt er. Die typischen Verlaufsformen der Schizophrenie sprächen für diese gewagte Hypothese – sie erinnerten verdächtig an eine andere Krankheit, deren Autoimmungenese heute außer Zweifel steht: die multiple Sklerose. Wie bei der MS erkrankten die meisten Schizophrenie-Patienten vor dem 30. Lebensjahr, ein nicht unbeträchtlicher Teil aber auch erst im höheren Alter, dann, wenn sich eine hohe Zahl verschiedenster Autoantikörper im Blut tummeln. Bei beiden Erkrankungen erlebten die meisten Patienten einen wellenförmigen Verlauf über Jahrzehnte mit Schüben und gesunden Phasen. Andere erholten sich nie wieder nach dem ersten Schub und wurden nach wenigen Jahren pflegebedürftig bis an ihr Lebensende.

So taucht allmählich im Archipel des seit dem 19. Jahrhundert festgefügten psychiatrisch-neurologischen Diagnosesystems eine neue Insel auf, die bald schon die Geografie des gesamten Archipels verändern könnte. Noch weiß niemand, wie groß sie sein und wie viel Land sie den anderen Inseln wegnehmen wird.

Lydia Schneider ist noch heute gesund. Sie hat fünf Jahre ihres Lebens verloren, an die sie sich nicht oder nur bruchstückhaft erinnert.

Doch sie versucht, das Gute darin zu sehen. Wer weiß, ob sie Mutter geworden wäre, wenn nicht alles genau so passiert wäre? »Ohne mein Kind wäre ich längst nicht so glücklich«, sagt sie.

Ihr Sohn ist bald drei Jahre alt und kann in die Kita. Dann will sie ihre nächsten Ziele angehen: arbeiten – wenn auch vielleicht nicht mehr mit den von ihr so geliebten Sprachen Spanisch und Englisch, die sie nicht mehr fließend beherrscht. Spaß mit netten Kollegen haben, kein Geld vom Staat mehr empfangen, für sich selbst sorgen – und abends wieder mal weggehen und tanzen.

17 Grad

Weißes Silvester. Die besten Freunde beieinander auf einer Hütte am Berg, von der aus sich der Blick über das weite Tal des Voralpenlands eröffnete. Draußen eine Bar mit heißem Glühwein, ein großes Feuer, in der Hütte Bier, Schnaps und Partymusik zum Mitsingen. Konnte es schöner sein?

Sie kannten sich von klein auf. Alle waren sie in den Dörfern dort unten im Tal groß geworden, deren nahe Lichter in dieser Nacht durch die wirbelnden Schneeflocken nur zu erahnen waren. Viele hatten noch vorletztes Jahr die Hauptschule im Dorf besucht, nur wenige hundert Meter Luftlinie entfernt. Jetzt steckten sie in Ausbildungen zum Heizungsinstallateur, Werkzeugmacher, Fischwirt und trafen sich an jedem Mittwoch zum Stammtisch. Ihre Freundschaft würde ein Leben halten, daran glaubten sie fest.

Dominik hatte noch bis elf Uhr nachts im Gasthof zur Post gekellnert. Dort holte ihn sein Sandkastenfreund Manfred ab, und sie waren querfeldein über die Skipiste aufgestiegen. Nur ein kurzer Weg, im Sommer würde man vielleicht eine Viertelstunde brauchen. Aber an manchen Stellen wateten sie bis zur Hüfte im Schnee. Der Schweiß stand ihnen auf der Stirn, als sie oben ankamen, gerade noch rechtzeitig für das Feuerwerk.

Dominik war einer, den alle mochten. Etwas spät mit der Pubertät, in seinen weichen Gesichtszügen war mehr das Kind zu ahnen, das er einmal war, weniger der Mann, der er bald sein würde. Er achtete auf sein Äußeres, das Haar mit den blondierten Strähnen war immer aufwendig gegelt, am liebsten trug er eine zünftige Lederhose mit Latz und Wolljacke. Für Mädchen interessierte er sich wenig, weshalb seine Freunde ihn gerne hochnahmen. Aber er war ein Macher, geboren mit zwei rechten Händen, künstlerisch begabt. Jedem Stammtischkumpan hatte er einen Maßkrug mit eingraviertem Namen und persönlichem Symbolbild geschenkt, die Technik hatte er sich selbst beigebracht. Er kletterte, liebte sein Motorrad, eine 125er Geländemaschine, schraubte an den Rollern seiner Freunde.

Er schlug gerne über die Stränge. Der Polizei war er bekannt, sie hatten ihn schon öfter erwischt, wenn er zu schnell fuhr oder zu viel getrunken hatte. Seinen Führerschein hatte er abgeben müssen, kurz nachdem er die Prüfung bestanden hatte, und beim Ableisten der Sozialstunden im Altersheim brachte er seine Vorgesetzten zum Lachen, als er fragte, ob er nicht gleich vorarbeiten dürfe, der nächste Gesetzeskonflikt komme bestimmt.

Das anbrechende Jahr würde sein bestes werden, mag Dominik gedacht oder gesagt haben, als er um Mitternacht Arm in Arm mit seinem besten Freund dastand und ins Tal blickte, wo die Raketen hochstiegen und zu bunten Kugeln zerstoben. Im Mai würde er die Prüfung zum Bierbrauer ablegen, dem Beruf, der auch seine Berufung war – schon als Kind hatte er daheim im Keller Bierflaschen mit selbstgestalteten Etiketten beklebt. Im Juli würde er das 18. Lebensjahr vollenden und sich eine große Maschine kaufen.

An die Stunden bis zum frühen Morgen hatten die Freunde später, als die Polizei sie befragte, nur noch eine unscharfe Erinnerung. Der viele Alkohol vernebelte ihr Gedächtnis, aber sie waren sicher, Dominik hatte mit niemandem Streit. Auch an eine unglückliche Liebesgeschichte wollte sich niemand erinnern – es gab nichts, was angekündigt oder gar erklärt hätte, was geschah. Irgendwann zwischen fünf und sechs Uhr morgens, als sich das letzte Grüppchen auf den Heimweg machte, war er einfach nicht mehr da. Niemand dachte sich etwas dabei, viele hatten die Party irgendwann leise verlassen.

Alfred Ziegler war einer der Ersten, die am Neujahrsmorgen im Auto unterwegs waren. Er holte zwei Dörfer weiter bei der Großbäckerei Brot und Semmeln für seinen Lebensmittelladen, der um sieben Uhr öffnen sollte. Es fiel kaum noch Schnee, der dunkle Himmel war wolkenverhangen und sternenlos, vom nahen Kochelsee zogen Nebelschwaden über die leeren Straßen, an denen sich die Schneehaufen auftürmten. Gelegentlich streifte das Scheinwerferlicht umgekippte Sektflaschen und Silvesterkracherhülsen. Der Tag würde grau werden, dachte Ziegler.

Um Viertel vor sechs klingelte sein Handy. Dominik: »Holst mich ab, Papa? Ich bin nachher in Ort und warte da auf dich.«

»Gut, lass mich erst die Sachen zum Laden bringen, dann komm ich«, sagte der Vater. Später würde ihn die Frage quälen, wo Dominik wohl gewesen sein mochte, als er angerufen hatte. Auf jeden Fall musste er noch geglaubt haben, er habe alles unter Kontrolle, denn auch sein Sandkastenfreund Manfred erhielt einen Anruf. »Ich sehe Ort schon vor mir, bin gleich da«, sagte Dominik.

Doch die nahen Lichter der Straßenbeleuchtung, die er gesehen haben mochte, gehörten nicht zur Ortschaft Ort, er war woanders, wie die Polizei später rekonstruierte. Eine halbe Stunde vor dem Telefonat war er einem Schneepflug-fahrer am Rand von Benediktbeuern begegnet – jenem Dorf, in dem er früher zur Schule gegangen war, mehr als fünf Kilometer von Ort entfernt. Wie konnte er sich nur darüber getäuscht haben, fragten sich später die Freunde, er kannte die Gegend doch so gut. Der Gemeindemitarbeiter war der Letzte, der mit Dominik von Angesicht zu Angesicht sprach.

»Wohin gehst du?«

»Nach Kochel.«

»Hoffentlich kennst du dich aus?«

»Ja, schon.«

Kurz vor sieben, es war noch dunkel, rief Dominik seine Schwester Sandra an.

»Wo bleibt denn Papa?«

»Wollte dich holen. Seid ihr euch nicht begegnet?«

Der Vater aber las am vereinbarten Ort nur Manfred auf. Sie fuhren die Landstraße entlang, Dominik war nirgend-wo. Zur gleichen Zeit hörte der Wirt der einsamen Bavaria-hütte Geräusche am Fenster, blickte hinaus. Er sah nieman-den, aber frische Spuren im Schnee. Es war die letzte Behau-sung, die Dominik passierte. Drei Tage später würde der Vater hier seine Spuren weiterverfolgen. Sie führten über einen Zaun hinweg, dann im Zickzack den Hügel hinauf, wo im Sommer Kühe weideten. Warum nur war er hier hochgegangen und nicht den breiten Weg hinunter ins Tal?

Zu Sandra sagte er im nächsten Telefonat: »Ich glaube, ich habe mich verlaufen.«

Sie fragte, ob er an irgendeinem Stadel oder Schild vor-beigelaufen sei, ob er sehe, wohin der Boden an- und wohin er absteige. Er solle immer nach unten gehen.

»Keine Ahnung. Ich sehe nur Bäume.«

Sie wolle ihn über einen Handyortungsdienst im Internet

suchen. Er würde eine SMS bekommen und müsse nur auf »Antworten« drücken.

»Mach ich.«

Dominik versuchte zu lachen, doch es klang nicht echt. Sie berichtete den Eltern vom Telefonat. Die Mutter beruhigte sie. Dominik hatte sich verlaufen, das passierte, aber er kannte die Gegend doch so genau. Früher waren er und seine Freunde mit den Fahrrädern im Gelände unterwegs, später mit den Motorrädern. Die Hügel waren nicht hoch, überall gab es Wege, auf denen man binnen längstens einer halben Stunde ins Tal gelangte.

Um 7.21 Uhr erhielt der Wachhabende auf der Polizeidienststelle Weilheim den ersten Anruf von Dominik. Er kam ihm verwirrt und desorientiert vor. Seine Freunde werteten das später als Zeichen höchster Verzweiflung, denn Dominik machte um Polizisten sonst den weitesten Bogen. Bis acht Uhr meldete er sich drei weitere Male und wähnte sich jedes Mal woanders. Zuletzt sagte er, seine Füße täten weh und seien nass, er würde sich schlafen legen.

Um Viertel nach acht sprach er ein letztes Mal mit Sandra.

»Mein Akku ist schwach.«

Ob er die SMS des Handyortungsdienstes beantwortet habe, fragte sie. Er sagte, er habe keine bekommen. Hatte er das Prinzip nicht verstanden? Später landeten ihre Anrufe auf seiner Mailbox.

Um sieben Uhr trat der Unfallchirurg Sven Hungerer seinen Notarztdienst im Unfallklinikum Murnau an, der an Neujahr immer sehr aufregend war. Zwischen neun und zehn Uhr würden sich die ersten Skifahrer nach einer kurzen Nacht gerädert auf die Pisten wagen, spätestens dann rechnete er mit seinem ersten Hubschraubereinsatz.

Er liebte diese Tage, den Ausbruch aus der Klinikroutine,

die Flüge über die Berge, die er seit seiner Kindheit kannte. Auf vielen Gipfeln hatte er nach Ski- und Klettertouren selbst gestanden. Jeder Einsatz war ein Aufbruch ins Ungewisse. Auch nach 20 Jahren in der Notfallmedizin spürte er immer noch dieses Herzklopfen, und seine Nerven waren angespannt, sein Geist zu Höchstleistungen bereit.

Der erste Anruf aus der Einsatzzentrale kam um 8.24 Uhr, früher als erwartet: Suchflug nach einer vermissten Person. Ungewöhnlich, denn dem Notarzthubschrauber fehlte für solche Einsätze das wichtigste Ausrüstungsutensil – eine Infrarotkamera, mit der man Menschen aufgrund ihrer Körperwärme auch unter Bäumen, im Gebüsch und unter Dächern aufspüren konnte.

Den Grund für ihren Sondereinsatz sah Hungerer, als sie in die Höhe stiegen. Nach Süden zu war der Himmel blau, in der aufgehende Sonne blendete ihn das gleißende Weiß der schneebedeckten Berghänge. Nach Norden aber stand eine undurchdringliche Wand aus Wolken. Inversionswetterlage. Dort unten im Nebel konnten die Hubschrauber der Polizei mit ihren Suchgeräten wegen der Sichtbehinderung nicht starten.

Es war ein aussichtsloses Unterfangen. Das Areal, in dem der Vermisste verlorengegangen war, erstreckte sich über vier Quadratkilometer, sie flogen über dichtbewaldete Hügelketten mit spärlichen Lichtungen. Hungerer und der Sanitäter suchten mit den bloßen Augen, der Copilot mit Fernglas. Nach einer halben Stunde der erste Notarzteinsatz auf der Skipiste, sie mussten abbrechen.

Was weiter passierte, verfolgte Hungerer über den Polizeifunk. Ein halbes Jahr später würde er diese Suche minutiös rekonstruieren, immer noch fassungslos über all die ungünstigen Zufälle. Vier Hubschrauber waren, als der Nebel sich etwas gelichtet hatte, zum Teil gleichzeitig im Einsatz. Ein Großaufgebot an 55 Bergwachtlern und sieben Mitgliedern der alpinen Einsatztruppe der Polizei durchkämmte das Gelände großräumig in mehreren Trupps. Die Freunde Dominiks waren auf dem Traktor in den Hügeln unterwegs, der Vater im Jeep. Aber alle suchten ohne konkrete Anhaltspunkte, die letzten Angaben des Vermissten waren zu verwirrend gewesen.

Polizeioberkommissar Friedrich Schröferl hatte sofort ein Gesicht vor Augen, als er den Namen Dominik Ziegler hörte. Ein Junge mit Leichtkraftrad, der schon öfter in Geschwindigkeitskontrollen geraten war. Das alles war jetzt unwichtig. Er konnte gut nachempfinden, wie es den Eltern gehen mochte, die er flüchtig kannte, so wie fast alle, die in Kochel und Umgebung wohnten – war er doch selbst Vater von drei Söhnen, der jüngste genauso alt wie der Vermisste.

Als klar war, dass Dominiks Handyakku leer war, hatte Schröferl sofort die richtige Idee. Er erinnerte sich, dass er und seine Kollegen einige Jahre zuvor im Auftrag des Landeskriminalamts mit Handy und Rucksack über die Berge gelaufen waren, in denen sich der Junge jetzt vermutlich verirrt hatte. Ziel war die Gewinnung von Daten gewesen, die künftig eine Handyortung im Nachhinein ermöglichten – eine »Funkzellenauswertung«. Das LKA verfügte über Angaben zur Position aller Sendemasten, und über den »Abstrahlwinkel« konnte ein dafür abgestellter Mitarbeiter auf einer Landkarte ein schmales, bandförmiges Gebiet eingrenzen, innerhalb dessen sich das Handy einer gesuchten Person zuletzt in einen Funkmast eingeloggt hatte.

Pech war nur: Es war Neujahr. Der Mitarbeiter war nicht im Dienst. Sie mussten ihn über Umwege privat erreichen und bitten, an seine Arbeitsstelle zu fahren und die notwendigen Recherchen anzustellen.

Erst dreieinhalb Stunden später bekam Schröferl die Nachricht über Funk, als sie gerade mit dem Polizeihubschrauber »Edelweiß« 50 Meter über den Baumwipfeln bei Ried kreisten. Er fluchte. Sie alle suchten an der falschen Stelle, weil Dominik in seinen letzten Telefonaten immer davon gesprochen hatte, dass er sich irgendwo in der Umgebung der Orte Ried und Ort befinde. Doch er war viele Kilometer entfernt – im Lainbachtal.

Nur eine Viertelstunde später wurden sie fündig.

13.05 Uhr:
»Die Person lag auf einer freien Schneise, die sich zwischen mehreren Baumgruppen befindet, in völlig unwegsamen Gelände. (…) Dominik lag in Rücklage im Schnee. Er lag so tief im frischen Neuschnee, dass sein Körper nicht über den Schnee hinaus ragte. (…) Er hatte eine extrem blasse Gesichtsfarbe, seine Augen waren offen, seine Pupillen starr. Sein Gesicht war leicht mit Schnee bedeckt. (…) Atmung und Puls waren nicht mehr fühlbar. (…) Als Oberbekleidung trug er lediglich eine rote Fleece-Jacke, einen leichten Pulli, eine Jeans und Bergschuhe.«

(Aktenvermerk des Polizeioberkommissars Schröferl laut Notiz von Alfred Ziegler, der die Akte später eingesehen hat.)

Hungerer versuchte seine Gedanken zu ordnen, während die Rotoren aufheulten und der Krankenhauslandeplatz in der Seitenscheibe des Hubschraubers immer kleiner wurde: Letzter telefonischer Kontakt um Viertel nach acht.

Der Vermisste lag vermutlich seit bald fünf Stunden regungslos im Schnee. Minus zwölf Grad am frühen Morgen. Alkohol weitete die Adern in den Armen und Beinen. Folge: das Blut versackte in der Peripherie, gab seine Wärme an die eiskalte Umgebung ab, der Körper kühlte rasch aus. Auf diese Weise erfroren jeden Winter Obdachlose auf Parkbänken. Möglicherweise flogen sie gerade zu einem Toten.

Die Menschentraube auf der Waldlichtung befand sich nur wenige hundert Meter entfernt vom nächsten Dorf. Hätte der Junge noch eine Viertelstunde durchgehalten, er wäre gerettet gewesen. Der Hubschrauber konnte auf dem abschüssigen Gelände nicht landen, Hungerer ließ sich über ein Seil hinab. Unter sich sah er viele Fußspuren im Schnee, sie führten geradeaus vorbei an der Fundstelle, nur einen Steinwurf entfernt. Einer der Suchtrupps war hier vorbeigekommen, möglicherweise schon Stunden zuvor. Hungerer rannte.

Drei Punkte sind der tiefste Wert in der Glasgow Coma Scale, die Ärzten als Richtwert für die Einschätzung der Komatiefe eines Bewusstlosen dient. Drei Punkte bedeutet: keine Atmung, kein Puls. Keine Reaktion auf Schmerzreize. Keine Lichtreaktion der Pupillen. Tote haben drei Punkte, Menschen im tiefsten Koma auch, und selbst mit den Methoden der Hightechmedizin ist die Unterscheidung zwischen einem frisch Verstorbenen und einem Lebenden nicht möglich. Dominik hatte drei Punkte.

Du Idiot! Was hast du dir und deiner Familie da bloß eingebrockt, dachte Hungerer. War der Junge schon tot? Die Körpertemperatur würde den entscheidenden Hinweis liefern, hoffte er und steckte ihm das Thermometer ins Ohr. Fünf, sechs, sieben, zehn Sekunden, komm schon! Digitalanzeige: »Error«. Außerhalb des Messbereichs … also unter 20 Grad? In den Büchern der Notfallmedizin steht, dass der schwerste Grad der Unterkühlung bei 28 Grad beginnt. Wird diese Schwelle unterschritten, gehen die rhythmischen Kontraktionen des Herzens, die Blut in die Adern pumpen, über in ein Flimmern, dann hört es auf zu schlagen. Der Kreislauf bricht zusammen.

Unter 20 Grad, hat das jemals einer überlebt? Wo endet der schwerste Grad der Unterkühlung, wo beginnt der Tod? Hungerer hatte in seinen Büchern keine Angaben dazu gefunden. Wie lange schon wurde das Gehirn dieses Jungen nicht mehr mit lebenswichtigem Sauerstoff versorgt? Ohne Zweifel eine Stunde, vielleicht schon länger!

Es war der Moment, den er schon so oft erlebt hatte, er war Herr über Leben und Tod. Niemand kann einen Notarzt dazu zwingen, einen Menschen wiederzubeleben, der aller Wahrscheinlichkeit nach tot ist. Ohnehin gelingt es nur bei sieben Prozent aller leblos aufgefundenen Menschen, das Herz wieder zum Schlagen zu bringen, und von diesen wenigen erreicht nur jeder zweite lebend das Krankenhaus.

Es ist eine heikle Entscheidung. Niemand will einen »Zombie«, wie es im Medizinerjargon heißt, zurück ins Leben holen. Hungerer versuchte, Für und Wider abzuwägen, während seine Hände taten, was zu tun ist, wenn man einen Menschen zurück ins Leben holen will. Notfallkoffer auf, Intubationsbesteck richten. Sein Mund richtete knappe Anweisungen an den Sanitäter. Reflexe, über zwei Jahrzehnte eingeübt! An Hungerers Ohr drangen Wortfetzen der Umstehenden, ein Mann sagte, er kenne die Eltern gut, Dominik sei der Nachzügler, das Nesthäkchen, geliebt und verwöhnt. Er sah, wie sein Sanitäter den Mann ablöste, der bei Dominik kniete, die gestreckten Arme auf sein Brustbein aufstützte, auf und nieder, eins, zwei, drei, vier, fünf, Luft, eins, zwei …

Die Männer des Suchtrupps hatten Fakten geschaffen. Zehn Minuten vor seinem Eintreffen hatten sie begonnen zu reanimieren. Es entscheidet sich leichter, eine Reanimation gar nicht erst zu beginnen, als sie abzubrechen.

Intubation also!

Es gibt nur wenige Orte der Welt, die für eine Diskussion ungeeigneter sind als ein Rettungshubschrauber. Der Lärm der Rotoren übertönt jedes Wort, am besten funktioniert die Kommunikation in Stakkato-Sätzen per Funkgerät über Ohrhörer. Innsbruck hat zugesagt, hörte Hungerer. Ende abzusehen, sie würden in einer Viertelstunde landen. Dann: Innsbruck hat doch abgelehnt. Vermutlich wollten sie ihre Herz-Lungen-Maschine nicht für einen aussichtslosen Kandidaten hergeben, dachte er. München war immer noch nicht anfliegbar wegen des Nebels. Aber sie brauchten ein großes Zentrum mit Herzchirurgie. Nur dort hatte Dominik noch eine minimale Chance. Wohin jetzt? Der Pilot wartete auf eine Entscheidung – auf seine Entscheidung. Hungerers Hände schmerzten, er spürte die Kraft seiner Armmuskeln schwinden. Zu zweit würden er und der Sanitäter nicht mehr lange durchhalten.

»Zurück! Murnau!«, brüllte er.

Sie würden Zeit gewinnen, andere könnten im Krankenhaus die anstrengende Herzdruckmassage übernehmen. Notfalllabor – binnen fünf Minuten würden sie erfahren, ob es Zweck hatte weiterzumachen.

Kalium ist ein Salz, das im Körper sehr ungleich verteilt ist. Im Zellinneren ist seine Konzentration 37-mal höher als im Serum des Blutes. Der Körper toleriert ein Abweichen von diesem Gleichgewicht nur in geringem Maße. In den USA spritzen Henker Todesstrafe-Kandidaten Kaliumchlorid, um den Herzstillstand herbeizuführen.

Schwere Unterkühlung schädigt die Körperzellen eines Menschen. Das Kalium dringt dann durch die durchlässigen Membranen in sein Blut. Die Höhe des Kaliumwerts gilt als zuverlässigster Indikator für das Ausmaß der Zellschäden. Wenn der Normalwert auf das Dreifache angestiegen ist, lautet die Regel der Notfallmedizin: Abbruch der Reanimation. Dominiks Zukunft hing von diesem einzigen Laborwert ab.

Unfallkrankenhaus Murnau, Schockraum. Grelles Licht, viele Stimmen rufen durcheinander, Pfleger und Schwestern stehen in Reih und Glied, um nacheinander im Staffellauf die Herzdruckmassage zu übernehmen. Hungerers Finger fahren hektisch über die Tastatur des Telefons, Münchner Vorwahl, er muss so schnell wie möglich ein Krankenhaus mit Herz-Lungen-Maschine finden, das bereit ist, Dominik aufzunehmen. Alle warten auf den entscheidenden Blutwert, als einer ruft. »17 Grad!« Es ist die Körperkerntemperatur von Dominik, gemessen in der Harnblase. Kälterekord, denkt Hungerer. Der Kaliumwert muss katastrophal sein, wir bemühen uns umsonst. Währenddessen wartet er darauf, dass der diensthabende Herzchirurg des Münchner Klinikums ans Telefon kommt. Hungerer hat früher dort gearbeitet, kennt viele Kollegen persönlich und setzt auf den kurzen Draht.

Doch der Name des Arztes ist ihm unbekannt, und seine Stimme klingt träge, als er beginnt, Fragen zu stellen. Völlig unwichtig, ob Dominik bekannte Vorerkrankungen hat, will Hungerer in den Hörer brüllen, da ruft ihm ein Pfleger den entscheidenden Wert zu. »Kalium 7,55!« Hungerer weiß jetzt: viel zu hoch. Aber die Wiederbelebung macht

Sinn! Egal, wie tief die Körpertemperatur gerade liegt, erst bei einem Kaliumwert von zwölf mmol pro Liter müssten sie abbrechen. Vielleicht wird Dominik nie mehr erwachen, vielleicht ist er hirntot, das aber können sie nicht im Schockraum entscheiden. Sie sind in einem Grenzland zwischen Leben und Tod, das vor ihnen noch kaum jemand betreten hat. Aber vielleicht hat ja der schlichte Leitsatz für Unterkühlungen auch hier noch seine Gültigkeit: »Niemand ist tot, solange er nicht warm und tot ist.«

Doch der Arzt des Münchner Klinikums lehnt ab – immer noch keine Herz-Lungen-Maschine. Blitzsituationsanalyse mit den Anästhesisten. Sie haben einen jungen Patienten auf dem Tisch, der vielleicht leben kann. Sie sind verpflichtet, weiter zu reanimieren, noch mal zwei Stunden, vier Stunden, zehn Stunden – es gibt keine wirkliche Grenze, wann man aufhören »darf«. Aber wie bekommen sie ihn warm – ohne Herz-Lungen-Maschine? Ihre einzige Möglichkeit: Sie könnten die Beinvene freilegen und eine Art Tauchsieder um sie legen, der von warmem Wasser durchflossen wird. Die Aufwärmgeschwindigkeit würde nicht ausreichen, wirft einer der Anästhesisten ein. Bis 28 Grad ginge das, aber nicht bei 17. Hungerer hängt wieder am Telefon. Deutsches Herzzentrum, diensthabender Arzt. Der hat keine Fragen, das Gespräch dauert eine Minute. »Sie nehmen ihn!«

Also doch München. Aber wie bringen sie ihn dorthin? Noch steht die Wolkenwand im Norden, der Flug ist unmöglich, oder? Notarztwagen? Das würde bedeuten: mindestens noch eine Stunde Reanimation auf engsten Raum. Dominiks Chancen würden noch weiter sinken. Der Pilot sagt, er könnte tief über dem Flussbett der Isar fliegen, um die Orientierung nicht zu verlieren.

Es gibt Bilder, die sich für alle Zeit ins Gedächtnis einbrennen. Vermutlich ist der innere Film am Ende des eigenen Lebens aus solchen unauslöschlichen Einzelbildern zusammengesetzt. Dominiks Schwester Sandra sah an jenem 1. Januar um 14.33 Uhr so ein Bild. Es würde sie noch Jahre in ihren Alpträumen verfolgen.

Sie waren gerade im Krankenhaus Murnau angekommen, ein psychologischer Krisenbetreuer führte sie zur Anmeldung. Sie wusste, dass die Ärzte nebenan im Schockraum Dominik versorgten, aber zu jenem Zeitpunkt ahnte sie noch nicht den Ernst der Lage. Bald würden sie ihren Bruder besuchen können, im Krankenzimmer oder wer weiß, vielleicht sogar auf der Intensivstation. Er war bewusstlos gewesen, also sicher stark unterkühlt. Aber sie hatten ihn gefunden, er war jetzt in guten Händen. Auch die Mutter war optimistisch. Was sollte jetzt noch passieren? Warum dieser Krisenbetreuer?

Nur der Vater schwieg. Er hatte schon seit zehn Uhr morgens ein schlechtes Gefühl. Der Instinkt eines früheren Polizisten, der viel Unglück gesehen hat, vor allem wenn Alkohol im Spiel war.

Dann dieses Bild. Sandra steht noch im Türrahmen der Anmeldung, hört das Geräusch vieler Schritte, das Piepen von Monitoren, das rhythmische Stampfen einer Beatmungsmaschine. Sie blickt nach draußen auf den Gang. Sie kann keinen Blick auf Dominik auf der Trage erhaschen, er ist umgeben von einer Traube von Menschen in weißen Kitteln, alle rennen. Einer mit roter Jacke, darauf groß die Lettern »Rettungssanitäter«, versucht Schritt zu halten, während er die gestreckten Armen rhythmisch auf Dominiks Brustkorb presst. Was in Gottes Namen ist passiert? Sie haben ihn doch schon vor eineinhalb Stunden gefunden. Erst in diesem Moment versteht sie, dass es um alles geht.

Ein Pfleger reicht ihnen die Adresse, sagt, sie sollten den Ärzten Zeit lassen und erst am Abend nach München fahren.

Um 16.35 Uhr lag Dominik seit etwa einer Stunde im Operationssaal 3 des Deutschen Herzzentrums in München. Der Oberarzt Bernhard Voss, der am frühen Nachmittag mit Murnau telefoniert hatte, legte die beiden Pole des Defibrillators an Dominiks Körper, den einen an seine rechte Schulter, den anderen über das Herz. Bereit für den ersten Elektroschock.

Es war vergleichbar mit der Starthilfe für ein Auto, entweder der Motor kam – oder er kam nicht. Voss hatte in seinem ersten Berufsleben als Kfz-Mechaniker oft Starthilfe gegeben.

Dominiks rechte Leistenvene lag frei, aus ihr floss sein kaltes, sauerstoffarmes Blut in einen durchsichtigen Sammelbehälter, durch eine künstliche Lunge und den Wärmetauscher – eine dicht aufgerollte Rohrspirale, durch die warmes Wasser zirkulierte und das Blut erhitzte, das in parallelen Rohren durch die Spirale floss.

Neben Voss stand der Kardiotechniker, der Spezialist für Herz-Lungen-Maschinen. Unablässig beobachtete er, wie sich Dominiks Körpertemperatur entwickelte, justierte nach, wenn die Aufwärmung zu langsam oder zu rasch erfolgte. Wenn sie zu schnell anstieg, würden die großen Blutgefäße verschlossen bleiben. Gehirn und Darm könnten absterben.

Der Kardiotechniker kannte Tabellen für die Aufwärmung – zwar nicht für diesen Extremfall, aber sie dienten ihm zur Orientierung. Sie schrieben zum Beispiel vor, je kälter das Blut, desto geringer muss die Temperaturdifferenz zum Wasser sein. Der Kardiotechniker hatte mit 20 Grad Wassertemperatur angefangen.

Oberarzt Voss hatte am Telefon Ja gesagt und erst dann überlegt, worauf er sich eingelassen hatte. Seit mehr als zehn Jahren arbeitete er am Deutschen Herzzentrum, aber Patienten mit schweren Unterkühlungen hatte er nur sehr selten erlebt – ein bis zwei Obdachlose jeden Winter, und die waren meist im Alter von über fünfzig, ihre Chancen standen ungleich schlechter als bei einem 17-Jährigen – da wäre die Entscheidung über Leben und Tod leichter zu treffen.

Mehr Erfahrung hatte Voss durch seine herzkranken Patienten. Wenn der operative Eingriff sehr kompliziert war, kühlte er sie auf Temperaturen von bis zu 18 Grad ab. Dann brauchen die Zellen nur noch sehr wenig Sauerstoff. Unter normaler Körpertemperatur treten schon nach drei Minuten Sauerstoffmangel die ersten irreversiblen Gewebeschäden ein. Bei 18 Grad aber kann man eine Stunde gefahrlos operieren. Das gilt allerdings nur unter einer Voraussetzung: die Abkühlung muss sehr rasch erfolgen.

Allein deshalb gab es jene wenigen bekannten Fälle von Wunderrettungen, die Voss nur aus der Literatur kannte. Kinder, die ins Eis einbrachen, nach einer Dreiviertelstunde geborgen und erfolgreich wiederbelebt wurden. Diese Fälle waren vergleichbar mit seinen Herzpatienten – schockgefroren. Anders Dominik, der über mehrere Stunden allmählich abgekühlt war.

Der hohe Alkoholpegel – 1,4 Promille hatten die Ärzte in Murnau gemessen – war zunächst sein Unglück gewesen. Deshalb hatte er die Orientierung verloren und war erschöpft zusammengebrochen. Dann aber, als er regungslos im Schnee lag, kehrte sich dieser Nachteil um in seine einzige Überlebenschance. Er war rasch ausgekühlt, das war gut. Von entscheidender Bedeutung war dabei, wie lange sein Herz noch geschlagen hatte.

Darüber konnte Voss nur spekulieren. Er hatte Patienten gesehen, deren Herz erst bei 25 Grad anfing zu flimmern, wenn er sie in Hypothermie versetzte, andere flimmerten schon bei 30 Grad. Wenn Dominiks Herz lange durchgehalten hatte, dann hatte er auch lange geatmet, seine Zellen hatten ihr überlebenswichtiges Minimum an Sauerstoff bekommen. Dann hatte er eine Chance. Voss wusste auch: Herzen, die lange der Kälte trotzen, beginnen auch in der Aufwärmphase früh wieder zu schlagen.

Um 16.35 Uhr lag Dominiks Körpertemperatur bei 25 Grad. Der Defibrillator lud sich geräuschlos auf. Voss schaute gebannt auf den Monitor, wann die 360 Joule erreicht sein würden. Dann: Schock! Und: Sinusrhythmus! Dominiks Herz war sofort angesprungen! Im Umkehrschluss: Als er erfroren war, hatte sein Herz lange geschlagen. Vielleicht war er weniger als eine Stunde leblos gewesen, bevor sie ihn gefunden hatten. Plus drei Stunden und 45 Minuten, bevor sein Herz den ersten eigenen Schlag tat. Fast fünf Stunden leblos.

Voss war sich trotzdem sicher, Dominik würde es schaffen. Nach 220 Minuten notierte eine Krankenschwester in der Kurve: 35 Grad rektal. Die Zieltemperatur.

Zwei Tage später wurde Dominik im tiefen Koma zurück nach Murnau verlegt.

Ein Jahr später, Mitte Dezember. Sven Hungerer arbeitet mittlerweile im Klinikum Garmisch-Partenkirchen. Er hat einen langen Abend im OP vor sich, wartet darauf, dass die Schwestern ihn rufen. Durchs Fenster blickt er auf die berühmte Skischanze, die im Licht der untergehenden Sonne rot strahlt. Auf seinem Schreibtisch stapeln sich die Akten. Er könnte Arztbriefe abzeichnen. Oder aber den Ordner mit den Publikationen durchgehen, die er vor einigen

Monaten gesammelt hat. Er will verstehen, was passiert ist. Vielleicht findet er die Antwort in diesem Ordner.

Unschlüssig beginnt er zu blättern. Es war viel Fleißarbeit gewesen, diese Fallgeschichten aus der großen Anzahl von Publikationen über Unterkühlungen zu selektieren. Patienten mit einer Körpertemperatur von unter 20 Grad, die erfolgreich wiederbelebt wurden. Zwölf Fälle hatte er in der weltweiten Literatur gefunden. Bergsteiger, die in Gletscherspalten gefallen waren. Kinder, die ins Eis eingebrochen waren. Lawinenopfer. Ein 17-Jähriger, der Selbstmord hatte begehen wollen. Würde man eine Rangliste der kältesten erfolgreich wiederblebten Menschen der Welt aufstellen, käme Dominik Ziegler nur auf Platz drei.

Auf Platz eins rangierte die schwedische Ärztin Anna Bågenholm, 29 Jahre alt. Hungerer beginnt zu lesen. Beim Überqueren eines Bachbetts war sie mit den Skiern eingebrochen und vom reißenden, eiskalten Wasser unter Felsen gezogen wurde. Ihre zwei Freundinnen versuchten sie an den Füßen herauszuziehen, die aus dem Eis ragten. Vergeblich. Nach 40 Minuten hörte die Frau auf zu strampeln. Nach 90 Minuten wurde sie geborgen, die Notärzte maßen 13,7 Grad.

Sie hatte die gleichen Komplikationen wie Dominik Ziegler gehabt. Lungenödem, Versagen der Blutgerinnung, massives Absterben von Muskelzellen. Die Niere war überfordert gewesen mit dem Ausscheiden des anfallenden Zellmülls. Folge: akutes Nierenversagen. Therapie: Dialyse.

Doch es gab auch große Unterschiede. Als die Ärztin nach zwei Wochen erwachte, stand ihr Vater am Krankenbett und fragte nach ihrer PIN-Nummer. Sie murmelte die Ziffern. Ihre geistigen Fähigkeiten waren unbeeinträchtigt geblieben. Sie hatte nur neurologische Schäden davongetragen, musste das Laufen wieder lernen. Nach vielen Monaten Reha taugten ihre Hände immer noch nicht zum Operieren, beruflich sattelte sie um von Chirurgie auf Radiologie.

Dominik hatte deutlich schwerere Hirnschäden erlitten. Sein Erwachen dauerte viele Wochen und glich eher dem eines Menschen, der in kleinen Schritten aus dem Wachkoma zurückkommt. Nach zehn Tagen öffnete er die Augen, aber sein Blick verlor sich im Nichts.

Hungerer betrachtet ein Video der Klinik, das er auf seinem Computer abgespeichert hat. Tag 19 nach der Wiederbelebung. Er sieht Dominik im Rollstuhl, eingepackt in eine Decke, apathischer Blick, wächserne Gesichtszüge. Der Vater hat Dominiks Hund an der Leine, der an seinem Herrchen hochspringt, versucht, sein Gesicht zu lecken. Doch in den Augen des Jungen ist kein Erkennen, noch nicht einmal Freude. Der Hund scheint es zu spüren. Er will seine Pfoten vom Schoß nehmen, der Vater aber lässt es nicht zu. Er drückt die Schnauze des widerspenstigen Hundes in Dominiks Hände, doch der Hund wendet den Kopf ab, sobald er dem Griff auskommt.

Hungerer war damals nicht mehr zuständig für Dominik, der auf der Intensivstation lag. Aber er kam vorbei, wann immer er konnte, nahm an den Morgenvisiten teil und beobachtete, wie Dominik in den kommenden Wochen jeden Tag einen neuen Meilenstein bewältigte. Bald bewegte er Beine und Arme, folgte mit dem Blick den Menschen um ihn herum, gehorchte einfachen Anweisungen, lächelte zurück, wenn man ihn anlächelte. Er schien die Entwicklung vom Baby zum Kind erneut und im Zeitraffer durchzumachen. An Tag 30 wurde er auf die Station für Frührehabilitation im Haus verlegt. Alle waren damals überaus optimistisch. Hungerer sah ihn noch einmal aus der Ferne im Rollstuhl auf dem Gang.

Damals hatte er innerlich mit dem Fall abgeschlossen. Alles war richtig gewesen. Noch ein halbes Jahr, vielleicht ein Jahr, dann könnte der Junge wieder ein selbständiges Leben führen.

Dann Tag 54. Hungerer hatte Spätdienst. Ein Neurologe funkte ihn als Konsiliar an, berichtete von einem Patienten mit Bauchschmerzen, der sich am Abend erbrochen hatte, wollte allgemeine Empfehlungen aus chirurgischer Sicht. Hungerer bot an vorbeizukommen, doch das befand der Kollege für unnötig. Ein alltägliches Vorkommnis. Hätte Hungerer gewusst, dass es sich um Dominik Ziegler handelte, hätte er ihn sicher selbst untersucht. Doch vielleicht hätte auch er nicht sehen können, was sich zu jenem Zeitpunkt in Dominiks Bauch abspielte. Keiner konnte das ahnen.

Hungerer holt sich die CT-Bilder auf seinen Computerbildschirm, angefertigt damals am nächsten Morgen. Dominiks Bauch sieht aus, als wäre darin eine Streubombe explodiert. Überall große schwarze Löcher. Luft im Bauch. Der Darm musste ein Leck haben, hatten damals die Ärzte gefolgert.

Der Operationsbericht, OP-Beginn 11.42 Uhr, OP-Dauer 29 Minuten. Bei der Eröffnung des Bauches entleeren sich sofort zwei Liter stinkende Flüssigkeit, hat der Chirurg notiert. Er ist mit Hungerer befreundet, damals rief er ihn gleich nach der OP an. Dünndarm und Dickdarm waren pechschwarz, erzählte er, komplett abgestorben und in Auflösung begriffen. Die Worte trafen Hungerer wie ein Schlag in die Magengrube.

Dominik ist immer um sie. Im Esszimmer neben der Küche blickt er die Zieglers von vielen Fotos aus an. Zwei Regale voll. Dominik im Janker, schelmisches Kinderlächeln.

Dominik mit Bruder und Schwester – es gab nie so ein Bild, sein Gesicht wurde hinter die Geschwister in den schwarzen Hintergrund fotomontiert, es wirkt geisterhaft verschwommen. Zwischen den Bildern mehrere große Kirchenkerzen mit Aufschriften in roter gotischer Schrift. »Dominik, du fehlst uns so sehr«. Auf der obersten Reihe andere Fotos. Dominik im blauen Krankenhaushemd, der vor sich hinstarrt, einen Schlauch in der Nase. Das Foto des letzten Nachmittags seines Lebens. Dominik liegt im Krankenhausbett, lässige Haltung, die Hände hinterm Kopf verschränkt und schaut fern. »Ein Wissensmagazin, Galileo«, sagt der Vater. »Er hat alles verstanden. Er konnte sprechen, er hat sich an alles erinnert, was wir ihm erzählt haben.« Die Mutter kämpft immer noch mit den Tränen, wenn sie an die letzten Stunden denkt. »Er hat Riesenschritte nach vorn gemacht! Wir haben geglaubt, im Mai wird er die Brauerprüfung machen.«

Sie waren einfach um acht Uhr abends aus dem Krankenhaus gegangen. Als sie am Morgen wiederkamen, war er intubiert und anästhesiert, ein Arzt bat sie zum Gespräch. Der ältere Bruder kam als Letzter, am späten Vormittag. Er blieb im Türrahmen stehen, als er sie alle sah, fragte, was los sei. »Du musst dich jetzt vom Dominik verabschieden«, sagte die Mutter, Tränen erstickten ihre Stimme. Er wollte nicht verstehen, Dominik lebte doch vor seinen Augen, der Monitor zeigte Blutdruck und Herzschlag. Um 14.40 Uhr dann hörte Dominiks Herz auf zu schlagen. Sie haben bis heute nicht verstanden, woran er gestorben ist.

Die ischämische Kolitis ist eine nichtinfektiöse Entzündung des Darms, hervorgerufen durch eine diffuse Durchblutungsstörung. Tückischerweise sind die Frühsymptome der ischämischen Kolitis sehr unspezifisch. Erbrechen,

Bauchschmerzen, Krämpfe. Deshalb erkennen die Ärzte sie oft zu spät.

Bei unterkühlten Patienten tritt sie mitunter als Komplikation auf, zum Beispiel wenn sie zu rasch erwärmt wurden. Aber nur in den ersten Tagen! Warum Dominik an Tag 54 daran erkrankte, blieb für die Ärzte des Unfallklinikums Murnau ein Rätsel. Jeder dort erinnert sich an den Fall, und vielen ist unheimlich, wenn sie davon sprechen. Weil sie es nicht verstehen, und was sie nicht verstehen, können sie auch in Zukunft nicht verhindern.

Hungerer veröffentlichte die Fallgeschichte von Dominik Ziegler zwei Jahre später. Er diskutiert die möglichen Ursachen auf einer ganzen Seite. Gab es einen Zusammenhang mit bestimmten Bakterien, die der Rechtsmediziner im Darm fand? Spielte die Magensonde eine Rolle, die die Ärzte fünf Tage vor seinem Tod neu gelegt hatten? Nur eines ist sicher, schließt er. Es muss einen Zusammenhang mit der Unterkühlung geben, und Ärzte, die künftig Patienten wie Dominik Ziegler behandelten, sollten dessen gewahr sein. Denn der Teufel schläft nie – noch so ein Leitspruch der Notfallmedizin.

Der Stammtisch im Gasthof bietet Platz für zwölf Jungs. Sie sprechen oft über Dominik, sagt sein Sandkastenfreund Manfred. Aber eigentlich nie darüber, was damals geschehen ist. Es sind die schönen und lustigen Erlebnisse, die jeder mit ihm hatte und von denen sie sich immer wieder erzählen, damit sie nicht in Vergessenheit geraten. »Das Ganze hat uns noch mehr zusammengeschweißt«, sagt einer am Kopf des Tisches.

Nur selten sprechen sie über jenes Silvester und ihre Suche am nächsten Morgen – dann diskutieren sie wild durcheinander, alles wirkt plötzlich so gegenwärtig, als wäre es gestern gewesen. Die gleichen offenen Fragen wie damals: Wer hat ihn zuletzt gesehen? Hat er jemandem gesagt, wo er hinwollte? Keiner erinnert sich. Aber Dominik sprach irgendwann davon, dass auf einer Nachbarhütte auch eine Party stattfand. Wollte er vielleicht noch dorthin? Aber warum hat er sich verlaufen, obwohl er doch jeden Quadratmeter kennen müsste? Sie verstanden es damals nicht, sie verstehen es bis heute nicht.

»Ich glaube, es muss ein höherer Wille gewesen sein, der ihn abberufen hat«, sagt einer. Sonst könnten so viele dumme Zufälle gar nicht zusammenkommen. Von dem Interviewer, der heute mit am Tisch sitzt, hören sie zum ersten Mal, dass für die Ärzte die Todesursache ein Rätsel ist. »Eben. Ein höherer Wille.«

Sie erinnern sich an den Nachmittag der Beerdigung. Die Kirche war bis auf den letzten Platz gefüllt, dahinter standen die Trauergäste. Dominiks engste Freunde trugen den Sarg zum Grab. Eine Stunde blieben sie mit den Zieglers dort stehen, schwiegen. Über ihren Köpfen wehte ein Sturm, der die Dächer abdeckte, in der Ferne tönte das Martinshorn der Feuerwehr.

Als einer der Freunde bald nach Dominiks Tod die Idee aufbrachte, ein Marterl zu errichten, so wie es im katholischen Bayern üblich ist, wenn ein Freund oder Familienangehöriger auf unnatürliche Weise stirbt, legten alle ihr Geld zusammen. Es steht am Wegesrand, circa 200 Meter von der Fundstelle entfernt. Ein roher Granitfels, darin verankert ein Holzkreuz mit geschnitztem Jesus, handgefertigt aus Österreich. Ein ovales Foto von Dominik, kindliches Lächeln, Lederhosenlatz. »Dominik Ziegler 27. Juli 1990 – 25. Februar 2008.« Alle achten sie darauf, dass das Grablicht immer brennt, und legen Blumen ab, wenn sie vorbeikommen.

Immer wenn sich die Freunde im »Gasthof zur Post« zum Stammtisch treffen, stehen dort im Fenster zwei Maßkrüge, in denen Kerzen brennen. Dominik und sein bester Freund, der Sohn des Wirts. Der ist zwei Jahre später gestorben, Skiunfall, noch an der Unfallstelle. Dass sie am Lebensanfang schon zwei aus ihrer Mitte verloren haben, lässt ihnen den Tod allgegenwärtig erscheinen. »Eines weiß ich jedenfalls, und das tröstet mich«, sagt wieder der am Kopf des Tisches. »Wenn ich mal sterben muss, gibt es da oben zwei, die schon auf mich warten und mit denen ich viel Spaß haben werde.«

Aussatz

Als Gül drei Monate auf der Welt war, beging ihre Mutter Selbstmord. Ihre Tante, die Schwester der Toten, nahm das Mädchen bei sich auf. Gül erfuhr nichts über ihre Herkunft. Sie nannte ihre Tante »Mama«, ihre Cousinen und der Cousin waren für sie Geschwister. Sie war das Nesthäkchen, ihre Tante hätschelte sie wie ihr eigenes Kind.

Ihr Zuhause lag am Rande eines westanatolischen Dorfes in der Türkei und hatte einen riesigen Garten. Gül tollte mit der zwei Jahre älteren Necla zwischen den Obstbäumen umher. Zur Erntezeit übersäten Quitten, Kirschen und Äpfel den Boden, sie schmeckten unvergleichlich süß und intensiv. Die beiden Mädchen spielten die Spiele, die Kinder auf der ganzen Welt spielen, Verstecken und Seksek – ein Hüpfspiel auf mit Kreide auf den Asphalt gezeichneten Feldern, dessen deutschen Namen »Himmel und Hölle« Gül erst viel später lernen sollte. Es waren die glücklichsten Jahre ihres Lebens.

»Vater« – eigentlich ihr Onkel – lebte zu jener Zeit schon in Deutschland, er arbeitete in einer Motorenfabrik. Sie kannte ihn kaum, er kam nur wenige Wochen im Jahr zu Besuch. Als Gül fünf Jahre alt war, holte er seine Familie nach Neuss im Rheinland.

Die Dreizimmerwohnung, in der sie zu sechst wohnten,

lag im fünften Stock eines gesichtslosen Sechziger-Jahre-Wohnblocks. Vom Fenster des Kinderzimmers blickten sie auf einen Spielplatz, der Himmel darüber war fast immer grau. Eines Tages klingelte jemand an der Tür, und ihre Tante schien plötzlich nervös, sie erwartete keinen Besuch. Sie zerrte Gül an der Hand ins Schlafzimmer, steckte sie in den Kleiderschrank und schloss eilig die Tür. Im Dunkel sitzend hörte Gül Männerstimmen, sie kamen näher und entfernten sich wieder, Gül verstand kein Wort in der fremden Sprache.

Als sie sechs war, erklärte ihr die Tante beim Abendbrot, dass sie zurück in die Türkei müsse. Gül weinte und schrie, es half nichts. Erst später verstand sie, dass es daran lag, dass sie nie adoptiert worden war. Die Ausländerbehörde hatte eine Frist von 14 Tagen gesetzt, sonst wäre Gül ausgewiesen worden. Zum Abschied schenkten ihr die Nachbarn einen rosa Schulranzen, vollgepackt mit Federmäppchen, Wachsmalkreiden, Heften und Blöcken – das Einzige, was ihr aus Deutschland blieb.

Es begannen Jahre der Heimatlosigkeit. Zuerst lebte sie in ihrem früheren Dorf, bei der Familie der Verlobten ihres großen Cousins. Er kam bald aus Deutschland nach und heiratete. Mit der Frau verstand sie sich nicht, sie stritten oft. Als sie zehn war, ließ er sich scheiden, und sie kam zu ihrer Großmutter – der Mutter ihrer verstorbenen Mutter. Die alte Frau bekam monatlich Geld von Güls Tante aus Deutschland geschickt, doch sie gab es lieber für ihre anderen Enkel aus, die mit einem Onkel und seiner Frau auf dem Hof lebten. Gül bekam die abgelegten Kleider und das Brot vom Vortag, sie war zuständig für das Putzen und sonstige Drecksarbeiten. Eine junge Frau, die mit im Haus lebte, badete sie zweimal wöchentlich im Metallzuber, hörte ihr zu, tröstete und streichelte sie, wenn Gül sich ins ferne Deutschland zu ihrer Familie wünschte.

Eines Tages, Gül war 13 Jahre alt, kam der Großmutter Geld abhanden. Sie nahm es zum Anlass, ihre ungeliebte Enkelin des Diebstahls zu bezichtigen. Gül saß dabei, als sie zur Tante am Telefon sagte: »Ich möchte dieses Kind nicht mehr.«

An dem Tag, als Gül ins Heim musste, nahm die junge Frau, die sich immer um sie gekümmert hatte, sie in den Arm. Von ihr erfuhr Gül, dass ihre leibliche Mutter sich umgebracht hatte. Dass ihr Vater sie verstoßen und neu geheiratet hatte. Dass sie beide leibliche Schwestern seien.

Sie sollten sich nie wiedersehen.

Das Gesicht bewahren, das Gesicht verlieren – Redensarten, die eine Ahnung davon geben, welch elementare soziale Bedeutung dem Gesicht zukommt. Statt »Gesicht« könnte das Wort »Ehre« stehen. Das Gesicht ist der zentrale Ausdruck allen menschlichen Seins, in ihm glauben wir die Persönlichkeit eines Menschen zu erkennen. Die Augen gelten als Spiegel der Seele, dabei interpretieren wir in Wirklichkeit das komplexe Zusammenspiel der feinen Muskeln, die die Augen umgeben.

Lange bevor Babys sprechen können, vermögen sie Gesichter zu deuten und so Kontakt mit ihren Eltern aufzunehmen. Im Alter von vier Monaten lächeln sie zurück, wenn die Mutter sie anlächelt. Die ersten Zeichnungen von Kleinkindern stellen »Kopffüßler« dar, der Rest des menschlichen Körpers scheint ihnen nicht wichtig.

Das Gesicht verfügt über 26 Muskeln, acht davon steuern die Mimik, über die Menschen einander willentlich oder unwillentlich ihr Gefühlsleben mitteilen. Sie liegen nur wenige Millimeter unter der Haut, kräuseln und spannen sie, heben oder senken die Mundwinkel, weiten oder verengen die Augen, runzeln die Stirn.

Der Gesichtsausdruck ist für die Kommunikation wichtiger als Worte, aus ihm interpretieren wir, wie das Gesagte zu deuten ist. Die Mimik ermöglicht eine Basisverständigung auf der ganzen Welt. Eine Türkin zum Beispiel, die kein Wort Deutsch spricht, könnte hierzulande über ihr Gesicht trotzdem ausdrücken, welche der sieben universellen Gefühlsregungen sie gerade empfindet: Angst, Traurigkeit, Freude, Ekel, Ärger, Überraschung und Verachtung. Es gibt auch eine Landessprache der Mimik: Das Hochziehen der Augenbrauen zum Beispiel würde in Deutschland als Ausdruck des Erstaunens oder Unglaubens interpretiert, in der Türkei hingegen bedeutet es »nein«.

Im Jahr 1872 postulierte der Evolutionsbiologe Charles Darwin, dass die Mimik nicht nur Ausdruck unserer Emotionen ist, sondern es auch umgekehrt sein könnte: dass unser Gefühlsleben von der Mimik beeinflusst wird. Dafür gibt es heute hinreichend Belege. Die wissenschaftlich gut untersuchte Facial-Feedback-Hypothese besagt, auf den Punkt gebracht: »Ich lächle, also bin ich fröhlich.« Was genau im Gehirn passiert, wenn wir lächeln, ist noch nicht erforscht, gemäß einer schlüssigen Theorie ist die Erfahrung der Gesichtsmuskelaktivierung mit der Erfahrung der zugehörigen Emotion über Nervenwege eng verknüpft.

Im Mädchenheim von Eskişehir war Gül tagsüber damit beschäftigt, sich die Anerkennung der anderen Mädchen zu erkämpfen, die alle im Alter zwischen zwölf und 18 waren. Sie war eine der Unangepassten. Die Betreuerinnen malträtierten Gül mit Schlägen und Fußtritten, wenn sie wieder eine der vielen Regeln übertreten hatte, danach wurde sie für viele Stunden in das Bügelzimmer im Keller eingeschlossen.

Nachts kroch das kalte Gefühl der Verlassenheit in sie. Oft weinte sie stundenlang unter der Bettdecke. Jeden Sonntag rief Mama aus Neuss an, von der sie jetzt wusste, dass sie nur eine Tante war. Es war ihr einziger Kontakt zur Familie. Einmal büchste sie mit ein paar Freundinnen aus, sie wollten zusammen nach Deutschland laufen, doch noch in der Stadt griffen Polizisten sie auf und brachten sie zurück. Die Strafe war furchtbar.

Den roten Fleck am rechten Auge entdeckte Gül eines Morgens im Sommer 1989 im Etagenbad. Der Wasserdampf aus den Duschen hüllte sie ein und beschlug die Spiegel, sie sah wenig und hielt den Fleck für einen Pickel. Viele ihrer Mitbewohnerinnen litten unter Akne. So beachtete sie die Hauterscheinung einige Wochen lang nicht weiter. Doch der Fleck vergrößerte sich, begann zu jucken und zu nässen, wuchs über die Stirn auf die linke Gesichtshälfte, befiel dort die Augenlider und breitete sich über den linken Wangenknochen aus.

»(...) Entsteht aber auf der Glatze des Hinterkopfes oder über der Stirn ein hellroter Fleck (...), so ist der Mensch aussätzig; er ist unrein. Der Priester muss ihn für unrein erklären; er ist an seinem Kopf vom Aussatz befallen.
Der Aussätzige (...) soll eingerissene Kleider tragen und das Kopfhaar ungepflegt lassen; er soll den Schnurrbart verhüllen und ausrufen: Unrein! Unrein!
Solange das Übel besteht, bleibt er unrein; er ist unrein. Er soll abgesondert wohnen, außerhalb des Lagers soll er sich aufhalten.«

(3. Buch Mose, 42–46)

In der Antike wurden Menschen mit verstümmelnden Erkrankungen von der Gemeinschaft ausgestoßen. Gefürchtet war vor allem die Lepra. Das medizinische Wissen war jedoch noch zu gering, um diese bakterielle Infektion von anderen schweren Hauterkrankungen zu unterscheiden.

Im Mittelalter nannte man die Lepra »Aussatz«. Die Kranken wurden buchstäblich »ausgesetzt« und fristeten ihr Dasein in Leprosorien. Die Menschen, die sie dort pflegten, steckten sich nur sehr selten selbst an. Sie standen im Ansehen, von Gott beschützt zu werden. Erst viel später setzte sich die Erkenntnis durch, dass Lepra wenig infektiös ist.

Heute können die Menschen besser unterscheiden, welche Krankheiten wirklich gefährlich sind. Das Feuermal zum Beispiel, eine angeborene Hautveränderung von rötlicher oder violetter Farbe, die häufig im Gesicht auftritt, wird zumeist als wenig bedrohlich erkannt.

So auch von jenen 98 Versuchsteilnehmer in Sydney, Australien. Psychologen unternahmen an ihnen ein Experiment, um herauszufinden, ob die Angst vor Ansteckung unterbewusst auch dann wirksam ist, wenn der Verstand dagegen spricht. Die Versuchsteilnehmer sollten sich drei Videos anschauen, in denen Schauspieler auftraten. Der Erste schien äußerlich gesund, der zweite mimte einen grippalen Infekt, der dritte trug ein geschminktes Feuermal auf der Wange. Die drei hantierten mit Schnorchel, Handtuch und Mundharmonika, am Ende der Filmsequenz steckten sie die Gegenstände in den Mund. Im Anschluss sollten die 98 Probanden die Handlungen der Schauspieler imitieren – mit ebenjenen drei Gegenständen. Die Forscher notierten, wie oft sie dabei Ekelverhalten zeigten, das Gesicht verzogen, die Gegenstände zuvor abwischten oder den Versuch abbrachen. Das Ergebnis: Sie verhielten sich gleichermaßen vorsichtig im Umgang mit dem Gegenstand des Feuermalträgers wie mit demjenigen, den zuvor der vermeintlich Grippekranke berührt hatte – und das, obwohl sie die Grippe in einem Fragebogen als weitaus gefährlicher einstuften.

Die Realität spiegelt das Versuchsergebnis wider. Denn anderen Studien zufolge setzen sich Fahrgäste im Bus weiter weg von Menschen mit entstellten Gesichtern und bieten ihnen seltener ihre Hilfe an als Unversehrten.

Ekel sei die Triebfeder für diese Vermeidungsstrategien, glaubt die Verhaltensforscherin Valerie Curtis von der London School of Hygiene and Tropical Medicine, und verweist darauf, dass dieses Verhalten evolutionär betrachtet sinnvoll erscheint: »Das Gefühl Angst entwickelte sich, um uns fernzuhalten von großen Tieren, die uns von außen her auffressen wollen. Das Gefühl Ekel entwickelte sich, um uns vor kleineren Tieren zu schützen, die uns von innen her töten wollen.«

Bald hielten nur noch wenige Freundinnen zu Gül. Die Heimbetreuerinnen riefen »Bleib uns fern!«, wenn sie sich näherte. Gül bekam ihren eigenen Teller und eigenes Besteck, sie aß allein an einem Tisch abseits. In früheren Zeiten hätte sie ihr Gesicht mit einem Kopftuch verhüllen können, doch Kopftücher waren in der nunmehr laizistischen Türkei verboten. Gül musste ihre Schuluniform tragen wie jedes andere Mädchen auch, schwarzes Röckchen, weißer Kragen.

Im Dezember 1990, eineinhalb Jahre nach Krankheitsbeginn, brachte sie eine Betreuerin in die städtische Uniklinik in die Dermatologie.

Sie wurde in ein Einzelzimmer gelegt, Schwestern und Ärzte betraten es nur mit Mundschutz und Gummihandschuhen. Anfangs kamen sie noch oft, entnahmen ihr Hautproben und Blut. Gül erfuhr, dass sie eine sehr seltene Sonderform der Tuberkulose vermuteten, bei der die Bakterien die Haut infizieren. Die Therapie sei langwierig, sie müsse über viele Monate mehrere Antibiotika zu sich nehmen.

Die Hautveränderungen hatten sich mittlerweile über die linke Wange zum Mund ausgebreitet, sie fraßen sich tief in die Haut und lösten sie auf. Wo das Gewebe noch lebte, waren die Schmerzen schier unerträglich, oft schrie Gül, doch niemand kam. Wo es abgestorben war, verfärbte es sich schwarz. Tabletten und Infusionen vermochten die Ausbreitung nicht zu stoppen, und im Frühjahr 1991 entstand in Güls linker Wange ein Loch, durch das man die Backenzähne sehen konnte. Nur noch selten tauchte ein Arzt auf. Gül nahm kaum Nahrung zu sich, verlor an Gewicht. Im August 1991 wog sie mit ihren 1,60 Meter Größe gerade mal 34 Kilogramm. Sie fühlte sich so schwach, dass sie sich nur noch unter Mühen aus dem Bett erheben konnte.

Warum nur kam niemand, um nach Gül zu sehen? Ihre Familie in Deutschland besaß doch noch jenes Haus in dem Dorf, in dem Gül ihre glücklichen ersten Jahre verbracht hatte. Oft träumte sie vom großen Garten. Später erklärte ihr die Tante, dass sie nach wie vor jeden Sonntag angerufen habe. Dass die Heimbetreuerinnen immer andere Ausreden parat gehabt hätten: Gül sei beim Spielen im Garten. Es sei keine Telefonzeit. Das Mädchen sei gerade nirgendwo aufzutreiben. Erst allmählich habe sie Misstrauen entwickelt.

An einem sonnigen Septembervormittag – Gül lag mittlerweile seit neun Monaten im Krankenhaus – holte eine ihrer wenigen verbliebenen Freundinnen sie ab, um sie ins Heim mitzunehmen. Gül würde nie erfahren, warum die Freundin ausgerechnet an jenem Tag kam und ob es mit ihrer Tante zu tun hatte. Damals aber glaubte sie, das Mädchen wollte ihr die Gelegenheit geben, von ihrer letzten Heimat Abschied zu nehmen. Doch im Heim war mittlerweile die Tante gewesen, hatte Gül dort nicht angetroffen und war zur gleichen Zeit auf dem Weg ins Krankenhaus. Fast hätten sie sich verpasst.

Als Gül am Nachmittag zurückkam und die Tür zu ihrem Zimmer öffnete, saß ihre Tante auf dem Rand ihres Bettes. Als sie Gül erblickte, schlug sie die Hand vors Gesicht, ihr entfuhr ein Schrei – dabei trug Gül einen Verband um den Kopf, der ihre linke Gesichtshälfte komplett bedeckte.

Warum hast du so lange gebraucht, um herzukommen, dachte Gül. Sie war wütend auf ihre ganze Familie, aber sie schluckte ihre Gefühle hinunter, hatte keine Kraft zu streiten, spürte auch, dass ihr Leben abhing vom Wohlwollen ihrer Familie.

Sie fuhren in das Haus im Dorf. Die Tante besorgte Gül einen Reisepass, dann schickte sie Gül zu ihrem leiblichen Vater. Der musste ein Papier unterschreiben, damit Gül nach Deutschland ausreisen konnte. Sie klingelte an der Tür eines fremden Hauses, ein Mädchen öffnete ihr, jünger als sie. Der Vater saß im Wohnzimmer. Sie kannte diesen Mann, war ihm früher im Dorf öfter begegnet, ohne etwas von ihrer Verbindung zu ahnen. Später würde sie ihn nicht beschreiben können. Sie tilgte dieses einzige Zusammentreffen in kalter Atmosphäre aus ihrem Gedächtnis. Nur eines würde sie nie vergessen: Er schickte sie zurück zur Tante. Er wolle Geld für die Unterschrift, solle sie ihr ausrichten.

Am 12. September 1991 saß Gül in einem Flugzeug auf dem Weg von Ankara nach Düsseldorf – allein, ihre Tante war schon vorausgeflogen. Als sie dem deutschen Grenzbeamten ihren Reisepass zuschob, musterte der das Dokument aufmerksam, dann sie, dann stellte er eine Frage auf Deutsch. Sie verstand nichts. Ein Türke aus der Warteschlange eilte zu Hilfe. Ob sie eine Einladung oder Aufenthaltserlaubnis vorweisen könne, übersetzte er. Sie sagte, draußen warteten Tante und Onkel. Der Beamte blickte misstrauisch zwischen Gül und ihrem Helfer hin und her – dann winkte er sie durch.

Doch draußen erwartete sie niemand. Mitten in der Empfangshalle setzte sie sich auf ihren Koffer und begann hemmungslos zu weinen. Ein junges türkisches Pärchen eilte hinzu. Wo sie hinmüsse? Ob sie eine Adresse habe?

Als Güls Tante und Onkel eine Stunde zu spät am Flughafen eintrafen – sie hatten sich mit der Ankunftszeit vertan –, war Gül schon in einem dunkelblauen Mercedes auf dem Weg in die Wohnung in Neuss, wo ihre Cousine Necla öffnete, als es klingelte.

»Ist das deine Schwester?«, fragte die fremde Frau vor der Tür, deutete auf Necla und beugte sich hinunter zu Gül, die sich hinter ihr versteckte. Necla erschrak. Auf die Krankheit war sie vorbereitet gewesen, nicht aber darauf, wie mager ihre Cousine war, sie vermochte sich kaum auf den dürren Beinen zu halten. Gül nickte nur.

Als Necla wenige Minuten später den Verband abwickelte und sah, was er verbarg, musste sie sich zusammenreißen, um nicht zurückzuspringen. Es roch nach verfaultem Fleisch. Doch Necla absolvierte seit zwei Monaten eine Ausbildung zur Arzthelferin und hatte sich bereits ein gewisses Maß an Professionalität angewöhnt.

Sofort griff sie zum Telefon und rief ihren Chef an, einen niedergelassenen Neurologen. »Meiner Schwester fehlt das halbe Gesicht«, sagte sie nur. Der Arzt sah Gül schon am nächsten Tag. Er schickte die Familie umgehend in die Ambulanz der Klinik für Mund-, Kiefer- und Gesichtschirurgie des Universitätskrankenhauses Düsseldorf.

Siegmar Reinert kannte sich aus mit stigmatisierenden Erkrankungen. Viele seiner Patienten litten unter massiven Entstellungen des Gesichts. Die einen hatten schwere Unfälle hinter sich, andere waren im Auto bis zur Unkenntlichkeit verbrannt, wieder andere litten unter Tumoren im Nasen- und Mundraum, die das Gesicht zerfraßen, bis es zerfiel.

Als er Gül das erste Mal in der Ambulanz der Klinik für Mund-, Kiefer- und Gesichtschirurgie des Universitätskrankenhauses Düsseldorf sah, erschütterte es ihn trotzdem. Die Zerstörungen waren schlimmer, als er es sich vorgestellt hatte, nachdem ihm die Patientin vom Chefarzt angekündigt worden war. Das linke Auge war stark entzündet und quoll hervor, sie gab an, damit nicht mehr sehen zu können. Vom linken Ohr existierte nur noch die obere Hälfte. Wichtige Strukturen unter der Haut würden wohl unrettbar verloren sein – die Speicheldrüsen, der Nervus facialis, zuständig für die Mimik. Nahe der Nase gähnte im Oberkieferknochen ein Loch, die Entzündung hatte sich durch den Knochen gefressen und die Kieferhöhle eröffnet. Was immer es war – es bestand die Gefahr, dass es ins Gehirn vordrang. Diesem Mädchen musste sofort geholfen werden, sonst würde es sterben.

Die Angehörigen, die neben ihr im Untersuchungszimmer standen, blickten ihn erwartungsvoll an. »Können Sie das wegoperieren?«, übersetzte das hübsche junge Mädchen in fließendem Deutsch die Worte ihrer Mutter.

»Auf keinen Fall sofort«, wehrte er ab. »Wir müssen zuerst wissen, woran Ihre Cousine leidet. Dafür müssen wir viele Untersuchungen machen.«

Das Mädchen übersetzte wieder. »Untersuchungen wurden in der Türkei schon viele gemacht, sagt meine Mutter, aber die Ärzte haben nicht herausgefunden, was es ist.«

Reinert versuchte redlich, die Krankheitsvorgeschichte zu erfahren, aber viel mehr Informationen bekam er nicht. Immerhin hatte die Tante Unterlagen aus der Türkei mitgebracht, die mehr Aufschluss geben würden, wenn man sie übersetzen ließ.

Für die bürokratischen Probleme wusste er schon eine Lösung. Er würde bei der Krankenhausverwaltung ein »wissenschaftliches Freibett« beantragen – die einzige Möglichkeit, Patienten ohne Krankenversicherung an der Uniklinik zu behandeln.

Als er sich noch am gleichen Abend die Computertomografie-Bilder des Schädels ansah, erkannte er, dass er mit seiner Befürchtung recht gehabt hatte. Der zerstörerische Prozess hatte die linke Augenhöhle befallen, war weit in die Kieferhöhle vorgedrungen und nahe ans Gehirn gelangt.

Woran litt Gül? Krebs – oder Infektion? Es hatte nichts zu sagen, dass die türkischen Kollegen die Ursache nicht gefunden hatten, das war mitunter sehr schwierig. Sie würden alle Untersuchungen wiederholen müssen.

Die Diagnostik der Hauterkrankungen stützt sich seit mehr als einem Jahrhundert im Wesentlichen auf drei Säulen.

Erstens: Blickdiagnose. Einige Krankheiten, die das Gesicht verstümmeln und möglicherweise in der Türkei noch vereinzelt vorkamen, konnte Reinert so ausschließen. Lepra zum Beispiel führte typischerweise zu knotigen Veränderungen der Haut, dem »Löwengesicht« – an der Patientin waren sie nirgends zu sehen. Viel weiter kam Reinert mit bloßem Auge nicht, die Zerstörungen waren zu weit fortgeschritten. Vielleicht hätte vor zwei Jahren eine Chance bestanden, als die Krankheit noch ein roter Fleck gewesen war – aus der Form und Oberflächenbeschaffenheit solcher ersten Hautveränderungen – Primäreffloreszenzen – können Ärzte viele Rückschlüsse ziehen.

Zweitens: Histologie – Untersuchung des Gewebes unter dem Mikroskop. Würden sie Krebszellen finden? Dann wäre es möglich, eine genaue Zuordnung zu einem Gewebetyp zu treffen und darauf fußend die Operationen zu planen. Anhand der genauen Analyse der Krebszellen könnte entschieden werden, wie weit ins Gesunde hinein die Gewebeabtragungen erfolgen müssten, damit der Tumor möglichst komplett entfernt würde. Entscheidend für das junge Mädchen! Je mehr man wegnehmen musste, desto schwieriger würde es werden, später das Gesicht zu rekonstruieren.

Drittens: Mikrobiologie – hilfreich, falls eine Infektion mit Bakterien oder Pilzen vorlag. Vielleicht würden sie doch noch die typischen, stäbchenförmigen Mykobakterien finden, die die türkischen Kollegen offenbar vergeblich gesucht hatten. Das würde auf die äußerst seltene Tuberkulose der Haut – »Lupus vulgaris« oder »fressender Wolf« genannt – hinweisen. Doch zu dieser Krankheit passten nicht die ausgedehnten Nekrosen – schwarz verfärbtes Gewebe, das abgestorben war. Eine andere tückische Krankheit kam Reinert in den Sinn: Noma, Wangenbrand, eine bakterielle Infektion, die vornehmlich in Afrika vorkommt und das Gesicht in rasender Geschwindigkeit zerfrisst. Doch die Krankengeschichte des Mädchens – roter Fleck unterm Auge zu Beginn – passte überhaupt nicht: Noma geht von der Mundschleimhaut aus.

Vielleicht war es auch ein Erreger, der in der Fachliteratur noch gar nicht erwähnt war? Wie auch immer: Die Diagnostik würde außerordentlich heikel werden. Denn um den sicheren Nachweis zu führen, müsste man den Erreger auf einem speziell für ihn geeigneten Nährboden anzüchten – und das würde nur dann gelingen, wenn der Blick unter dem Mikroskop einen Anfangsverdacht ergab.

Überhaupt brauchten sie Glück, um in einer derart ausgedehnten Entzündung die richtige Stelle zu treffen, wenn sie Gewebe entnahmen. Gut möglich, dass sie danebenstachen und gar nichts fanden, denn weder Tumorzellen noch Krankheitskeime finden sich überall im zerstörten Gewebe – oft sind unter dem Mikroskop nur die Folgen zu sehen, nicht aber die Ursache.

Gül hatte noch nie in ihrem Leben so viel Aufmerksamkeit erfahren. Sie konnte die vielen vermummten Menschen in grünen Kitteln nicht unterscheiden, die täglich ihr Zimmer betraten und lange Diskussionen in der ihr unverständlichen Sprache führten. Doch ihre Blicke waren liebevoll, sie waren aufmerksam, schienen zu verstehen, dass Gül das Essen mit ihrer offenen Wange große Probleme bereitete, schoben ihr einen Schlauch in die Nase, durch den eine ockerfarbene Flüssigkeit in ihren Magen floss. Sie schienen weniger Angst vor Gül zu haben, auch wenn sie alle Vorsichtsmaßnahmen einhielten. Güls abgelegte Kleidung musste 24 Stunden in einen Eimer mit Sterilisationsflüssigkeit eingelegt werden, bevor ihre Angehörigen sie mit nach Hause nehmen durften, um sie zu waschen.

Täglich zweimal kam der Arzt mit den sanften Augen, den sie vom Aufnahmetag her kannte, und wechselte ihren Verband. Es schmerzte so, dass sie jedes Mal schrie wie am Spieß. Er sagte, was Ärzte sagen: dass sie nur noch kurz die

Zähne zusammenbeißen müsse, dass es gleich vorbei sei, dass sie mehr schmerzstillende Medikamente bekommen würde, aber seine Worte kamen nicht an, Gül verstand nur Türkisch.

Einmal sagte der Arzt zu Necla: »Wenn Gül in Deutschland bleiben möchte, muss sie Deutsch lernen.« Und Gül begann, sich die fremde Sprache zu erschließen. Sie deutete auf Gegenstände, und die Schwestern sagten ihr den deutschen Namen: Spritze. Infusion. Tablette. Bettpfanne. Wenn ihr Cousin oder Necla zu Besuch waren, fragte sie nach den Wörtern, die sie brauchte, um sich verständlich zu machen. Kalt, heiß, Schmerzen, Durst.

In den ersten Wochen reinigten Reinert und seine Kollegen die Wunden, schnitten schwarze Stellen weg, trugen desinfizierende Lösungen auf. Die ersten Laborergebnisse wiesen in keine eindeutige Richtung. Sie fanden Bakterien, jedoch keinen Keim, von dem bekannt wäre, dass er so schwere Hauterkrankungen auslösen könnte. Auf bloßen Verdacht hin, nur um etwas zu unternehmen, gaben sie Gül Infusionen mit hochpotenten Antibiotika, die gegen Bakterien wirksam waren. Ohne jeden Erfolg.

Der Pathologe untersuchte die Gewebeproben unter dem Mikroskop, die Reinert an verschiedenen Stellen in ihrem Gesicht gewonnen hatte. Kein Anhaltspunkt für Krebs, aber etwas anderes fiel ihm auf: »Hyphen« – also fadenförmige Zellen eines unbekannten Pilzes, die sich verzweigten wie die Äste von Bäumen. Reinert informierte die Mikrobiologen, die versuchten, die Pilze auf einem speziell dafür geeigneten Nährboden zu vermehren – ohne Erfolg. Deshalb konnten sie auch nicht im Labor testen, welches Antimykotikum – Antipilzmittel – wirksam sein könnte.

Doch es war keine Zeit zu verlieren. Reinert entschied, wieder auf Verdacht, ein Mittel zu geben, das ein breites Spektrum von Pilzen bekämpfte. Während Gül schon die ersten Infusionen bekam, gingen Gewebeproben zu einem auf Pilzerkrankungen spezialisierten Labor in den Niederlanden. In den folgenden Tagen beobachtete er bei den täglichen Verbandswechseln aufmerksam, ob der Gewebefraß sich unter der neuen Therapie fortsetzte, und nach einer Woche war er sich sicher: neue schwarze Stellen. Das Antimykotikum war wirkungslos. Also doch kein Pilz?

Sechs Reiche von Lebewesen bevölkern die Erde. Biologen unterscheiden Bakterien, Tiere, Pflanzen, Protozoen, Chromista und Pilze. Letztere wurden früher wegen ihrer sesshaften Lebensweise den Pflanzen zugeordnet, aber das war ein Fehlschluss – auch Korallen leben sesshaft wie Pflanzen und gehören trotzdem zum Tierreich. Pilze stehen in Bezug auf Stoffwechsel und Genetik den Tieren deutlich näher als Pflanzen. Sie können aus einer einzigen, mikroskopisch kleinen Zelle bestehen, zum Beispiel Hefepilze, oder sie bilden komplexe, vielzellige Strukturen wie der Champignon. Gemein sind ihnen bestimmte Merkmale des Zellaufbaus und außerdem ihre Art der Vermehrung: zum einen durch Ausbreitung – in der Erde, zwischen den Fußzehen oder sonstwo im Körper. Zum anderen durch Sporen, die durch die Luft fliegen.

Der Mensch besitzt zehnmal mehr Mikroben – Pilze, Bakterien, Protozoen – im Körper als eigene Körperzellen. Zusammengenommen wiegen diese Fremdlebewesen im Schnitt 1,5 Kilogramm. Erst seit wenigen Jahren begreifen die Wissenschaftler die gewaltige Bedeutung der Mikroorganismen, ja manche beschreiben sie gar als eigenes, neu entdecktes »Organ«. In ihrer Gesamtheit werden all diese

Lebewesen »Mikrobiom« genannt und im internationalen Human Microbiome Project intensiv beforscht. Klar ist heute, dass sie im Körper gute und böse Rollen spielen – die einen produzieren Stoffe, ohne die Menschen nicht lebensfähig sind, andere verursachen Krankheiten, die zum Tode führen können.

Die Natur hat die Mikroben im Menschen so verteilt, dass sie zum Zeitpunkt der Geburt überwiegend nützlich sind. Doch sie leben in einem Gleichgewicht, das in seiner Sensibilität vergleichbar ist mit dem Ökosystem Erde. Gewinnt ein Mikroorganismus zahlenmäßig die Überhand oder kommt ein fremder Eindringling hinzu, kann das Folgen für den ganzen Körper haben.

Viele Mikroben sind harmlos, solange das Immunsystem des Menschen intakt ist, verursachen aber schwere Erkrankungen bei HIV-Infizierten oder Krebspatienten. Diese Infektionen werden »opportunistisch« genannt, weil sie von der Gelegenheit profitieren, um sich auszubreiten. Auch einige Pilze sind bekannt dafür.

Siegmar Reinert hatte Studien, Übersichtsarbeiten und Lehrbücher gewälzt. Er glaubte, an jeden Pilz gedacht zu haben, der dafür bekannt war, Krankheiten auszulösen, als der Pathologe ein Wort einwarf, das Reinert noch nie gehört hatte: »Mucor« – diese Hyphen, die ich unter dem Mikroskop gesehen habe, wären vereinbar mit einer Mucormykose«. Der Begriff fand sich nicht mal als Randnotiz im größten deutschsprachigen Lehrbuch der Dermatologie mit 1500 Seiten – ein schlechtes Zeichen, dachte Reinert, als er sich erneut daranmachte, nach Fachartikeln zu suchen.

Pilze der Gattung Mucor, auch »Köpfchenschimmel« genannt, kommen überall in der Natur vor, las er. Sie finden sich im Boden, auf Obst, Gemüse, Brot und Zucker. Menschen atmen Mucor-Sporen mit der Umgebungsluft ein, sie lassen sich in der Nasenschleimhaut von Gesunden häufig nachweisen.

Zwischen den Jahren 1979 bis 1991 waren zehn Menschen in Deutschland an Mucormykosen des Kopf- und Gesichtsbereichs erkrankt. Reinert las die Einzelfallberichte: Immer war die Infektion auf dem Boden eines Krebsleidens oder einer entgleisten Zuckerkrankheit entstanden. Seltsam. Seine Patientin litt weder an dem einen noch an dem anderen, das hatten sie längst untersucht.

Mucor-Pilze verursachen Verstopfungen in den Adern, las Reinert weiter – und plötzlich durchfuhr ihn eine Erkenntnis: Die Nekrosen, die schwarzen Stellen, sie waren das Ergebnis von Gefäßverstopfungen in der Haut!

Gegen Mucormykosen wirkt nur ein einziges Mittel: Amphotericin B. Es gab Lutschtabletten, Salben und Cremes, aber die wären bei diesem Ausmaß der Infektion wirkungslos. Das Mädchen müsste Infusionen bekommen. Und in dieser Form war Amphotericin B gefürchtet wegen seiner schweren Nebenwirkungen, es galt als Mittel der letzten Wahl.

Reinert würde es nicht allein entscheiden.

Als sie in großer Runde diskutierten, wollten einige Kollegen noch die Ergebnisse aus dem Speziallabor in den Niederlanden abwarten. Schließlich waren nur »Hyphen« gefunden worden, die Diagnose Mucor war nicht gesichert.

Die einzige Alternative jedoch erschreckte alle: Radikaloperation. Große Teile der linken Gesichtshälfte müssten entfernt werden, in die der Gewebefraß möglicherweise schon vorgedrungen war – um sicherzugehen, dass er nicht zurückkam. Jochbein, Augenhöhle, Teile des Oberkiefers.

Was das für ein junges Mädchen bedeuten würde, wagte sich niemand auszumalen. »Lasst uns die Amphotericin-B-Infusion versuchen«, sagte Reinert.

Anfang Dezember 1991 verstand Gül, dass niemand mehr Angst hatte, sich an ihrer Krankheit zu infizieren. Zuerst hatten die Krankenschwestern und Ärzte aufgehört, sich zu vermummen, bevor sie ihr Zimmer betraten. Jetzt wurde sie auf eine neue Station verlegt, wo neben ihr eine alte Frau lag – kein Einzelzimmer mehr. Nierenabteilung, hatte der Arzt mit den sanften Augen ihr erklärt. Die Infusion, die sie seit vielen Wochen bekam und die man mit Alufolie vor Sonne und Licht schützen musste, habe ihre Nieren in Mitleidenschaft gezogen.

Die alte Frau versuchte immer wieder aufs Neue, sie in ein Gespräch zu verwickeln, egal, wie oft Gül ihr mit hilflosen Gesten bedeutete, dass sie nichts verstand. Eines Abends deutete die Frau auf Güls Pantoffeln und dann zur Tür. Pantoffeln vor die Tür stellen? Gül konnte sich nicht vorstellen, wozu das gut sein sollte. Als sie am nächsten Morgen auf die Toilette wollte, waren die Pantoffeln nicht da. Die Frau wies mit wilden Gesten auf die Tür. Dort standen sie, gefüllt mit Schokolade und einem kleinen roten Nikolaus.

An Weihnachten brachten die Krankenschwestern eine Kerze ins Zimmer und überreichten Gül zwei Pakete, umhüllt von verziertem rotem Papier. Im einen fand sie einen Walkman, im anderen einen Deutschkurs, drei Kassetten und Lehrbuch, auf Deutsch und Türkisch. Es war Hörstoff für die kommenden Monate, Gül hörte sich die Kassetten wieder und wieder an, arbeitete das Lehrbuch durch.

Sie wollte nicht wieder zurück in die Türkei, wenn die Krankheit irgendwann vielleicht überstanden wäre. Sie wünschte sich sehr, dass dieses Land ihre neue Heimat würde. Im Lehrbuch lernte sie zwei Wörter, die für jene Eigenschaften standen, die Deutschland in ihren Augen vor allem auszeichnete: »Freundlichkeit« und »Gerechtigkeit«.

Amphotericin B besiegte Güls Krankheit. Die Entzündung klang ab, neue schwarze Stellen bildeten sich nicht mehr auf der Haut. Narbengewebe verschloss das Loch in der Kieferhöhle. Doch die Dauerfolgen der Infektion traten jetzt zutage, und sie waren gravierend. Güls Auge konnte nicht gerettet werden. Es war ein schlimmer Moment für sie, als sie erfuhr, dass es entfernt werden musste. »Enukleation« – Entkernung der Augenhöhle.

Ihre Gesichtsknochen waren komplett erhalten geblieben, ein großes Glück. Doch zwischen Jochbein und Mund spannte sich die Haut bretthart. Das Unterhautfettgewebe, das die Konturen eines Gesichts weich macht, war nicht mehr vorhanden. Über dem Loch in der Wange trug sie ein Pflaster, das sie täglich wechseln musste. Gül ertrug ihren Anblick im Spiegel – sie war froh, dass sie keine Schmerzen mehr hatte.

Die Entstellung des Gesichts ist kein eigenes Krankheitsbild, sondern hat eine Vielzahl von Ursachen. Nachzulesen sind sie in den großen Fachbüchern der Mund-, Kiefer- und Gesichtschirurgie. Jedoch fehlt dort ein Kapitel, das sich den ungeheuren psychischen Folgen der Entstellung widmet, sie also als etwas Eigenes beschreibt. Dabei haben die Entstellungen eine Gemeinsamkeit: Anders als die meisten anderen psychischen Konflikte und traumatisierenden Erfahrungen lassen sie sich nicht verdrängen. Ein Blick in den Spiegel genügt, schon ist die Erinnerung an das auslösende Trauma wieder da. In Deutschland gibt es weder Zahlen noch Fakten oder Forschung über Menschen mit entstellten Gesichtern. Um eine Ahnung von der gesellschaftlichen Dimension zu bekommen, genügt jedoch der Blick in ein Nachbarland. Der britischen Selbsthilfeorganisation *Changing Faces* zufolge leidet dort jeder einhundertelfte britische Bürger an einer mehr oder minder schweren Entstellung des Gesichts. Viele Betroffene ziehen sich ganz aus der Gesellschaft zurück, leiden unter schweren Depressionen, nicht wenige begehen Selbstmord. In Deutschland gibt es keine große Selbsthilfeorganisation für Entstellte, auch keine spezialisierten Psychotherapeuten – jeder muss schauen, wie er mit seinem neuen Gesicht im Alltag zurechtkommt.

Nach sechs Monaten im Krankenhaus wurde Gül zu ihrer Familie nach Hause entlassen, vorerst, denn der Arzt mit den sanften Augen, Siegmar Reinert, war bereits dabei, die chirurgischen Eingriffe zu planen, um ihr Gesicht zu rekonstruieren. Sie lebte bei ihrer Familie in Neuss, kümmerte sich um ihren neugeborenen Neffen und den Haushalt. Ihre Tante meldete sie bei einer Schule für Einwanderer an, und bald absolvierte Gül zusammen mit jungen Iranern, Türken und Serben eine Übergangsklasse für die Hauptschule. Sie war still und in sich gekehrt, ging nach der Schule sofort nach Hause, machte jedoch rasante sprachliche Fortschritte. Dreimal in der Woche fuhr sie allein mit dem Bus durch die Stadt, um sich in der Ambulanz der Uniklinik Infusionen verabreichen zu lassen.

Sie sah den Herbst kommen, den sie aus der Türkei nicht kannte – die Blätter färbten sich rot, fielen von den Bäumen und säumten bald die Wege in den Parks mit einem weichen Teppich, der raschelte, wenn sie darauf trat. Es regnete oft, im kalten Wind lagen Düfte, die sie nicht kannte.

Zu jener Zeit musste sie wieder ins Krankenhaus. Reinert erklärte ihr, wie er ihre neue Wange formen würde. Die Haut dafür würde er vom Hals nehmen. Doch davor musste sie gedehnt werden, damit so wenig Gewebe wie möglich geopfert würde. Er implantierte Gül unter der Haut einen Kunststoffballon, den »Hautexpander«. Fortan spritze er ihr jeden Tag eine kleine Menge Salzlösung hinein, und nach fünf Wochen war eine Beule an ihrem Hals herangewachsen, die so groß war wie ein Tennisball. Aus dieser Haut formte Reinert ihr im Dezember 1992 eine neue Wange.

Gül nahm wieder am normalen Familienleben teil. Wenn sie auf ein Hochzeitsfest mitmusste, trug sie Kopftuch und Verband. Es existieren kaum Fotos, auf denen sie dabei ist.

»Epithese (...) f: (engl.) epithesis; individuell modelliertes Ersatzstück aus Kunststoff, Silikonen, Gelatine u. a. zur Deckung von Oberflächendefekten, insbes. im Gesicht (Auge, Nase, Ohr); wird i. d. R. an den Körper angelegt, aufgeklebt, durch Implantat festgehalten od. mit intraoraler Defektprothese verbunden. Vgl. Prothese«

(aus: *Pschyrembel*, 260. Auflage 2004)

Norbert Schilling war als Fachmann für ästhetische Ersatzteile in ganz Deutschland gefragt. Er hatte Gül schon zweimal in Düsseldorf gesehen, bevor sie zu ihm nach Homburg an der Saar kam, damit er ihr vor Ort einen Augenhöhlen-Ersatz und ein künstliches Ohr herstellen konnte. Das erste Mal hatte Reinert ihn hinzugerufen, als die Infektion noch in vollem Gange war. Schilling, gelernter Zahntechniker, war damals noch nicht lange in der Epithetik, und die schweren Schicksale der Patienten gingen ihm sehr nahe – das des türkischen Mädchens besonders, weil es so hilflos gewirkt hatte, allein mit dieser furchtbar entstellenden Krankheit in einem fremden Land. Eindreiviertel Jahre später, im Sommer 1994, hatte Schilling neben Reinert im Operationssaal gestanden, als der ihr Schrauben mit Magnetköpfen in die leere Augenhöhle und neben den Gehörgang implantiert hatte – die Einrast-Vorrichtungen für die künftigen Ersatzteile. Es war gut, dass er als Epithetiker bei der Operation dabei war, denn er konnte besser als der Chirurg die ideale Lokalisation für die Schrauben am Kopf bestimmen.

Jetzt war Gül 18 Jahre alt, sie würde ihre Epithesen nicht mehr innerhalb weniger Monate »auswachsen«. Schilling war überrascht, wie gut sie mittlerweile Deutsch sprach. Ihr Cousin war mitgekommen, aber seine Übersetzungsarbeit war nicht mehr nötig. Sie hatte gerade ihren Hauptschulabschluss bestanden, erzählte sie ihm.

Eine Epithese anzufertigen ist ein komplizierter Prozess, der eine gute Woche braucht und die enge Zusammenarbeit mit dem Patienten erfordert. Zuerst muss ein Abdruck des Gesichtsdefekts aus Silikon gefertigt werden. Dann baut der Epithetiker aus Wachs ein Modell, das er dem Patienten beim zweiten Besuch einsetzt. Dann beginnt die Feinarbeit der Modellierung, zusammen mit dem Patienten, der sich immer wieder im Spiegel betrachten muss – er wird mit seinem künftigen Gesicht zwei bis drei Jahre leben müssen, so lange hält eine Epithese. Viel Taktgefühl ist erforderlich, denn die Patienten haben oft schwerste Traumata erlitten und ertragen den eigenen Anblick nur schlecht. Epithetik, das ist immer auch ein bisschen Psychotherapie, nur dass die meisten Epithetiker nicht beruflich darauf vorbereitet sind. Sie sind gelernte Zahntechniker, so wie Schilling. Ein festes Ausbildungsprogramm gibt es nicht, Epithetik ist Kunst und erfordert Menschen mit hoher künstlerischer

Begabung, die gerne mit Menschen arbeiten. Oft gehen sie mit ihren Patienten jahrzehntelange Bindungen ein.

Die endgültige Epithese wird aus Silikon gegossen und mit Erdpigmenten in Silikonöl genau an den Farbton der Haut angepasst. Beigemischte kleinste rote Flöckchen aus Textilmaterial sind das i-Tüpfelchen jeder Epithese, sie erzeugen den Eindruck lebendiger Haut, die von feinsten roten Äderchen durchzogen ist, wenn man sie von nah betrachtet.

Gül hatte keine Angst vor ihrem Spiegelbild, so wie viele andere Patienten Schillings. Das war gut. Doch sie sagte nur wenig, als er die Anpassung an ihre Augenhöhle und Hautfarbe vornahm, es war schwer, sie aus der Reserve zu locken. Bis zuletzt wusste er nicht, ob er es schaffen würde, Gül zufriedenzustellen.

Die Anpassung ist ständiges Verhandeln, das langwierige Finden eines Kompromisses. Der Epithetiker versucht, Form und Farbe an das anzugleichen, was er im Gesicht vorfindet. Doch die Patienten tragen oft Komplexe mit sich herum, die viel älter sind als die Entstellung. Sie fanden schon immer ihre Augen zu klein oder ihre Haut zu farblos. Manche versuchen, dem Epithetiker ein lange gehegtes Wunschbild von sich selbst aufzuzwingen, das nur wenig mit der Realität zu tun hat. Öfter passiert es, dass das Ersatzstück objektiv betrachtet perfekt ist, doch die Menschen können sich nicht daran gewöhnen, finden, dass es sie zu alt mache oder hässlich – dann war die ganze Arbeit umsonst.

Fast 5000 Euro kosteten die beiden Ersatzteile für Gül. Deutschland ist eines der ganz wenigen Länder weltweit, in dem Krankenkassen diese Kosten übernehmen – der »Anspruch auf Körperteilersatzstücke« ist im Sozialgesetzbuch SGB V festgeschrieben.

Am 30. September 1994 montierte Schilling ihr die fertigen Ersatzteile an, das künstliche linke Ohr sowie eine komplette Augenpartie inklusive Ober- und Unterlid, Augenbraue, Wimpern und Glasauge – Letzteres außer Haus gefertigt von einem Okularisten, einem Glasaugenkünstler. Gül konnte nicht richtig lächeln, nur der rechte Mundwinkel verzog sich nach oben, die linke Gesichtshälfte blieb starr. Aber Schilling hätte schwören können, dass sie über das ganze Gesicht gestrahlt hätte, wenn es ihr möglich gewesen wäre. Die 267. Epithese seines Berufslebens war soeben fertig geworden, und er erlebte sein persönliches Glücksmoment. Wegen dieser großen Augenblicke, in denen seine Patienten ihr neues Gesicht erstmals sahen, findet Schilling bis heute, dass sein Beruf der schönste auf der Welt ist.

Als Siegmar Reinert im Februar 1995 seine Stelle an der Uniklinik Düsseldorf aufgab, fühlte sich Gül verlassen. Sie hatte ihr ganzes Vertrauen auf ihn konzentriert, wusste nicht, wohin sie sich nun wenden sollte. Ein Jahr später reiste sie nach Bochum, wo er mittlerweile als stellvertretender Klinikdirektor arbeitete.

Sie trug die schwarzen Haare schulterlang, so dass sie die linke Gesichtshälfte bedeckten. Ihre künstliche Augenpartie fiel unter dem Haarvorhang kaum auf, auf den ersten Blick hätte man meinen können, das Auge blicke nur starr, sei möglicherweise gelähmt. Ihr eigentliches Problem war die Wangenpartie, eingefallen und hohl. Sie hoffte auf eine neue Operation.

Doch Reinert sah Probleme. Er rechnete damit, dass sich Güls Physiognomie in den kommenden Jahren aufgrund ihrer Jugend noch ändern würde.

Außerdem waren Weichteiltransplantationen im Gesicht

damals noch ein sehr schwieriges Unterfangen. Zwar war es technisch möglich, Unterhautfettgewebe vom Bauch oder Gesäß in die Wangen zu transplantieren, jedoch resorbierten die Immunzellen es dort innerhalb von ein bis zwei Jahren. Gerade etablierten sich revolutionäre neue Operationstechniken, die »Mikrochirurgie« war auf dem Vormarsch. Bald würde es möglich sein, Unterhautfettgewebe mitsamt zugehörigen Adern zu entnehmen und am Zielort unter dem Mikroskop wieder anzuschließen, sodass von Anfang an eine ausreichende Blutversorgung gewährt war. Doch die Technik war jung und die Herausforderungen an den Operateur immens. Es gab offene Fragen: Wie viel Gewebe würde er brauchen, um den ausgedehnten Defekt aufzufüllen – musste er mehr berechnen als nach Vermessungen nötig, weil ein Teil des Gewebes noch resorbiert würde? Den Hautlappen mit Gefäßstiel müsste Reinert Gül aus dem Rücken entnehmen, sie dazu also in Seiten- oder Bauchlage positionieren – so wäre es nicht möglich, gleichzeitig Entnahmestelle und Wangendefekt im Blick zu behalten und den Haut-Gewebe-Lappen maßzuschneidern.

Reinert sammelte gerade die ersten Erfahrungen mit den neuen Techniken und scheute sich vor einem so großen Eingriff, ohne dass eine medizinische Notwendigkeit dafür bestand. Er sagte: »Ich bitte Sie, sich noch zu gedulden. In ein paar Jahren kann ich vielleicht mehr für Sie tun.«

Gül brach den Kontakt zu ihm ab und begab sich in die Hände eines plastischen Chirurgen.

Neun Jahre herrschte Schweigen zwischen ihnen. Gül machte nacheinander Ausbildungen zur Kindergärtnerin und zur Köchin, beide brach sie ab. Sie verliebte sich in einen jungen Türken, doch seine Mutter war gegen die Beziehung – wegen ihres Aussehens. Nach einem Jahr beugte er sich ihrem Willen, stand nicht zu Gül. Ein Mann, der ihr bislang nur als guter Freund zur Seite gestanden hatte, wurde ihr neuer Lebenspartner, sie wollten heiraten. Doch als er in die Türkei zurückmusste, begannen die Probleme, auch diese Beziehung zerbrach. Schließlich vermittelte ihr die Familie einen heiratswilligen, entfernt verwandten Cousin, der in der Türkei lebte. Er passte nicht zu ihr, das spürte sie sofort. Niemand zwang sie. Vielleicht käme die Liebe ja noch, dachte sie. Im Mai 2004 heirateten sie. Doch Gül ahnte schon in den ersten Ehetagen den wahrscheinlich einzigen Grund für seine Einwilligung in die Heirat: Seit 1997 hatte sie eine unbefristete Aufenthaltserlaubnis in Deutschland, die auch für Ehegatten galt. Nach einem Monat kaufte sie ihm ein Rückflugticket nach Ankara. Er widersprach nicht. Sie sahen sich nie wieder.

Zu dieser Zeit war Siegmar Reinert zum Chefarzt und Lehrstuhlinhaber der Klinik für Mund-, Kiefer- und Gesichtschirurgie an der Uniklinik Tübingen avanciert. Er hatte viel Erfahrung in der Mikrochirurgie gesammelt. In den vergangenen Jahren war ihm Gül, die er 1995 weggeschickt hatte, immer wieder in Erinnerung gekommen. Nun wäre er so weit, ihr ihren damaligen Wunsch zu erfüllen. An einem Tag im Frühjahr 2004 telefonierte er mit dem Epithetiker Norbert Schilling und fragte, betont beiläufig: »Ist eigentlich das türkische Mädchen noch in Ihrer Betreuung, das wir damals in Düsseldorf behandelt haben?«

Reinert war betroffen, als Gül gute drei Monate später vor ihm saß. Die Eingriffe seines Fachkollegen waren sicher keine Kunstfehler, doch das Langzeitergebnis war missglückt. Der Rippenknorpel, mit dem Güls Wange aufgefüllt war, wölbte sich unter dem Auge wulstförmig hervor, die papierdünne Haut darüber war überdehnt und schimmerte weißlich, das Untergesicht war hohlwangig. Darüber hinaus hatte die junge Frau mittlerweile alle Backenzähne links eingebüßt, sie hatten sich schon damals infolge der Infektion gelockert. Ober- und Unterkiefer waren durch den jahrelangen Nichtgebrauch so geschrumpft, dass Zahnimplantate keinen Halt finden würden. Er würde versuchen, ihr einen neuen Halteapparat zu bauen, das Knochenmaterial dafür müsste er aus ihrem Beckenkamm entnehmen. Er war sich unsicher, ob es funktionieren würde.

»Ich habe ein paar neue Ideen«, sagte er.

Für kurze Zeit sah es so aus, als könnte ihr Projekt an den Fahrtkosten scheitern. Gül lebte vom gerade eingeführten Arbeitslosengeld II und konnte die vielen anstehenden Fahrten keinesfalls aus ihren mageren Einkünften bezahlen.

Es kostete ihn viel Mühe und lange Briefe, Güls Krankenkasse zu überzeugen, dass all die Therapien in Tübingen gemacht werden mussten und nicht in ihrem Wohnort Köln. Er argumentierte, der Operateur müsse mit den speziellen anatomischen Gegebenheiten sehr vertraut sein, um die Operationen zu planen und intraoperativ die richtigen Entscheidungen zu treffen.

Im Januar 2005 bekam Gül eine neue Wange.

Im Dezember 2005 entfernte Reinert wucherndes Narbengewebe und unschöne rote Äderchen an Stirn, Wange und Schulterblatt.

In den Jahren 2008 bis 2010 rekonstruierte er Güls Ober- und Unterkiefer.

Im Januar 2010 waren sie so weit, dass Zahnimplantate darin Halt finden könnten.

Am 17. Juni 2010 verließ Gül die Uniklinik Tübingen mit sieben neuen Backenzähnen und konnte erstmals seit vielen Jahren wieder normal essen.

Im Sommer 2011 lernte sie in einer Rehabilitationsklinik einen etwas älteren deutschen Handwerkermeister kennen und verliebte sich. Er litt an einem gutartigen Hirntumor, hatte drei Kinder und war gerade im Begriff, sich von seiner Frau zu trennen, mit der ihn ein ganzes Leben verband. Die Beziehung durchlief Höhen und Tiefen. Als Gül schwanger wurde, flehte er sie an abzutreiben – er hatte Angst, das Kind nicht mehr aufwachsen zu sehen. Sie erlebte einen Spontanabort, fiel in tiefe Depressionen. Doch auch als es ganz schlimm war, wusste sie, dass sie niemals den gleichen Weg gehen würde wie ihre Mutter.

Gül ist heute 39 Jahre alt. Sie lebt auf 48 Quadratmetern in einer Dachgeschosswohnung im Randgebiet von Köln. Jede Woche einmal besucht sie ihre Psychotherapeutin, mit der sie immer noch viel über ihre Kindheit spricht. Die Zerstörungen ihres Gesicht sieht nur, wer genau hinschaut. Gül versteckt sich nicht vor der Welt, erträgt stoisch die Blicke der anderen in der Bahn und auf den Straßen. Manchmal sagt sie nichts, manchmal fragt sie voller Wut im Bauch: »Gibt's was zu glotzen?« Ein Kopftuch würde sie nie tragen, anders als ihre Tante, ihre Cousine und ihre Schwägerin, die Frau ihres großen Cousins, die alle tief religiös sind. Mit Kopftuch wäre es nicht möglich, die Haare über die linke Gesichtshälfte fallen zu lassen.

Den älteren Handwerker, den Güls Cousine Necla gerne »den Kurschatten« nennt, trifft sie bis heute gelegentlich. Auch wenn es manchmal schwierig ist, hält Gül Kontakt zu ihrer Familie, und die Fotos ihrer fünf Nichten und Neffen, die mittlerweile schon in der Pubertät oder erwachsen sind, schmücken die Regale in Flur und Wohnzimmer. Zu dem Neffen, um den sie sich im Säuglingsalter viel gekümmert hat, hat sie Kontakt.

Immer noch träumt sie davon, eines Tages mit dem richtigen Mann an ihrer Seite selbst Mutterglück zu erleben.

Für Siegmar Reinert wird Gül immer eine einzigartige Patientin bleiben. Es gibt nur sehr wenige, die er so lange auf ihrem Weg begleitet hat – viele mit ähnlich ausgedehnten Entstellungen starben irgendwann an ihrer Grundkrankheit oder schlicht am Alter, denn die Krebserkrankungen des Mund-, Kiefer- und Gesichtsbereichs treten typischerweise im höheren Lebensalter auf. An Gül konnte er seine ganze Kunst anwenden und ist stolz auf das erreichte Resultat. Mit den heute zur Verfügung stehenden Techniken würde es schneller gehen, aber nicht besser, findet er.

24 Jahre nach Auftreten des ersten roten Flecks in ihrem Gesicht und drei Jahre nach ihrer letzten OP hat Gül heute alle Voraussetzungen für ein weitgehend »normales« Leben, findet Reinert. Medizinisch bleibt nicht mehr viel zu tun – vielleicht wird er ihr irgendwann noch einen Goretex-Zügel vom Jochbein zum Mund implantieren, denn Güls linker Mundwinkel hat sich durch die gespannte Haut des Halses etwas nach unten gezogen. Eine Asymmetrie, die man relativ problemlos beseitigen könnte, aber Gül hat erst mal genug Operationen hinter sich, findet er.

Gül ist eine von ganz wenigen, die seine Privatnummer besitzen. Irgendwann in der Tübinger Zeit hat sie sich versprochen, ihn aus Versehen geduzt – er lächelte sie an und sagte, einer spontanen Eingebung folgend: »Belassen wir es doch dabei, ich heiße Siegmar.« Sie telefonieren in regelmäßigen Abständen.

Eine Frage beschäftigt Reinert bis heute: Warum erkrankte Gül aus völliger Gesundheit heraus an dieser rätselhaften Pilzinfektion, die bis heute kaum ein Arzt kennt? Nachdem er mehr über ihr Leben erfahren hat, glaubt er, dass ihre Verlassenheit in der Kindheit sicher eine große Rolle spielte. Doch viele Kinder erleben Derartiges und bleiben dabei gesund. Eine schlüssige Erklärung wird es wohl nie geben.

Bauchgefühl

Die Krankheit kam am zweiten Urlaubstag. Sie kam, als Helmke Sears sich so glücklich fühlte wie selten zuvor in ihrem Leben. Urlaub auf Elba. Sie hatten ein Hauszelt auf einem Campingplatz am Strand gemietet. Am Nachmittag suchten die beiden Kinder Muscheln, Helmke blätterte in Zeitschriften, ihr Ehemann Scott lag im Sonnenstuhl neben ihr, die Augen geschlossen. Welche Ruhe er ausstrahlte, dachte sie.

Sie hatten sich sechs Jahre zuvor auf dem Flughafen in San Francisco kennengelernt. Sie war Kundenberaterin in einer Werbeagentur und auf Geschäftsreise, er arbeitete dort als Banker und wohnte auf einem großen Segelboot im Hafen. Scott hatte breite Schultern, samtene braune Augen, lachte viel und liebte seine Harley-Davidson. Sie hatte sich sofort verliebt, er auch. Damals war Helmke schwanger gewesen, doch sie hatte bald die bröckelnde Beziehung zum werdenden Vater beendet und war noch im gleichen Herbst zu Scott in die USA gezogen. Dort kam ihre Tochter Jessica zur Welt, zwei Jahre später ihr gemeinsamer Sohn Julian. Scott machte in seiner Liebe nie einen Unterschied zwischen den beiden Kindern. Als sie das Heimweh packte, hatte sie ihn gefragt, ob er sich auch ein Leben in Deutschland vorstellen könnte. Er hatte alles für sie aufgegeben.

213

Jetzt lebten sie glücklich in einer Vierzimmerwohnung im Münchner Umland.

An jenem Abend auf Elba gingen sie im Dorf essen. Helmke vertilgte eine große Portion Spaghetti mit Muscheln, die Kinder eine Riesenpizza. Danach blickten sie bei einem Glas Rotwein aufs Meer, auf den Wellen spiegelte sich das Mondlicht.

Die Bauchschmerzen überfielen sie, als Scott schlief. Am Morgen lag sie zusammengekrümmt auf dem Feldbett. Wenn sie sich aufrichtete, hatte sie das Gefühl, Drahtseile würden sich durch ihre Gedärme spannen. Scott kaufte Schmerztabletten, massierte ihren Bauch, es half nichts. Noch glaubte sie, es seien die Muscheln, doch nach einer weiteren schlaflosen Nacht suchten sie das einzige Krankenhaus der Insel auf.

Der Arzt in der Notaufnahme trat hinter sie, versetzte ihr einen Stoß in die Lenden, dann übersetzte eine Krankenschwester: »Sie haben einen Nierenstein, wir müssen Sie heute noch operieren.« Sie blickte auf seine fettigen Haare, die ihm ins Gesicht hingen, auf seinen Schreibtisch, wo sich Papierstapel türmten und der Aschenbecher überquoll, und entschied, keine Sekunde länger zu bleiben.

Scott legte die Rückenlehne des Beifahrersitzes im geliehenen Mercedes-Geländewagen um und richtete ihr mit Kissen und Decken ein Bett. Kein Wort der Enttäuschung kam über seine Lippen.

In Deutschland dauerte ihre Odyssee noch weitere vier Wochen. Die Ärzte tippten auf Menstruationsbeschwerden, Reizdarm und Verstopfung. Obwohl Helmke nicht daran glaubte, nahm sie es als Freibrief, wieder arbeiten zu gehen. Gerade hatte sie ihre eigene Agentur gegründet, Kredite waren abzubezahlen, ihre Angestellten erwarteten ihr Gehalt. Sie hatten ein Haus am See gemietet, der Umzug stand unmittelbar bevor. Eine Auszeit konnte sie sich nicht leisten.

Sie kapitulierte am 29. Mai 1993, dem Tag des Umzugs, nach einer schlaflosen Nacht. Ihre Wohnung stand voller gepackter Kartons. Stundenlang hatte sie mit sich gerungen, ob sie Scott alleine lassen könne. Er wollte einen Krankenwagen rufen. Sie sagte nur: »Mach dir keine Sorgen, ich bin wieder da, wenn der Umzug beginnt.« Und fuhr selbst.

Das Krankenhaus sah eher nach einer Kurklinik aus, nur zwei Stockwerke hoch, umgeben von Park und Teich, mit großen Fenstern und gelbverputzten Mauern. Aber es lag nur zwei Kilometer entfernt, und immerhin war es eine chirurgische Klinik. Der Arzt in der Notaufnahme betastete ihren Bauch, der hart war wie ein Brett, röntgte sie. Darmverschluss, erkannte er sofort. Der gestaute Stuhlgang drohte unmittelbar, die Darmwände zu zerreißen. Er sagte: »Wir müssen Sie sofort operieren.« Und rief seinen Chefarzt an, der seine Urlaubsreise verschob, als er von dem Befund hörte.

Der Tumor, den sie im Dickdarm fanden, war groß wie ein Golfball. Sie entnahmen 60 Zentimeter Darm. Am nächsten Tag erklärte ihr der Stationsarzt, sie habe Glück gehabt. Helmke verstand zuerst nicht. Tumor, was bedeutete das?

»Heißt das, ich habe Krebs?«

»Dickdarmkarzinom: Das Schicksal nach Radikaloperation entscheidet sich in den ersten zwei Jahren.«
Lehrsatz der Bauchchirurgie

Wer wird von seinem Tumor geheilt, wer erleidet einen Rückfall? Wer wird zu einem normalen Leben zurückkehren, wer vorzeitig sterben? Nur für wenige Krebsarten lässt sich dies so genau vorhersagen wie für den Dickdarmkrebs.

Die Grenze zwischen Heilung und möglichem chronischem Leiden lässt sich in Millimetern angeben, sie verläuft exakt zwischen zwei Gewebeschichten, die den Dickdarm umhüllen.

Wuchert der Tumor nur in der innersten Schicht der Darmschleimhaut, ist es nahezu egal, wie bösartig das Gewebe unter dem Mikroskop aussieht – nach der Operation wird er höchstwahrscheinlich nicht wiederkommen. Unterhalb der Schleimhaut aber, in den angrenzenden Gewebs- und Muskelschichten des Darms, verlaufen Lymphbahnen und Adern, über die sich die entarteten Zellen im Körper ausbreiten können. Weit entfernt in anderen Organen können dann in den kommenden Jahren Tochtergeschwülste wachsen.

Bei Helmke Sears war der Tumor noch tiefer gewachsen, er hatte alle Muskelschichten durchdrungen und das Fettgewebe erreicht. Neun Lymphknoten waren tumorbefallen. Ihre Chance, die kommenden fünf Jahre zu überleben, lag bei 25 bis 35 Prozent – so der wissenschaftliche Stand damals.

Sie war eine Frau, die gerne der Wahrheit ins Gesicht blickte. Es brauchte nur wenige Tage, dann hatte sie ihr ganzes Denken der neuen Situation angepasst. Sie saß auf einer Bank im Park, neben sich den Infusionsständer, lauschte den Vögeln und atmete die frische Luft, in der schon der Sommerduft lag. »Ich fühle mich wie neugeboren«, notierte sie später in ihr Tagebuch, und wenige Zeilen darunter: »Ich muss noch mindestens sechs Jahre durchhalten. Dann sind die Kinder aus dem Gröbsten heraus und selbständig genug, um mit Scott alleine zurechtzukommen.«

Die Chemotherapie überstand sie gut. Morgens vor dem Spiegel riss sie an ihren Haaren, sie blieben fest verwurzelt.

Nur stark abgenommen hatte sie in den vergangenen Wochen, ihr Körper fühlte sich schwach und zerbrechlich an.

In den Wochen darauf zog sie schonungslos Bilanz. Warum hatte es ausgerechnet sie getroffen? Sie war 35 Jahre jung, Dickdarmkrebs hingegen war eine Erkrankung des höheren Alters.

Hatte sie sich ihr Leben schöngeredet, nur weil es jetzt besser war als ihre Kindheit? Der Vater, Alkoholiker, kalt, abwesend, hatte sie geschlagen. Als sie 14 war, hatte er gesagt: »Mit einer Hure esse ich nicht am Tisch.« Die Mutter: unterwürfig. Die Familie zerbrach. Ihre Brüder und Schwestern gingen eigene Wege, keiner hielt Kontakt, alle wollten vergessen, wie schlimm es zu Hause gewesen war.

Helmke war stark geworden durch die Verletzungen. Sie spürte in sich eine unerschöpfliche Kraft. Sie arbeitete sich hoch. Realschule, Ausbildung zur Werbefachfrau, eigene Agentur, Glamourwelt.

Ihr Leben war ganz anders als das ihrer Eltern. Es war ihr später Sieg. Aber die Opfer waren groß: Sie arbeitete zwölf Stunden am Tag, oft am Wochenende. Sie fühlte sich unter Dauerstrom, auch privat. Scott sprach kaum Deutsch, hatte sich nie beworben, verdiente kein Geld. Sie musste etwas ändern – und notierte auf einem Schmierpapier ihren neuen Plan:

Stressoren: Hilfen zur Reduzierung.
Termindruck, Hetze, Zeitnot: Termine besser verteilen.
Totale Verantwortung privat: Aufgaben an Scott abgeben.
Totale Verantwortung geschäftlich: Aufgaben an Mitarbeiter abgeben.
Dauerndes Telefonklingeln: Anrufbeantworter anschaffen.

Streit mit Scott: Erst beruhigen, dann reden und Lösungen suchen.
Ärger mit Eltern und Geschwistern: Keine Erwartungen stellen. Kontakt reduzieren.
Bewegungsmangel: Plan aufstellen. Klein anfangen.
Menschenansammlungen: Aus dem Weg gehen. Je weniger, desto besser.
Finanzprobleme: Finanzplan erstellen.

In ihren Träumen malte sie sich eine rosige Zukunft aus. Sie würde mehr Zeit für ihre Familie haben und viele Freunde treffen. Sie würde im Garten Gemüse anbauen und Blumen pflanzen, mit Scott auf einer Harley durch Amerika touren und im Schlauchboot auf dem Colorado River raften.

Voller Tatendrang kam sie aus der Reha in ihr neues Zuhause, das Haus am See, das Scott nun alleine eingerichtet hatte. Die neue Umgebung, die in verschiedenen Farben gestrichenen Zimmer, ein Ohrensessel, den er ihr für ihre Erholung gekauft hatte, alles beflügelte sie. Sie kaufte sich Bücher mit Titeln wie *Die Anti-Krebs-Diät,* ließ sich täglich Mistelextrakt in den Bauch spritzen, probierte Bachblüten, Kügelchen, Vitamintabletten und übte sich im »positiven Denken«. Ihrer Familie tischte sie Obst, Gemüse und Tofu auf, kurz: Sie plante ihr neues Leben so perfekt, wie sie die Gründung ihrer Werbeagentur betrieben hatte.

Allmählich aber merkte sie, dass sie vom gesunden Essen kein Gramm zunahm und die Kinder still darunter litten. Dass der Druck, gesund zu leben und alles richtig zu machen, sie so stresste wie der Beruf, der immer noch genauso anstrengend war wie vor der Krankheit. Es war das gleiche Muster wie früher, sie hatte nichts gelernt. Sie warf die Ratgeber in den Müll. Auf den Speiseplan durften wieder Schnitzel, Pizza und Pommes Frites. Für weitere Lehren blieb ihr keine Zeit, sie versank in der Routine des Alltags, der bewältigt werden musste.

Ein Jahr, einen Monat und einen Tag nach der ersten Operation erhielt Helmke Sears die niederschmetternde Diagnose: Tochtergeschwulst in der Leber. Ihr Arzt schickte sie ins Klinikum Großhadern nach München. Endlos lange Krankenhausflure, Neonlicht, Anonymität, sie sehnte sich zurück in die kleine chirurgische Klinik zu dem netten Chefarzt. Am Morgen nach der Aufnahme strömte ein großer Pulk Ärzte in ihr Zimmer und umkreiste ihr Bett. Der Oberarzt, ein Professor Karl-Walter Jauch, referierte über ihren Tumor, ohne sie anzusehen. Sie ließ es sich nicht lange bieten:

»Verdammt noch mal, vor Ihnen liegt ein Mensch. Ich habe ein Recht zu erfahren, woran ich bin, und ich will mitentscheiden dürfen.« Er blickte sie verdutzt an. Lächelte. Fragte, wie es ihr gehe.

Es war ein Moment, den sie nie vergessen sollte. Der Moment, in dem sie einen ihrer beiden späteren Lebensretter anblaffte. Der Moment, in dem sie begriff, dass es möglich war, aus der Masse der namenlosen Patienten hervorzutreten. Sie würde sich nie einfach nur dem fügen, was ihre Ärzte anordneten. Sie wollte beteiligt sein, verstehen, durchdringen.

Was sie noch nicht ahnte: Bald schon würde ihr nacktes Überleben davon abhängen. Bald schon würde sie von ihren Ärzten alles einfordern, was die Medizin zu bieten hatte – nicht die Standardbehandlung, leitlinienkonform und an Überlebensstatistiken orientiert, sondern die theoretischen Möglichkeiten. Sie würde ihnen flüchtige Gedanken an entlegene Therapiemöglichkeiten entlocken, Gedanken, die einem Arzt normalerweise kommen und die er wieder verwirft, weil es scheinbar zahlreiche gute Gründe gibt, nicht weiter darüber nachzudenken. Nur deshalb würde ihre Krebserkrankung später einen einzigartigen Verlauf nehmen.

Der Eingriff war Routine. Die Ärzte entfernten ihr einen Teil der Leber, Helmke war bald wieder auf der Höhe. Einige Monate später reiste sie auf Rat einer guten Freundin zu einem Zentrum für alternative Krebstherapien nach England. Dort lernte sie, sich vorzustellen, wie die Krebszellen während einer Meditation im Körper zerstört werden. »Visualisierung« – die Methode sollte den Verlauf einer Krebserkrankung angeblich positiv beeinflussen. Viele Onkologen glaubten daran, sicher bewiesen war sie jedoch nicht. Helmke glaubte nicht an alternative Heilmethoden – jedoch fiel es ihr nicht schwer zu visualisieren. Denn schon immer hatte sie sich den Krebs als Feind im Darm vorgestellt.

Das war ein Punkt, der sie von vielen Menschen unterschied. Oft litt sie unter dieser Unfähigkeit wegzublicken – auch wenn es um Freundschaften und Beziehungen ging. Andere Krebspatienten, die sie mittlerweile kannte, waren ganz anders. Sie fanden ihr Glück darin, so zu tun, als gäbe es die Krankheit nicht. Wahrscheinlich blickten diese auch bei den Konflikten mit ihren Mitmenschen lieber weg und waren damit zufrieden. Was war besser, was schlechter? Zunächst schien es, als würde Helmke ihren inneren Kampf verlieren.

Der Krebs schritt aggressiv voran, und nur ein halbes Jahr nach ihrem ersten Rückfall erlebte Helmke Sears den zweiten. Wieder Lebermetastasen, diesmal mehrere. Wieder kam sie ins Klinikum Großhadern. Wieder musste sie die langwierigen und erniedrigenden Fragen und Prozeduren über sich ergehen lassen: Stuhlgang beschreiben – wie peinlich. Warum konnte sie nicht Brustkrebs oder Lungenkrebs haben, dachte sie. Ausziehen. Hinlegen. Einatmen. Ausatmen. Umdrehen. Einatmen. Spritzen. Kanülen. Infusionen. Schläuche. Sie fühlte sich nackt, der Neugierde der Ärzte ausgeliefert.

Matthias Anthuber überragte die meisten seiner Kollegen um einen halben Kopf. Früher, als er noch Handball in der deutschen Nationalmannschaft spielte, hatte er seine Körpergröße als Vorteil empfunden. Das war nun schon einige Jahre her, am Ende seines Medizinstudiums hatte er den nervenzehrenden Spagat zwischen Sport und Beruf nicht länger durchhalten können. Jetzt, als Chirurg, musste er sich mit seinen 1,90 Metern weit hinunterbeugen, um zu operieren – es war nicht eben praktisch. Aber er liebte seinen Beruf, etwas anderes war für ihn nie in Frage gekommen. Sein Vater, Chefarzt für Chirurgie im bayerischen Simbach, hatte ihn und seine beiden Brüder so nachhaltig mit seiner Leidenschaft geprägt, dass alle drei Medizin studiert hatten und in operativen Fächern arbeiteten.

Chirurgen eilt der Ruf voraus, sie interessierten sich nicht für die Schicksale ihrer Patienten, sondern nur für ihre Eingeweide. Anthuber stand dieser Mentalität kritisch gegenüber, er hatte vom Vater einen Leitsatz übernommen: »Chirurgie ist mehr als Operieren.«

Im Winter 1994 führte Anthuber als Assistenzarzt die Station H7, Allgemeinchirurgie, und hatte viel mit Krebspatienten zu tun. Bevor er dort das erste Mal Helmke Sears begegnete, sah er ihre Leber in Computertomografie-Schnitten auf einem Bildschirm. Er erkannte sofort: Sie war inoperabel. Mindestens zwölf Tochtergeschwülste, kaum gesundes Gewebe dazwischen.

Er blätterte durch die Krankenakte. Die Frau, die zu den

Bildern gehörte, war fast auf den Monat so alt wie er. Erstdiagnose Dickdarmkrebs im Frühjahr 1993, OP, damals schon fortgeschrittenes Stadium. Vor einem halben Jahr Tochtergeschwulst in der Leber, Teilresektion hier am Haus, sein vorgesetzter Oberarzt Karl-Walter Jauch hatte die OP durchgeführt. Jetzt erneut Rückfall.

Hatten die Krebszellen schon weiter gestreut? Oder war nur die Leber betroffen? Das war eine entscheidende Frage für die Prognose, aber eine sichere Antwort war unmöglich. In jedem Fall aber würde sie höchstwahrscheinlich nur noch wenige Jahre leben.

Wie sehr er diese Gespräche verabscheute. Gleich würde er einer schwer gezeichneten Frau gegenübersitzen, die Augen in tiefen Höhlen und voll banger Hoffnung. Manche Patienten sahen schon an seinem Gesichtsausdruck, dass er keine guten Nachrichten brachte, ihr Blick wurde dann leer. Er gab sich einen Ruck. Am besten gleich hinter sich bringen.

Als er das Krankenzimmer betrat, glaubte er, sich in der Tür vertan zu haben. Die Frau passte vom Alter her zur Akte, aber er sah keine Spur eines fortgeschrittenen Krebsleidens. Die lockigen braunen Haare glänzten, ihr Gesicht mit den ebenen Zügen hatte einen gesunden braunen Teint, sie war groß und schlank, doch nicht ausgezehrt, und sie strahlte ihn aus blauen Augen an.

Als er ihr dargelegt hatte, wie es um sie stand, brach sie nicht zusammen, weinte nicht, fragte nur: »Und was können Sie tun?« Noch perplex, erklärte er ihr, dass nur noch eine lokale Chemotherapie für sie in Frage komme. Die Infusionen sollten direkt über die Leberschlagader zu den Metastasen laufen, so könnte das Mittel in maximaler Konzentration seine zerstörerische Kraft auf den Krebs entfalten.

»Dann fangen Sie gleich an, oder?«

»Nicht ganz«, erklärte Anthuber. Zuvor müssten sie noch eine Spezialuntersuchung zur Beurteilung des anatomischen Verlaufs der Leberschlagader durchführen. »Aber das ist reine Routine.«

Er blieb noch bei ihr, sie erzählte ihm von ihrem Leben, ihren Kindern, ihrem Mann, den sie liebte. Sie hatte eine mädchenhafte Ausstrahlung, konnte wunderbar lächeln, wirkte weich und liebevoll. Sie sprach von der Krankheit und davon, wie wichtig es sei, dass er ihr immer die Wahrheit sagte. Er musste es ihr versprechen, sie schlossen einen Pakt. Dann plötzlich sagte sie jenen Satz, der ihn tief in der Seele traf und an den er später so oft denken würde. Ihre Stimme schwang um, er spürte eine Entschlossenheit, die er nicht von Patienten kannte, die soeben erfahren hatten, dass sie nicht mehr lange zu leben hatten. »Ich bin bereit, alles zu ertragen, damit meine Kinder so lang wie möglich ihre Mutter haben.«

Bei etwa 15 Prozent aller Menschen verläuft die Leberschlagader untypisch. Diese anatomische Variante ist normalerweise bedeutungslos. Jedoch kann in einem solchen Fall kein Port gelegt werden, über den Medikamente direkt der Leber zugeführt werden. Eine »lokale Chemotherapie« über die Leberschlagader ist dann unmöglich.

Helmke Sears war von der anatomischen Variante betroffen.

Matthias Anthuber erfuhr das Untersuchungsergebnis schon wenige Stunden nach seinem ersten Gespräch mit ihr. Er wusste, was es bedeutete: Es gab keine andere Therapieoption mehr als die »palliative Chemotherapie«. Das Wort »palliativ« umschrieb mildernde Umstände beim Todesurteil, jedoch keinen Aufschub. Das Medikament würde über die Armvene gegeben. Es würde ihre Beschwerden und

Schmerzen lindern und ihr das Sterben erträglicher machen. Wahrscheinlich hatte sie nur noch wenige Monate.

Er klappte die Akte zu. Mein Gott, dachte er – eine Frau, so jung wie er. Sie würde ihre Kinder nicht aufwachsen sehen. Er selbst hatte noch nicht mal eigene Kinder. Was würde ich jetzt wollen, wenn ich an ihrer Stelle stünde, überlegte er. Es war eine rhetorische Frage, denn er wusste die Antwort schon. Er würde auf volles Risiko gehen. Aber konnte er das, woran er jetzt dachte, einer Patientin anbieten? Er versuchte es andersherum zu sehen: Durfte er dieser Patientin, die alles wissen wollte, verschweigen, dass es diese Möglichkeit gab?

An das nachfolgende Gespräch erinnerten sich Helmke Sears und Matthias Anthuber später unterschiedlich. Er glaubt, er habe den riskanten Eingriff zuerst vorgeschlagen. Sie glaubt, sie habe ihn danach gefragt, denn sie hatte schon davon gehört.

»Ich werde das nicht allein entscheiden können«, schloss Anthuber. »Lassen Sie mich zunächst mit dem Oberarzt Dr. Jauch sprechen. Dann tragen wir es in die große Runde. Alle müssen dazu stehen, dass wir das versuchen!«

»Du spinnst«, sagte Jauch. »Vielleicht denkst du mal an letzte Woche zurück? Nie mehr bei Krebspatienten, haben wir gesagt.«

Anthuber wusste, was er meinte. Die Patientin aus Niederbayern war jung gewesen wie Helmke Sears. Sie hatte an einem inoperablen Krebs der Gallenwege gelitten. Nach dem Eingriff war es ihr gutgegangen. Zehn Tage später dann eine seltene, doch nicht untypische Komplikation: Riss einer OP-Naht an der Leberschlagader. Massenblutung. Tod auf dem Weg zum OP-Saal.

Doch selbst wenn die Operation gelang, waren die Folgen zu bedenken: Helmke Sears war schon geschwächt. Damit ihre Kräfte nicht noch weiter verfielen, müsste sie auf die Chemotherapie verzichten. Nach dem Eingriff aber würde sie Immunsuppressiva brauchen, also Medikamente, die ihre körpereigene Abwehr unterdrückten – möglicherweise fatal bei einer Krebserkrankung, die sich dann umso rascher ausbreiten könnte.

»Wir sind nicht die Ersten, die das ausprobiert haben, das weißt du so gut wie ich«, fuhr Jauch unerbittlich fort. Natürlich wusste Anthuber das. Es gab keine großen Studien, nur Berichte über kleine Fallserien, aber sie kamen zu vernichtenden Ergebnissen. Bei einem Großteil der Patienten kam der Krebs innerhalb der ersten zwei Jahre zurück.

»Wenn es schiefläuft, Matthias, nehmen wir ihr die letzten schönen Wochen.«

Die Argumente sausten auf Anthuber nieder wie Hammerschläge. Sie erreichten seinen ärztlichen Sachverstand, und er musste Jauch in allem recht geben. Trotzdem rebellierte etwas in ihm, ein Bauchgefühl, dem er nur zu gerne nachgeben wollte. Wer wusste schon, welche individuellen Voraussetzungen jene Patienten gehabt hatten, über die die anderen Ärzte in ihren Publikationen berichtet hatten. Um zu verstehen, warum viele von ihnen schnell gestorben waren, müsste man jeden Einzelfall im Detail analysieren.

Anthuber dachte an jene Frau, über die ein Fachkollege aus Hannover auf einem Kongress erzählt hatte. Zwar hatte sie nach dem Eingriff bald wieder Metastasen bekommen, aber die waren operabel gewesen. Sie hatte 15 Jahre überlebt. 15 Jahre statt einige Monate! Kein Patient war wie jeder andere. Helmke Sears war jung. Ihr Allgemeinzustand war hervorragend. Ihr Überlebenswille war unermesslich. Wer, wenn nicht sie?

»Versetz dich doch mal in ihre Lage«, versuchte er es. »Was würdest du wollen?«

»Das steht doch hier gar nicht zur Debatte«, konterte Jauch. »Wir können die Folgen viel besser einschätzen und wissen genau, worauf wir uns einlassen.«

Die Hierarchie war klar. Jauch war der Erfahrene, Anthuber der Jungspund. Jauch war Oberarzt, habilitiert, eine Autorität in der Bauchchirurgie – Anthuber war gerade mal Facharzt. Jauch würde die Operation, über die sie hier diskutierten, durchführen müssen, Anthuber wäre nur erster Assistent. Wenn es schiefging, würde Jauch den Kopf hinhalten müssen, nicht Anthuber. Wie lange wollte er jetzt noch weiterdiskutieren?

Jeder andere Assistenzarzt wäre schon eingeknickt. Anthuber aber dachte an seinen Auftrag – und nahm noch ein letztes Mal Anlauf. Er und Jauch waren streiterprobt. Sie waren befreundet, er durfte ihn »Charly« nennen, sie trafen sich abends, ihre Frauen kannten einander. Sie trugen ihre Differenzen gerne auf dem Tennisplatz aus, und dort hatte Charly keine Chance gegen seinen Assistenzarzt.

»Komm, lass uns mit ihr sprechen und alle Risiken schonungslos auf den Tisch legen. Sie hat verdient, dass wir aufrichtig sind. Ich glaube, sie wird alle Argumente gut abwägen, und vielleicht entscheidet sie sich ja dagegen.«

Die Lebertransplantation gilt als eine der schwierigsten Organverpflanzungen. Sie ist mit etlichen Risiken behaftet, was auch daran liegt, dass sich die Patienten häufig schon länger in einem schlechten Allgemeinzustand befinden. Die Hauptgruppe der Empfänger sind Patienten mit Leberzirrhose – ihre Leber droht zu versagen, nachdem chronische Entzündungen, Infektionen, Alkohol- oder Medikamentenmissbrauch sie schwer geschädigt haben.

Menschen mit Leberversagen sind – anders als solche mit Nieren- oder Herzversagen – vom unmittelbaren Tod bedroht, weil es bis heute keine Geräte gibt, die die Entgiftungsfunktion der Leber auch nur vorübergehend übernehmen können. Deshalb werden auf der Warteliste diejenigen Patienten bevorzugt, deren Zirrhose schon lebensgefährdend weit fortgeschritten ist.

Im Jahr 1995 blickte Helmke Sears zwar dem Tode ins Auge, sie war jedoch gemäß einer stillen Übereinkunft der deutschen Lebertransplantationszentren als mögliche Organempfängerin praktisch ausgeschlossen. Das schien vernünftig, denn es war nicht statistisch belegt, dass sie davon profitieren würde. Eine Leber für sie wäre also »verschenkt«, weil sie vermutlich ohnehin sterben würde – wohingegen ein Leberzirrhose-Patient nach der Transplantation möglicherweise noch Jahrzehnte leben könnte. Die Warteliste der potenziellen Leberempfänger war zwar kürzer als heute, trotzdem verstarben auch damals schon viele, bevor ein Organ für sie gefunden wurde.

Damals jedoch, zwei Jahre vor dem Inkrafttreten des Transplantationsgesetzes, hatten die Ärzte einen gewissen Ermessensspielraum, durften Einzelfallentscheidungen treffen. Die Messlatte am Klinikum Großhadern war hoch, Helmke Sears würde viele Untersuchungen durchlaufen müssen. Anthuber würde seinen Kollegen und Vorgesetzten beweisen müssen, dass sie noch nicht so nah am Tode stand, wie die Befunde es vermuten ließen. Dass der Krebs nach ärztlichem Ermessen noch nicht über die Leber hinaus gestreut hatte. Dass keine andere lebensbedrohliche Erkrankung vorlag. Dass ihr Körper stark genug war, um die Strapazen der Operation durchzustehen. Die Entscheidung würden dann alle Ärzte des Lebertransplantationsteams in einer gemeinsamen Abstimmung fällen.

Als Helmke Sears verstanden hatte, wie belastend die Prozedur wäre und wie mager die Erfolgsaussichten, sagte sie: »Ich brauche einen Tag Bedenkzeit. Darf ich heute nach Hause? Morgen haben Sie meine Entscheidung.«

Zu Hause bastelte sie mit den Kindern, als ob nichts wäre. Sie ging lange mit Scott spazieren. Es war graues Nieselwetter, in den nackten Baumwipfeln krächzten die Krähen, Kinder warfen den Enten im See Brotkrumen zu. Sie sprachen über die Chancen, aber auch über den schlechtestmöglichen Ausgang: »Ich habe Angst, dass ich danach an Geräten hänge und sich mein Sterben nur noch ewig hinauszögert«, sagte Helmke. Scott schloss sie in seine Arme und versprach, er werde nie zulassen, dass sie leide. Er gab ihr die Kraft, die sie brauchte. Er – und die Kinder, die nicht ahnten, wie es um sie stand.

Als sie am nächsten Tag Anthuber ihre Entscheidung mitteilte, hatte der den Eindruck, sie sei fest entschlossen, auch im Angesicht der schlimmsten denkbaren Szenarien. Als er es Jauch erzählte, wischte auch der Oberarzt seine Bedenken beiseite und wandelte sich zu einem Verfechter der Lebertransplantation. Das erwies sich als wichtig für die heiße Diskussion, die sie in der großen Runde durchstehen mussten. Gemeinsam gewannen sie auch Skeptiker für den Plan – einen Heilversuch, scheinbar gegen jede ärztliche Vernunft.

Der Untersuchungsmarathon dauerte mehrere Tage. Sogar einem Psychiater musste Helmke Sears Rede und Antwort stehen. Er befragte sie besonders detailliert über ihren Alkoholkonsum. Nach der Transplantation würde sie abstinent leben müssen, und Menschen, die das nicht durchhalten konnten – ein beträchtlicher Anteil derer, die an Leberzirrhose litten –, wurden von der Warteliste ausgeschlossen.

Anfang Februar 1995 saß Helmke Sears mit ihrer besten

Freundin in der Cafeteria des Klinikums und rauchte, als plötzlich Dr. Jauch vor ihr stand. Sie fühlte sich ertappt wie ein Schulmädchen, ließ die Zigarette verschämt unter den Tisch fallen. Er schien es nicht zu bemerken, strahlte über das ganze Gesicht:»Sie können sich freuen. Wir werden Sie transplantieren.«

Zuerst war Helmke Sears überglücklich. Aber zu Hause begann das Warten auf das Organ. Es war ein Rennen gegen die Zeit, nur dass Helmke nicht rannte, sondern saß. Unendliche Stunden kauerte sie in dem Ohrensessel, den Scott ihr gekauft hatte, eingehüllt bis zum Kopf in eine Wolldecke.

Sie starrte auf den »Europieper«, den sie immer bei sich trug, er schwieg. Sie fühlte sich schlecht, weil sie hoffen musste, dass ein gesunder Mensch sterben würde, dessen Organ mit ihrer Blutgruppe kompatibel wäre. Möglicherweise eine Mutter, jung wie sie.

Sechs Monate betrug die durchschnittliche Wartezeit auf das Organ. Vielleicht zu lang für sie. Im Badspiegel entdeckte sie die ersten Spuren des sich ankündigenden Leberversagens. Sie sah ihre Augäpfel gelb werden, ein Zeichen, dass ihre Leber den Blutfarbstoff nicht mehr ausreichend abbaute. Bald würde das geschwächte Organ auch das Essen nicht mehr in Einzelbestandteile aufspalten oder die Giftstoffe abbauen, die sich im Körper täglich anhäuften.

Der Zeiger an der Waage blieb jeden Morgen tiefer stehen – sie sah zu, wie sich ihr Körper auszehrte.

Ihr Grab hatte Helmke sich schon ausgesucht. Manchmal ging sie hinaus in die Winterluft, nahm den kurzen Fußweg vom Haus zum Friedhof, setzte sich auf eine Bank unter kahlen Ästen und stellte sich vor, dass hier in einigen

Wochen Scott und die Kinder sitzen würden. Das Gedicht eines namenlosen Dichters, das sie für die Beerdigung ausgesucht hat, sollte ihnen Zuversicht geben:

> *Steht nicht an meinem Grab und weint*
> *ich bin hier nicht, ich schlafe nicht*
> *ich bin die tausend Winde*
> *das Diamantglitzern auf dem Schnee*
> *ich bin der Sonnenschein auf reifem Korn*
> *ich bin der sanfte Herbstregen*
> *Wenn ihr aufwacht in der Morgenstille*
> *bin ich der schnelle Flügelschlag*
> *ich bin der Stern, sein mildes Licht in der Nacht*
> *steht nicht an meinem Grab und weint*
> *ich bin hier nicht.*

Mit Scott plante Helmke das Leben der Familie ohne sie. Scott – der liebende Hausmann an ihrer Seite, der sie umsorgte, verwöhnte, Kraft und Optimismus ausstrahlte. Ohne ihn würde sie diese Wochen nicht durchstehen. Trotzdem plagten sie Zweifel, ob er die Kinder finanziell durchbringen würde. Sie wollte, dass er mit ihnen in die USA ginge.

Die Kinder. Sie durften nichts von diesen Plänen erfahren, sie durften nicht wissen, wie ernst es um ihre Mutter stand. Jessica war erst sieben, Julian fünf. Es war ein Balanceakt – denn gleichzeitig erzog sie die beiden in rasendem Tempo zu mehr Selbständigkeit. Sie brachte ihnen das Schuhebinden bei, im Supermarkt drückte sie Jessica den Geldbeutel und Einkaufsliste in die Hand und schickte beide Kinder mit dem Wagen los.

Wieder waren es die Kinder, die Helmke das Gefühl gaben, sie durfte nicht sterben. Ihre Familie ohne sie, das war unvorstellbar.

Der 28. Februar 1995 war ein Faschingsdienstag. Ein heute verblasstes Foto zeigt Jessica und Julian als Prinzessin und Cowboy im Garten, beide lächeln unbeschwert in die Kamera.

Zur etwa gleichen Tageszeit, zu der dieses Foto entstand, hauchte eine Frau, 46 Jahre alt, nach einem schweren Autounfall in einer fremden Stadt ihr Leben aus. Sie trug einen Organspenderausweis bei sich. Zwei Neurologen hatten unabhängig voneinander den Hirntod diagnostiziert. Die Angehörigen waren informiert. Die Ärzte schickten ein Fax mit ihren Angaben in die niederländische Stadt Leiden zur Zentrale der Stiftung Eurotransplant. Ein Computerprogramm glich dort die Angaben der Frau mit denen aller Empfänger auf der Warteliste ab. Das Ergebnis: Im Klinikum Großhadern München gab es eine Patientin, die eine Leber brauchte. Ihre Blutgruppen deckten sich. Das Immunsystem der Patientin würde die Leber der Frau wahrscheinlich nicht abstoßen.

Das Telefon klingelte kurz vor Mitternacht. Das Organ war auf dem Weg! Unfassbares Glück. Sie hatte weniger als einen Monat gewartet.

Die Tasche mit den wenigen Habseligkeiten für das Krankenhaus war seit Wochen gepackt und stand neben dem Schrank. Scott versuchte, Freunde zu erreichen, jemanden zu finden, der sich um Jessica und Julian kümmerte. Doch niemand nahm ab. Sie waren auf Faschingspartys oder im Skiurlaub. »Bleib du hier, ich fahr allein«, versuchte Helmke Scott zu überreden. Doch er blieb eisern, wollte sie unbedingt begleiten. Nach vielen Telefonaten fanden sie endlich eine Bekannte, die sofort kam. Helmke warf einen letzten Blick ins Kinderzimmer. Jessica und Julian schliefen tief.

Im Auto schwiegen sie, während im Scheinwerferkegel

die Leitpfosten der Autobahn vorbeihuschten. »Die entscheidende Frage, ob ich sterben oder nach der Operation wieder aufwachen würde, lag unausgesprochen zwischen uns«, notierte Helmke später im Tagebuch. Im Krankenzimmer umarmten sie sich fest, krallten die Hände ineinander, dann ging Scott. »Seine Gefühle berührten mich zu sehr«, schrieb Helmke. »Das wollte ich nicht. Ich wollte nichts mehr fühlen.«

Organtransplantationen finden fast immer mitten in der Nacht statt. Das hat Konsequenzen, die kein Arzt gerne zugibt. Die Operateure haben dann oft lange Arbeitstage hinter sich und sind nicht so wach wie morgens um acht Uhr, wenn die OP-Routine beginnt. Stoßen sie nachts auf ungewöhnlich schwierige Verhältnisse, sind sie oft rascher geneigt, nach Schema F vorzugehen und eine Operation auch abzubrechen.

Der Hubschrauber, der das Organ für Helmke Sears brachte, landete um kurz vor vier Uhr morgens auf dem Landeplatz östlich des Klinikums Großhadern. Anthuber setzte den OP-Termin auf acht Uhr morgens fest. Später würde er das als großen Glücksfall ansehen.

Die Leber lag in einer Styroporschachtel, groß wie eine Campingkühlbox, eingebettet in gecrushtes Eis. Ein Lappen Fleisch, braunrot, dreifach verpackt in Zellophanbeuteln, schwamm er in einer gelblichen Konservierungsflüssigkeit.

Keine tolle Leber, dachte Anthuber, relativ groß und verfettet, nicht überraschend, denn die Spenderin war den Angaben zufolge korpulent gewesen. Seine Aufgabe war es nun, sie in einem Kaltwasserbad auf die Transplantation vorzubereiten, Fettgewebe abzupräparieren, die Stiele der Adern freizulegen.

Helmke Sears hatte eine unruhige Nacht. Dem Stationsarzt musste sie eine letzte Einwilligung unterschreiben, dann erschien der Anästhesist, der sie über die Narkose aufklärte und ihr ein Schlafmittel gab. Als sie endlich die Augen schloss, öffnete sich wieder die Tür, ihre beste Freundin stürzte herein, sie hatte den Spruch auf dem Anrufbeantworter abgehört.

»Geh bitte, ich will allein sein«, sagte Helmke. Die Freundin setzte sich an die Bettkante. Alles werde gut, sagte sie. Helmke wurde wütend. »Mach mir nichts vor! Warum versucht mich jeder zu trösten und mir einzureden, alles wird wieder gut? Woher wisst ihr das? Woher wisst ihr, dass ausgerechnet ich die Chance bekomme weiterzuleben?« Es war paradox: Helmke empfand weniger Panik, wenn sie dem Tod ins Auge blickte, als wenn sie sich jetzt am Leben festklammerte.

Sie versuchte, es der Freundin zu erklären, die lange zuhörte. Dann versprach sie, sich um Scott und die Kinder zu kümmern, falls Helmke nie mehr erwachte. Zum Abschied lagen sie sich in den Armen. Helmke weinte zum ersten Mal seit langem.

Später fiel sie in einen unruhigen Schlaf. Um sieben Uhr brachte eine Krankenschwester ihr das OP-Hemd. Waschen. Rasieren. Plötzlich spürte sie Optimismus in sich aufsteigen. Das Telefon klingelte. Scott.

»Ich liebe dich«, sagte sie. »Ich werde es schaffen. Und morgen werden wir uns sehen.«

»I love you, too. Everything will be okay«, sagte er. Helmkes Wut über solche Sätze war weg. Jetzt glaubte sie selbst daran.

Sie zitterte am ganzen Leib, als sie eingehüllt in warme Decken zur OP-Schleuse gefahren wurde.

Anthuber und Jauch waren hoch motiviert. Ihre Energie sollten sie für den nächsten Rückschlag brauchen. Der Bauchraum war gerade zehn Minuten eröffnet, da sagte Jauch unvermittelt:

»Das war's dann wohl. Lass uns zumachen.« Zwischen seinen Fingern hielt er einen knotig vergrößerten Lymphknoten. Er lag in einem Band, das die Leber mit dem Zwölffingerdarm verband. Beide wussten, was der Lymphknoten bedeutete: Der Krebs hatte vermutlich schon im ganzen Körper gestreut.

Anthubers Kopf war leer. Dann bemächtigte sich ein irrationaler Gedanke seiner. War er vielleicht einfach nur vergrößert, aber nicht vom Krebs durchsetzt? Eine letzte Hoffnung. Zeit gewinnen. Sichergehen. Zu lange hatten sie diese Operation vorbereitet. Jetzt aufgeben kam nicht in Frage.

»Lass uns einen Schnellschnitt machen«, sagte er.

Jauch gab nach, denn es ging um viel. Er schien das hören zu wollen.

Gewebeuntersuchung im Labor – nachts wäre es geschlossen gewesen. Sie hätten sofort am OP-Tisch entscheiden müssen. Sie hätten sich dafür entschieden abzubrechen, davon sind beide heute überzeugt.

Es würde eine halbe Stunde brauchen, bis das Resultat da war. Anthuber stellte sich vor, wie Helmke Sears erwachen würde. Wie er ihr erklären müsste, dass sie die Operation abgebrochen hatten. Dieser Frau, die bereit war, alles zu wagen. Er müsste ihr sagen: Wir haben nicht alles gewagt, wir haben vorzeitig aufgegeben. Unmöglich! Die kurze Schonfrist reichte ihm, um den nächsten Plan zu schmieden.

Das Ergebnis war eindeutig: Der Lymphknoten war vom Krebs befallen.

»Lass uns zusätzlich einen Whipple machen«, sagte Anthuber.

Zehn Minuten laute Worte am OP-Tisch. Wieder war es die Freundschaft zwischen beiden, die half. Ein anderer Operateur hätte Anthuber vermutlich einfach aus dem OP geworfen.

Die Whipple-OP, auf die Anthuber hinauswollte, war bei Helmke Sears nicht indiziert, sie war für ganz andere Erkrankungen vorgesehen. Sie beinhaltete das weiträumige Entfernen weiterer eventuell befallener Lymphknoten, des Zwölffingerdarms, eines Teils des Magens und der Bauchspeicheldrüse. Eine Rasenmähermethode. Vielleicht erwischten sie so zufällig einen Großteil der gestreuten Tumorzellen. Lebertransplantation plus Whipple. Zwei Operationen, die jede für sich genommen den Körper extrem belasten. Er wollte Helmke Sears beides zumuten – und glaubte, so in ihrem Sinne zu handeln. Es war irrational. Höchstes Risiko, maximal möglicher Gewinn, ein Eingriff, der so in keinem Lehrbuch beschrieben war.

Doch Anthuber schaffte es, seinen Oberarzt wieder zu entflammen. Es schien, als brauchte der geniale Operateur den jungen Wilden an seiner Seite, der noch an Wunder glaubte. Und daran, dass er, Jauch, die große chirurgische Herausforderung meistern würde. Der Erfahrene und der Bauchgetriebene – ein perfektes Team.

Beide wussten, auf welch schmalem Grat sie sich bewegten. Sie mussten gewinnen, Helmke Sears musste durchkommen – sonst würden Fachkollegen und vielleicht gar die Presse über sie herfallen. Schlagzeilen nach dem Motto: »Wenn der Chirurg den Tod bringt – ehrgeizige Ärzte setzen Leben ihrer Patienten für leichtfertige Experimente aufs Spiel.«

Nach sieben Stunden, um 15 Uhr, hatten sie eine Operation vollbracht, die es bei dieser Erkrankung und Indikation vermutlich nur einmal auf der Welt gab. Helmke Sears wurde auf die chirurgische Intensivstation gebracht.

Wenn sie jetzt die kommenden zwei Wochen überlebte, hätte sie vielleicht noch ein paar glückliche Jahre, dachte Anthuber, als sie seinem Blick entschwand. Um ihre Chancen noch zu steigern, würde er ihr eine weitere experimentelle Therapie verordnen, von der Onkologen gerade elektrisiert waren: Tumor-Antikörper. Erst seit kurzem war das erste Produkt gegen Darmkrebs auf dem Markt, Panorex®. Es gab kaum Erfahrungen.

»Wenn mir bewusst gewesen wäre, was diese Operation bedeutet, was ich aushalten muss und wie schmerzhaft sie ist, hätte ich einem weiteren Leben nicht zugestimmt.«

Tagebuch Helmke Sears, Tag 10 nach dem Eingriff

Ihr zweites Leben wurde ein anderes. Es war gleichsam, als ob sie zwar in dasselbe Haus zurückkäme, das sie verlassen hatte, aber im Laufe der kommenden Jahre warf sie alle Möbel raus, riss alle Wände ein. Schließlich stellte sie fest, dass auch das nicht reichte – und ließ die Abrissbirne kommen.

Die Möbel, das waren »Freundinnen«, die keine waren. Sie lebten im Dorf, organisierten sich zu Nachbarschaftshilfen, standen Helmke nach den Operationen zur Seite, pflegten und bemitleideten sie. »Sie meinen es so gut«, schrieb sie im Tagebuch. »Aber ich spüre, dass sich hier etwas vermischt, was ich nicht will. Ich will nicht befreundet sein müssen, weil ich krank bin und sie mich versorgen. Ich habe das Gefühl, ich kann nicht mehr wählen. Sie haben längst entschieden, dass wir Freundinnen sind und bleiben.«

Die Wände, das waren Freundschaften, von denen Helmke glaubte, dass sie ewig halten würden. »Was bin ich für sie? Helmke? Oder der Krebs?« Helmke testete ihre Freundinnen aus, ging an die Grenzen, erzählte von den schrecklichen Erlebnissen, beobachtete ihre Reaktionen. »Manche sehen sich durch mich mit ihren eigenen, tiefsitzenden Ängsten konfrontiert. Am Ende habe ich sie getröstet statt umgekehrt.« Vier tiefe Freundschaften blieben. Die zu ihrer treuesten, engsten Begleiterin gehörte nicht dazu. Jahre nach der Transplantation zerstritten sie sich, es ging um ein ganz anderes Thema. In Helmkes Seele blieb eine tiefe Wunde zurück, die nie ganz verheilte.

Helmkes Haus, das war Scott. Beide kämpften in den Jahren nach der Krankheit für ihre Liebe. Seit der Lebertransplantation fühlte sie sich hässlich und verunstaltet, ihr Körper hatte sich verschlossen. Scott litt. Seit Jahren stritten sie über das Dauerthema Arbeit. Er machte sich als Handwerker selbständig, die Werkstatt brannte ab.

Scott zog in die USA, fand sofort einen Job. Weihnachten 2000, nach nur sechs Monaten, stand er wieder vor ihrer Tür, zurückverwandelt in den selbstbewussten Mann, in den sich Helmke einst verliebt hatte. Er heuerte als Vertriebsleiter in einem Unternehmen an, das 450 Kilometer entfernt lag. Er bekam den Job, plötzlich schien alles zu funktionieren. Auch als Mann und Frau fanden sie wieder zueinander.

Doch bald warf der Krebs erneut seinen Schatten über die Beziehung. Wenn sie spazieren gingen, wenn Helmke die Wohnung putzte und saugte, immer spürte sie seine besorgten Blicke auf ihr, spürte die Aufforderung, die er nur selten aussprach: Streng dich nicht so an, du musst dich schonen. Sie wollte gesund sein. Aber in Scotts Augen würde sie wohl immer die bleiben, die sie gewesen war. Schwach, vom Tode bedroht.

Im Jahr 2005 zog Scott zurück in die USA – vorläufig

endgültig. Er verstand sie. Er hatte zu sehr auf sie geachtet, sich zu viele Gedanken gemacht, aber es war ein Teufelskreis, aus dem er nicht ausbrechen konnte. In den kommenden Jahren kam er zweimal im Jahr für eine Woche zur Familie. Für alle fühlte es sich dann kurz so an, als sei er nie weggewesen. Helmke und Scott fanden nie neue Lebenspartner. Die Scheidung zögerte er hinaus, sie insistierte nicht. Alles blieb offen.

Nach der zweiten Trennung von ihm vollzog Helmke 2006 im Alter von 46 Jahren ihre bislang letzte Metamorphose, brach mit ihrem alten Beruf, kehrte zurück zu ihrem Kindheitstraum: Afrika. Helmke eröffnete ein Safari-Reisebüro. Das Geschäft florierte, bald beschäftigte sie drei Angestellte.

Helmke Sears' Krebs ist nie zurückgekehrt. 18 Jahre hat sie ihren vorhergesagten Tod mittlerweile überlebt. Anthuber und Jauch glauben an ein Wunder. Sie selbst zweifelt immer noch – zumindest dann, wenn wieder eine Nachuntersuchung ansteht. »So war ich schon in der Schule. Eine Fünf erwarten und sich dann umso mehr über die Zwei freuen.« Sie lächelt.

Immer wieder huscht dieses Lächeln über ihr Gesicht. Auch wenn sie von ihren schlimmsten Monaten erzählt, stößt sie hier und dort auf eine kleine Anekdote, die sie amüsiert. Sie ist 54 Jahre alt. Immer noch trägt sie ihre Haare lang, immer noch ist in ihr die elegante, schöne Frau zu erkennen, die Anthuber damals kennenlernte. Für ihre Nachuntersuchungen ist sie ihm überallhin gefolgt. Sie lud ihn ein auf ihren 50. Geburtstag, dankte ihm und Jauch in einer Rede, dass sie diesen Tag erleben durfte. Er war zutiefst berührt.

»Langzeitüberlebende« nennt die Wissenschaft Fälle wie

Helmke Sears. Nicht zu verwechseln ist Langzeitüberleben mit »Spontanheilung«, also Heilung von einer Krebserkrankung, ohne dass der Patient eine von der Schulmedizin akzeptierte Therapie durchlaufen hätte. Die Arbeitsgruppe Biologische Krebstherapie des Klinikums Nürnberg hat bundesweit Fälle von Spontanheilungen gesammelt und nach harten Kriterien nachuntersucht. Von einigen tausend gemeldeten Fällen blieben gerade mal 21 übrig.

Keine Statistik erfasst Patienten wie sie. Helmke Sears ist ein Ausreißer. Die Wissenschaft, stets fokussiert auf logische Bezüge zwischen Krankheit und Therapie, akzeptiert solche Fälle schulterzuckend. Es gibt keine große Studie, die die spannende Frage beantwortet, ob Langzeitüberlebende bestimmte Charaktereigenschaften und Verhaltensmuster haben oder ob in ihrer Therapie bestimmte, sehr individuelle Faktoren eine Rolle gespielt haben.

Warum hat Helmke Sears überlebt? War es die Operation? War es ihr unbeugsamer Wille? War es ihre angeborene Fähigkeit zur »Visualisierung«, an die viele Ärzte glauben – dass sie sich also ihren Krebs schon immer vorstellte wie einen Feind? Waren es ihre Kinder und ihr liebender Ehemann Scott? War es die unerbittliche Konsequenz, mit der sie ihr Leben in den Jahren nach der Krankheit umpflügte? Und welche Rolle spielte bei ihrer Genesung das einzigartige Vertrauensverhältnis zu ihren Ärzten? Sie, die Misstrauische und Zweifelnde, hatte ihr Leben ohne Wenn und Aber in die Hände ihrer Chirurgen gelegt.

Anthuber glaubt, es gibt nicht den einen Grund, es war alles zusammen. Vielleicht sogar auch die experimentelle Antikörpertherapie nach der Transplantation – obwohl diese einige Jahre später wegen Wirkungslosigkeit vom Markt genommen wurde.

Damals wollte er den Fall Helmke Sears in einer Fachzeitschrift für Onkologie veröffentlichen. Als er den Artikel schon geschrieben hatte, entschied er sich dagegen. Andere könnten falsche Schlussfolgerungen aus dem Fall ziehen, fürchtete er. Patienten, die so schwer erkrankt sind wie damals Helmke Sears, hätten heute keine Chance auf eine neue Leber. Die Einzelfallregelung, über die sie auf die Warteliste gekommen war, gibt es längst nicht mehr.

Frühjahr 2011, ein sonniger Tag auf der Terrasse des Hauses am See. Scott ist am Tag zuvor aus den USA angereist, Jessica aus Innsbruck, wo sie Touristik studiert. Nur Julian hat sich mittags von der seltenen Familienzusammenkunft zum Volleyballspielen absentiert – vielleicht, weil er weiß, dass heute der Krebs das Thema ist. Anders als Jessica hat er nie mit seiner Mutter darüber gesprochen. So war er schon als Kind. Bei Krankenhausbesuchen versteckte er sich immer hinter dem Rücken des Vaters.

Zwischen ihnen auf der Terrasse trottet Sammy hin und her, ein Golden Retriever, zwölf Jahre alt, Knochenkrebs im Endstadium. Für Helmke ist er einer ihrer wichtigsten Begleiter in den Jahren nach der Krankheit – der Abschied wird schwer werden. Der Tierarzt wollte ihn schon vor vier Monaten einschläfern, doch Helmke hatte auf einer Amputation des Vorderlaufs und Chemotherapie bestanden. Warum sollte Sammy nicht die gleiche Chance bekommen wie sie selbst? Der Hund blinzelt in die Sonne und genießt die vielen Hände, die ihn streicheln. Es scheint, als hätte er mit dem Sterben gewartet, als wollte er noch diesen einen Tag mit seiner Familie erleben.

Was ist stärker, die große Liebe des Lebens oder die Krankheit? Die Frage an Helmke und Scott hängt lange in der Luft, hallt nach. Beide schweigen, rühren in ihren Kaffeetassen. Scott, nach langem Nachdenken: »Wohl die Krankheit.«

In dieser Nacht erleidet Sammy schwere Krampfanfälle. Am nächsten Tag lässt Helmke ihn einschläfern, zwei Wochen später verstreut sie seine Asche auf dem See. Es war richtig, denkt sie. Er hatte noch eine schöne Zeit. Sammy hat sie verloren, aber vielleicht Scott wiedergewonnen, hofft sie. Während sie hier steht, löst er gerade seine Wohnung in den USA auf. Einige Wochen später kommt er wieder zurück in das Haus am See. Seither leben sie wieder zusammen. Die Kinder sind glücklich, ihren Vater wiederzuhaben.

Epilog

Heute hat sich die Prognose von Krebspatienten in fortgeschrittenen Krankheitsstadien dank verbesserter Chemotherapien und neuer Tumor-Antikörper-Therapien deutlich verbessert. Immer noch aber hätten Betroffene wie Helmke Sears kaum Chancen, fünf Jahre zu überleben.

Am 28. Januar 2013 sorgte eine Studie norwegischer Wissenschaftler in der hochrangingen US-Fachzeitschrift *Annals of Surgery* für großes Aufsehen. Die Ärzte berichten über 21 Patienten mit inoperablen Tochtergeschwülsten nach Darmkrebs, denen sie Lebern transplantiert hatten. In Norwegen war dies aufgrund der dortigen Gesetzeslage und eines »Organüberschusses« möglich.

Nach fünf Jahren lebten immer noch 60 Prozent der Patienten. Ein sensationelles Ergebnis, verglichen mit den mageren Überlebensraten der Chemotherapie. Anders als bei Helmke Sears jedoch hatte die Krebserkrankung jener 21 Patienten zum Zeitpunkt der OP noch nicht erkennbar über die Leber hinausgestreut.

Als Anthuber die Arbeit las, fühlte er sich bestätigt. In Deutschland sieht er jedoch wegen des vorherrschenden »Organmangels« auf absehbare Zeit keine Chance für Patienten mit derart fortgeschrittenen Krebsleiden, auf die Warteliste zu kommen.

Ruhm

Als Gero Hütter die Idee seines Lebens hatte, arbeitete er als Stationsarzt auf der Onkologie am Berliner Universitätsklinikum Benjamin Franklin. Die Idee war so einfach wie genial, jeder seiner Kollegen hätte darauf kommen können, dachte Hütter. Er hatte Angst vor den Skeptikern, die sie ihm kaputtreden würden, ehe ein Projekt daraus entstanden wäre. Und vor den Ehrgeizigen, die die Macht hatten, ihm die Idee zu entreißen und so zu tun, als wäre es ihre.

Hütter empfand sich damals als ein Nichts in der starren Krankenhaushierarchie. »Es ist wie im Schützengraben«, pflegte er zu sagen: »Wenn man den Kopf hochhält, fliegen einem die Kugeln um die Ohren.« Er rieb sich in der täglichen Stationsroutine auf und hatte wenig Zeit, sich um die Forschung zu kümmern. Am Klinikum Benjamin Franklin aber herrschte ein ehernes Gesetz: »Nur wer schreibt, der bleibt.«

Mit 38 Jahren war Hütter noch nicht zu alt für eine wissenschaftliche Karriere, aber er fühlte sich oft so. Andere waren da schon Professoren oder Oberärzte mit eigenem Forschungsbereich. Es waren die mit den geradlinigen Wegen, Bestnote im Abitur, Medizinstudium mit 19, Doktortitel mit 25. Hütter hatte Haken geschlagen. Behütet aufgewachsen in einem bürgerlichen Elternhaus in der niedersächsischen Kleinstadt Celle, hatte er alle Chancen gehabt, früh seine Talente zu entdecken, aber die hatten sich damals noch versteckt.

Immer sah er sich im Schatten seines fünf Jahre älteren Bruders, der die besseren Noten nach Hause brachte, früh eine große Vorliebe für die Mathematik entwickelte und für den es immer schon klar war, dass er einmal Ingenieur werden würde.

Hütter träumte lieber davon, als Archäologe wie Heinrich Schliemann die Ruinen großer Städte auszugraben. Nach dem durchschnittlichen Abitur fiel er in eine Phase der Orientierungslosigkeit, in der er sich für Altertumswissenschaften an der Uni Köln einschrieb. Bald wusste er nicht mehr, wofür er das alles lernte – und beschloss, erst mal den Zivildienst hinter sich zu bringen. Im Krankenhaus beglückte es ihn, die Dankbarkeit der Patienten zu spüren. Er sammelte Wartesemester für das Studienfach Medizin und erhielt mit 23 Jahren endlich die Zusage der Freien Universität Berlin.

Zum ersten Mal in seinem Leben erlebte er Sinnhaftigkeit. Bald genügten ihm die Lehrbücher nicht mehr, er abonnierte so viele Fachzeitschriften, wie sein schmales Budget hergab.

In einer las er 1996 einen Kongressbericht, der ihn in Staunen versetzte: Es gibt Menschen, die nicht an der Immunschwächekrankheit Aids erkranken können. Sie sind von Geburt an resistent. Ein erblicher Gendefekt schützt sie, der ihren Vorfahren vermutlich Vorteile beim Überleben der großen Seuchen Pest und Pocken beschert hatte. Schon Menschen in der Bronzezeit trugen die Mutation in sich. Über die Jahrtausende hinweg hat sie sich in Mittel- und Osteuropa verbreitet, unter Afrikanern und Asiaten kommt sie praktisch nicht vor. Jeder zehnte Europäer trägt ein mutiertes Gen in sich, aber das genügt noch nicht – für einen nahezu hundertprozentigen, körpereigenen Schutz gegen das HI-Virus muss auch das Schwestergen auf dem Schwesterchromosom mutiert sein. Das trifft auf ein Prozent aller Europäer zu – sie sind immun gegen Aids.

Hütter merkte sich dieses Kuriosum aus irgendwelchen Gründen. Aids galt damals als eine untherapierbare, zum Tode führende Krankheit, und er hatte Angst davor. Niemals würde ausgerechnet er diese stigmatisierende Krankheit zu seinem Forschungsgebiet machen. Er sollte sich täuschen.

Tim Brown war so etwas wie ein Gegenentwurf zu Hütter. Er begann seinen Weg geradlinig, Wirtschaftsstudium in Seattle, Karriere als Banker. Als er 24 Jahre alt war, begann ihn sein Beruf zu langweilen, in ihm erwachte ein unersättlicher Hunger nach neuen Erfahrungen. Im Sommer 1991 packte er einen einzigen Koffer mit seinen Habseligkeiten und flog von Seattle nach Barcelona, weltbekannt für das ausschweifende Nachtleben und seine Schwulenszene. Tim, jungenhafter schmaler Körper, umschwärmt von Männern, trank von diesem Leben in gierigen Zügen. Er wechselte häufig die Partner, wohnte bei ihnen und kam mit Nebenjobs als Englischlehrer und Übersetzer über die Runden.

Er habe immer auf Kondomen bestanden, erklärte er später den Ärzten. Ein breitschultriger Sicherheitsbeamter der Stadtverwaltung aber habe ihn leichtsinnig werden lassen. Er kam in ihm. Tim spürte es, war wütend, aber da war es zu spät. Seither hatte er ein ungutes Gefühl, und im Sommer 1995 erhielt er die späte Bestätigung: HIV-Test positiv. Da lebte er schon in Berlin. Anfangs saß der Schock tief, er glaubte, nur noch zwei Jahre zu haben. Doch zu jener Zeit kamen neue Kombinationsmedikamente auf den Markt. Aids verlor seinen Schrecken, wurde aus der Sicht vieler Betroffener eine chronische, aber behandelbare Erkrankung. Tim gehörte zu den Glücklichen, bei denen diese Mittel ohne ihre mitunter schweren Nebenwirkungen blieben. So gewöhnte er sich an sein Leben mit HIV, ernährte sich gesünder und trieb viel Sport. Auch die sexuellen Eskapaden fanden ein Ende, als er Matthias kennenlernte, einen geschiedenen Vater von zwei Töchtern aus den neuen Bundesländern, der erst spät im Leben seine Vorliebe für Männer entdeckt hatte. Tim fügte sich den Werten, die seinem Lebenspartner so wichtig waren: Treue und Monogamie. An Matthias' Seite kam er zur Ruhe und fand in Deutschland etwas, das er in Amerika so nicht gekannt hatte – eine Familie. Matthias' Töchter liebten ihn, seine Eltern und Geschwister akzeptierten ihn wie einen Schwiegersohn und Schwager.

Im Sommer 2006 war dieses neue Leben plötzlich vorbei. Es begann mit einer bleiernen Müdigkeit, die ihn morgens nach dem Aufstehen nicht verließ. Dann kamen die Schmerzen, die in Wellen durch seinen Körper rollten, mal den Kopf, dann die Gelenke, dann den Magen befielen. An einem Nachmittag brach er auf seiner Laufstrecke im Park zusammen, Matthias musste ihn holen kommen. Der Hausarzt stellte eine schwere Blutarmut fest und schickte ihn ins Krankenhaus.

Gero Hütter blickte auf den flüchtig geschriebenen Einweisungsschein. Diagnose: Verdacht auf Leukämie, HIV-Infektion bekannt seit 1996, bisher nicht ausgebrochen. Eine seltene Konstellation, dachte er. Und katastrophale Blutwerte! Sofort Knochenmarkpunktion zur Sicherung der Diagnose und zentraler Venenkatheter für die Chemotherapie. Er selbst würde das übernehmen müssen, sein Kollege Daniel Nowak war frisch auf der Station, ein junger Forschertyp, der nach dem Studium ein Jahr im Labor verbracht hatte und noch kaum Klinikerfahrung besaß.

Der Patient lag allein im Zimmer. Er wirkte zerbrechlich, zu dünn für 1,75 Meter, seine warmen braunen Augen blickten aus einem hohlwangigen Gesicht. Es war das Stigma vieler langjähriger HIV-Infizierter, eine Nebenwirkung der Kombinationstherapie. Die Medikamente lösen das Unterhautfettgewebe auf, vor allem in den Wangen. Die beiden sprachen wenig, Hütter war zu sehr damit beschäftigt, keinen Fehler zu machen. Nicht auszudenken, wenn er beim Legen des Venenkatheters die Arterie treffen würde. Das Risiko bestand immer, und dann endete alles in einem Blutbad. Er schwitzte, sein Herz pochte. Es war seine alte Furcht, sich mit HIV zu infizieren.

Tim Brown fand den jungen Arzt sofort sympathisch. Er erschien weniger blasiert als die anderen, kompetent und auf unauffällige Weise gutaussehend mit seinem kräftigen Körperbau, den nach hinten gekämmten braunen Haaren, dem festen Blick hinter einer randlosen Brille, die Tim ihm gerne mal abgenommen hätte. Bestimmt schwul, hätte er damals gewettet.

Die unglaubliche Idee kam Hütter, als er den Laborbefund sah. Es war, als hätte sein Gehirn schon nach dem ersten Blick auf den Einweisungsschein unbemerkt ein Suchprogramm gestartet. Jetzt meldete es seinen Fund: jenen Artikel, den er als Student gelesen hatte – über Menschen, die resistent gegen Aids waren.

Tim litt, daran bestand jetzt kein Zweifel mehr, unter akuter myeloischer Leukämie – Blutkrebs. In seinem Knochenmark wucherte ein Klon bösartiger Zellen, sie würden bald andere Organe befallen. Überlebenswahrscheinlichkeit ohne Chemotherapie: null Prozent. Er würde vier Zyklen brauchen. Doch nur jeder fünfte Patient war danach geheilt, die anderen würden einen Rückfall erleiden und dann eine Stammzelltransplantation benötigen.

Genau hier lag die unglaubliche Chance: Hütter müsste einen Stammzellspender finden, der immun gegen Aids war. Die Chancen standen eins zu hundert. Vor der Transplantation würde das Immunsystem Tims mittels Zellgiften und Bestrahlung komplett zerstört – und damit auch jene weißen Blutkörperchen, die als trojanische Pferde für das HI-Virus fungierten.

In die neuen Immunzellen aber – diejenigen des Spenders – könnte das Virus nicht mehr eindringen. Denn ihnen würde eine Andockstelle namens CCR5 fehlen, über die das HI-Virus normalerweise eindringen konnte. Als hätte jemand den Türknauf abgedreht.

Tim Brown wäre dann der erste Mensch der Welt, der von seiner HIV-Infektion geheilt werden könnte.

»Ist das wirklich so, wie du sagst?«, fragte Oberarzt Igor Blau, als sie nach der Visite auf dem Gang standen, und rieb sich den grauen Bart. »Ist da noch niemand draufgekommen?«

»Ich habe die ganze Literatur durchforstet und nichts gefunden«, sagte Hütter.

»Du weißt aber auch, dass solche Experimente oft gar nicht publiziert werden, wenn sie nicht funktioniert haben.«

»Schon. Aber haben wir was zu verlieren?«

Blau hob den Zeigefinger, als hätte er eine Eingebung, dann machte sich auf seinem Gesicht ein Lächeln breit.

»Das ist genial! Lass uns sofort zum Chef gehen!«

Es war das, wovor Hütter Angst hatte. Dass zu viele von der Idee hörten, dass sie ihn, den unbedeutenden Assistenzarzt, abschießen würden – so nannte man das im Jargon der Wissenschaft.

Der Chefarzt trug den Titel »Direktor«. Er war Großbürger, ein Abkömmling einer Fabrikantendynastie, der Opern liebte und kurz vor der Pensionierung stand. Er regierte die Hämatologie im alten Stil, und manchmal fühlte sich Hütter an einen absolutistischen Herrscher erinnert. Blau fand das übertrieben – er hatte einen guten Draht zum Chef und achtete ihn für seine Erfolge. Gerade deshalb rechnete sich Hütter beste Chancen aus, mit Unterstützung Blaus seine Idee zu schützen. Der väterliche Oberarzt zeigte Solidarität mit denen, die sich noch bewähren mussten. Vielleicht lag es daran, dass Blau selbst vor wenigen Jahren als Überbleibsel der DDR-Zeit die Charité verlassen und sich neu behaupten musste. Hütter hatte lange unter ihm die Station geführt, sie verstanden sich ohne Worte. In Blau sah er seinen Mentor.

Der Direktor würde den Daumen heben oder senken. Wenn er ihn senkte, würde Blau trotzdem einen Weg finden, darauf vertraute Hütter. Denn er stand in bestem Kontakt mit allen Stammzellspende-Organisationen in Deutschland.

Dann saßen sie vor dem mächtigen Schreibtisch. Wie Hühner auf der Stange, dachte Hütter und erinnerte sich an sein Bewerbungsgespräch. Damals hatte er dem Direktor euphorisch die Hand hingestreckt, der aber hatte sie nicht ergriffen.

»Das ist großartig«, sagte der Direktor. »Sie müssen da Tag und Nacht dranbleiben, Herr Hütter. Das machen wir, das lassen wir uns von niemandem wegnehmen!«

Dann waren sie auch schon wieder aus der Tür, und Hütter, erleichtert, bat Blau, so lange wie möglich Stillschweigen über das Projekt zu bewahren. Vor allem einen Arzt wollte er so umgehen: Professor U., den Leiter der Abteilung für Stammzelltransplantation. Hütter war nur einmal mit U. aneinandergeraten, aber seit diesem Streit wusste er, mit diesem Mann würde er niemals zusammenarbeiten können. Damit sollte er recht behalten.

Tim erstarrte innerlich, als er die Diagnose hörte. Er, der das Leben mit allen seinen Gefahren genommen hatte, stand jetzt am Abgrund und war nicht mal schuld. Matthias weinte mit ihm.

Die Chemotherapie wurde zu einer existenziellen Erfahrung. Sie zerstörte nicht nur Tims Krebszellen, sondern auch sein Immunsystem. Während des dritten Zyklus überschwemmten Bakterien seinen Körper. Blutvergiftung. Seine Lunge füllte sich mit wässrigem Exsudat, er rang nach Luft, das Fieber stieg auf 41 Grad. Als die Ärzte ihn ins künstliche Koma versetzen wollten, um ihm die Qualen zu ersparen, weigerte er sich zunächst, glaubte, er würde nie wieder erwachen. Stunden später gab er nach. Matthias kam, sie tauschten letzte Worte aus für den Fall, dass es ein endgültiger Abschied wäre.

Entscheidend für die Suche nach einem geeigneten Stammzellspender sind Eigenschaften von Eiweißen auf der Zelloberfläche, die unter dem Kürzel HLA codiert werden. Sie müssen in hohem Maße zwischen Spender und Empfänger übereinstimmen. Weichen die Typen stark voneinander ab, besteht das Risiko, dass der Empfänger die fremden Stammzellen abstößt. Tödlich. Denn ein eigenes Immunsystem, das übernehmen könnte, existiert nicht mehr. Aber auch die

Spenderzellen können ihren neuen Wirt angreifen. Ebenso tödlich.

Vier Millionen Deutsche sind in fünf Spenderdateien erfasst, 17 Millionen gibt es weltweit. Die Chancen, fündig zu werden, variieren sehr von Mensch zu Mensch. Für jeden fünften Patient bleibt die Suche nach einem genetischen Zwilling ohne Erfolg.

Igor Blaus Computer war mit allen Datenbanken der Welt verknüpft. Er würde schon jetzt mögliche Spender für Tim Brown suchen, auch wenn noch gar nicht sicher war, ob er je einen brauchen würde. Das gehörte zur Routine.

Der Code, der Tims Leben retten sollte, bestand aus zehn Buchstaben und 16 Zahlen. Die Suche dauerte wenige Minuten. Als das Ergebnis auf dem Bildschirm erschien, rieb sich der Oberarzt verblüfft die Augen und rief Hütter zu sich.

»Schau dir das an«, sagte er und drückte seinem Stationsarzt den Stapel Papiere in die Hand. »Du brauchst nicht nachzählen. 232 mögliche Spender!«

Hütters Herz tat einen Sprung. Aus einer theoretischen Möglichkeit war eine reale Chance geworden. Er überflog die Zeilen und dachte wieder an die Zahl: Ein Prozent dieser 232 Personen wäre nach der statistischen Erwartbarkeit resistent gegen das HI-Virus – mindestens zwei mögliche Spender also, deren Stammzellen Tim nicht nur vom Krebs, sondern auch von der drohenden Erkrankung an Aids erlösen könnten.

Als Hütter noch am gleichen Tag Tim seine Idee unterbreitete, hatte der die schwersten Tage seines Lebens noch nicht lange hinter sich. Er trainierte verbissen, um wieder zu Kräften zu kommen. Täglich absolvierte er seine Sit-ups auf der Turnmatte, die Matthias ihm mitgebracht hatte. Tim wusste bereits, dass seine Chancen nicht allzu gut standen.

Der Krebs würde höchstwahrscheinlich zurückkehren, weil seine Chemotherapie wegen der Blutvergiftung nach zweieinhalb Zyklen abgebrochen worden war. »Mit HIV habe ich kein Problem«, sagte er. »Aber wenn Sie so einen Spender finden und ich wieder Krebs bekommen sollte, warum nicht?« Hütter verstand, dass Tim verhalten reagierte, vor allem natürlich wegen der beängstigenden Aussicht auf eine Stammzelltransplantation. Doch insgeheim hätte er sich ein wenig mehr Begeisterung erhofft.

Sie nannten Daniel Nowak das »Riesenbrain«. Dabei war der junge Assistenzarzt schüchtern und bescheiden. Hütter hatte ihn in den klinischen Alltag eingeführt. Sie waren lose befreundet und gingen gelegentlich nach der Arbeit ein Bier trinken.

Wenn Nowak dann von seinen Forschungsprojekten in der Molekulargenetik erzählte, war Hütter beeindruckt von dem wissenschaftlichen Sachverstand, gepaart mit einer akribischen Genauigkeit. Ein Technokrat, der im Labor Karriere machen würde, dachte er und fühlte sich an seinen eigenen Bruder erinnert. Nowak und er, Hütter, würden ein ideales Gespann geben. »Aber kein Wort davon in der großen Runde«, schärfte er ihm ein. Das Dreierteam für den Aufbruch ins Abenteuer war komplett: Hütter, Nowak, Blau.

Sie brauchten einen Gentest, mit dem sie die möglichen 232 Spender auf HIV-Resistenz nachuntersuchen konnten. Es gab noch keinen am Markt. »Kein großes Ding«, sagte Nowak. An einem Nachmittag erstellte er am Computer den Bauplan für ein Molekül, das den gesuchten Genabschnitt in der Erbsubstanz finden würde. Er schickte die Formel zu einem Labor, wo es nach seiner Bauanleitung zusammengesetzt wurde.

Jetzt also konnte er in der Erbsubstanz aller Spender denjenigen Abschnitt finden, auf dem das entscheidende Gen war – und musste nur noch eine lange bewährte Methode anwenden, um unter den vielen »normalen« Genabschnitten den einen zu finden, der mutiert war und den Code der HIV-Resistenz in sich trug.

Dabei würde ihm die Kraft des elektrischen Stroms helfen. Denn das Gen der HIV-Resistenten war deutlich leichter, ihm fehlte ein großes Stück, das in der Evolution abhanden gekommen war. Er würde ein kleines Wettrennen veranstalten, bei dem dieser Genabschnitt besser vorankäme als die anderen. Er würde das Erbmaterial aller Spender nebeneinander auf ein Gel auftragen und dann ein elektrisches Feld anlegen. Alles würde in Richtung Pluspol wandern und der eine, kürzere Genabschnitt würde es am weitesten schaffen. Er würde zu dem Menschen gehören, nach dem sie suchten.

Schwieriger war es, die Spender zu kontaktieren. Das Gesetz schrieb viele Formalitäten vor. Jeder von ihnen müsste von der Stiftung, bei der er registriert war, wieder einbestellt werden. Er müsste seine Zustimmung zu dem Gentest geben und verstehen, dass es manchmal nicht absehbare Konsequenzen haben kann, wenn eine Person weiß, dass sie Träger eines mutierten Gens ist. Schließlich könnte eine solche Mutation auch Nachteile haben, die man bislang noch nicht kannte. Fleißarbeit, die die Angestellten der Stiftungen viel Zeit kosten würde, sie würden Geld dafür verlangen. Das aber war kaum vorhanden, denn Hütter hatte darauf verzichtet, einen Forschungsantrag zu stellen. Die Zeit war zu knapp. Er verhandelte lange mit den Stiftungen, versuchte, sie zu begeistern, schrieb Projektpapiere und Aufklärungsbögen.

Im Herbst 2006 – Tim Brown war längst aus der Klinik

entlassen – kamen die Blutproben der Spender per Post. Nowak hatte viel mit anderen Projekten zu tun und übergab die Routinearbeit an seinen Schülerpraktikanten. An einem Nachmittag stand der Junge dann vor ihm: »Wir haben einen!« Spender Nummer 61. Nowak wurde heiß und kalt. Er wusste: Jetzt konnte etwas Großes daraus werden. Hatte er alles richtig gemacht? Den richtigen Genabschnitt ausgewählt? Er vergrub sich im Labor, überprüfte alles, analysierte den Genabschnitt von Spender 61 Baustein für Baustein, Nukleotid für Nukleotid. Alles stimmte.

Für Hütter war Spender 61 kein Grund zum Feiern, er fühlte sich in einer schizophrenen Situation. Als Wissenschaftler hoffte er auf die Gelegenheit zu einem einzigartigen Heilversuch. Als Arzt musste er hoffen, dass Tim gesund bliebe – dass der Krebs nicht zurückkehren würde. Dann aber wären alle ihre Bemühungen umsonst gewesen.

Sollte er jetzt Professor U. einweihen, den Chef der Abteilung für Stammzelltransplantation? Es wäre der letzte Moment, es zu tun, ohne dass der sich ausgegrenzt fühlen würde. Hütter entschied sich wieder dagegen. Er hatte ein ungutes Gefühl. Er packte alle Unterlagen in einen Ordner und beschloss, nicht mehr an den Fall Tim Brown zu denken.

Die Abteilung für Stammzelltransplantation verfügte über eine Klingel. Hinter zwei Glasschiebetüren öffnete sich eine Schleuse, wo Besucher sich die Hände desinfizierten und Kittel, Handschuhe und Mundschutz anlegten. Vor den sechs Zimmern lagen weitere Hygieneschleusen.

Tim Brown war fünf Monate nach seiner Entlassung eingewiesen und gleich hier aufgenommen worden. Rückfall, wieder Leukämie. Auf seinem Nachtisch stand ein Schutzengel aus Holz. Das Geschenk einer Freundin: »Der wacht darüber, dass dir nichts passiert.« Im Bett lag sein Teddy. Zwei Wochen würden die Vorbereitungen dauern. Zuerst Infusionen mit Zellgiften.

Dann, kurz vor der Transplantation, die Ganzkörperbestrahlung: Krankentransport in den Keller der Charité, Mundschutz, kaltes Neonlicht und klassische Musik, eine Stunde in völliger Bewegungslosigkeit. Unsichtbare Strahlen zerstörten das Knochenmark komplett, das ihn 41 Jahre lang vor den täglichen Angriffen der Mikroben geschützt hatte und diese Aufgabe auch jetzt, da er schwer erkrankt war, leidlich erfüllt hatte. Aber das alte Immunsystem musste zerstört werden, sonst würde es die Spenderzellen abstoßen.

Als diese Prozedur vorbei war, war Tim hilflos wie ein Fetus, der zu früh das Licht der Welt erblickte. Der harmloseste Erreger konnte ihn vernichten, es gab kein Zurück mehr. Noch nie fühlte er sich so allein.

Doch gleichzeitig freute er sich. Er spürte, dass das Experiment, das ihm ein halbes Jahr zuvor egal gewesen war, etwas Großes barg. Er sah sich in einer »heiligen Mission«, alles durchzustehen.

Der Tag der Transplantation, 16. Februar 2007. Matthias und eine Tochter waren gekommen. Tim hielt eine Ansprache an die Welt, Matthias führte die Videokamera:

»Ich bin der erste Mensch auf der Welt, der eine Stammzelltransplantation bekommt, um HIV zu besiegen (…), und ich hoffe, dass dieses Experiment den Wissenschaftlern helfen wird, in der Zukunft Menschen von Aids zu heilen.«

Der Beutel: 300 Milliliter blutroter Saft. Über den Spender wusste Tim: männlich, Deutscher, jung. Er lebte in New York, war extra nach Deutschland gereist, um sich Stammzellen entnehmen zu lassen. Er hatte sich für drei Tage ins

Krankenhaus begeben. Ihm war ein Medikament verabreicht worden, das die Reifung seiner Stammzellen im Knochenmark beschleunigte und sie ins Blut ausschwemmte. Sein Blut war durch eine Maschine gelaufen, mittels Zentrifuge wurden die Stammzellen daraus gefiltert. 400 Millionen Stammzellen, aus denen sich bald weiße Blutkörperchen entwickeln würden – das Startkapital für Tims neues Leben.

Die Transplantation war, anders als Tim lange geglaubt hatte, keine Operation. Ein Arzt hängte den Beutel ans Bett, schloss den Schlauch an Tims Vene an, stellte das Rädchen auf Durchlauf, notierte die Uhrzeit. Dann konnte Tim beobachten, wie die lebensrettende Flüssigkeit Tropfen für Tropfen in ihn hineinlief.

Die Tage danach: die Unerträglichkeit des engen Zimmers. Der Blick auf den Park, den fernen Kirchturm, die Baumgerippe. Das unablässige Rattern des Rettungshubschraubers, die aufgeregten Schritte der Schwestern auf dem Gang – er ertrug dies alles nur, indem er sich abschottete. Schlafbrille, Ohrstöpsel, nichts hören, nichts sehen. Er bangte, dass nicht wieder etwas Schlimmes passierte. Ein Drittel aller Stammzelltransplantierten verstarb im ersten Jahr – an der Giftigkeit der Vorbehandlungen, an Infektionen, an Unverträglichkeiten zwischen Spender und Empfänger.

Nach einigen Tagen stand Tim zum ersten Mal wacklig auf den eigenen Beinen im Zimmer. Mit einer Freundin schlich er aus dem Krankenhaus, heimlich, die Ärzte hatten ihm strenge Bettruhe verordnet. Aber er brauchte den freien Himmel über sich, wollte den Dampf seines Atems in der Winterluft sehen, die Geräusche der Straße hören, spüren, dass er noch am Leben war.

Was wusste Professor U. von dem, was sich auf seiner Abteilung abspielte? Hütter war überzeugt: bis zuletzt nichts. Zwar hatte Igor Blau ihm geraume Zeit zuvor pflichtschuldig berichtet, was geplant war. Zwar hatte U. dringend darum gebeten, weiterhin unterrichtet zu werden. Doch Hütter, der Regisseur, der Strippenzieher, hatte geschwiegen. So wie alle, glaubte er. Dann wäre sein Plan aufgegangen: Das Experiment wäre hinter U.s Rücken gelaufen.

Erst viel später erklärte ihm Blau, dass es zu jenem Zeitpunkt angeblich gar nicht mehr möglich gewesen wäre, es geheim zu halten. Professor U. selbst sprach Hütter nie darauf an, dass dieser versucht hatte, ihn zu umgehen. Er beachtete ihn kaum, ein einfacher Assistenzarzt war ihm wohl zu unbedeutend im Machtgefüge.

Das HI-Virus war nach der Transplantation aus Tims Blut verschwunden. Das überraschte zunächst niemanden, schließlich war sein Hauptdomizil, Tims eigene Immunzellen, durch die Strahlentherapie und Zellgifte zerstört worden. Vielleicht aber versteckte es sich jetzt nur an einem sicheren Ort – zum Beispiel in Tims Nervenzellen.

Der Amerikaner befand sich in einer sensiblen Phase. Ständig mussten die Ärzte sein Blut kontrollieren, um den Moment nicht zu verpassen, in dem der todbringende Erreger vielleicht zurückkam. Die Medikamente, die die Viren früher in Schach gehalten hatten, waren vor der Transplantation abgesetzt worden – wegen ihrer Nebenwirkungen waren sie zu gefährlich für frische Stammzellempfänger.

Jetzt stand die Frage im Raum, ob Tim Brown je wieder Medikamente brauchen würde. Falls das Experiment nicht funktionierte, erwartete Hütter eine unmittelbar bevorstehende, gefährliche Explosion der Viruskonzentration in Tims Blut.

Nach zwei Wochen wurde Tim entlassen, kam aber einmal wöchentlich zur Blutentnahme. Das Virus blieb verschwunden. Hatte die simple Idee wirklich funktioniert? 120 Tage wollten sie warten – dann würden sie es als bewiesen ansehen.

Nach einigen Wochen aber geriet das ganze Experiment in Gefahr – und später erzählten die Beteiligten unterschiedliche Versionen darüber, warum. Eines Morgens erschien Tim nicht zur Blutentnahme, und zunächst wusste Hütter nicht, wo er abgeblieben war. Später erklärte Tim: Professor U. habe ihm gesagt, er brauche nicht mehr in die Klinik kommen. Es reiche, wenn er sich von seinem niedergelassenen Onkologen weiter betreuen lasse. Was trieb den Professor dazu, fragte sich Hütter. Wollte er den Kontakt zwischen Patient und Klinik unterbrechen? Rechnete er gar damit, dass der niedergelassene Onkologe die HIV-Medikamente einfach wieder ansetzte, weil er Risiko und Kosten scheute? Dann wäre nicht mehr auszumachen, warum das Virus verschwunden blieb – wegen der Stammzelltransplantation oder vielleicht nur wegen der Medikamente. Wollte U. also verhindern, dass die Sensation, die alle kommen sahen, wissenschaftlich sauber nachgewiesen werden könnte? Das alles vermutete Hütter, doch er sprach nie mit U. selbst darüber.

Ein anderer beteiligter Arzt glaubt, es war Tim selbst, der mit Professor U. nicht zurechtgekommen sei und deshalb zur Praxis gewechselt habe. Wie auch immer es sich zutrug – nach einigen klärenden Telefonaten arbeitete der niedergelassene Onkologe eng mit der Klinik zusammen. Jede Woche bekam Hütter neue Laborwerte zugeschickt.

Nach 120 Tagen dann der stille Triumph. Das HI-Virus war nicht in Tims Körper zurückgekommen. Sein Patient würde wohl nie wieder Medikamente brauchen.

Hätte Hütter weltlichen Ruhm gesucht, hätte er jetzt an die Öffentlichkeit gehen können. Schlagzeilen in allen Boulevardblättern wären ihm sicher gewesen. Doch Hütter wollte mehr. Mit seiner Entdeckung wollte er den wissenschaftlichen Olymp der Ärzte erklimmen: das *New England Journal of Medicine*, 1812 in Massachusetts gegründet, die meistzitierte medizinische Fachzeitschrift der Welt. Eine Veröffentlichung dort als maßgeblicher Autor ist die unumstrittene Krönung jeder wissenschaftlichen Arbeit.

Hütter schätzte seine Chancen gut ein. Doch alles sollte anders kommen als erwartet. Für ihn – und für Tim Brown.

»Jetzt müssen Sie erst mal keusch sein wie ein Mönch!«, sagte der Direktor. Denn es gebe einen zweiten HI-Virus-Typ, fuhr der Arzt fort, viel seltener zwar, aber vor dem sei Tim auch jetzt, mit seinen neuen Blutzellen, nicht gefeit. Tim erwiderte nur: »Ja, das will ich versuchen.« Aber er brach seinen Vorsatz schon bald und stürzte sich in eine Affäre.

Erklären konnte er es niemandem. Fehlten ihm Demut und Dankbarkeit für dieses neu geschenkte Leben? Matthias verstand es nicht. Er, der mit Tim alt werden wollte, der ihm seine Wünsche immer von den Lippen abgelesen hatte. Ihm hatte Tim es doch zu verdanken, dass er überhaupt wieder zu Kräften gekommen war! Täglich hatte Matthias Obst eingekocht, weil sein Freund die Krankenhauskost verabscheute. Er hatte ihn aufs Laufband gepeitscht: »Egal, wie beschissen du dich fühlst, tu es einfach!« Matthias' Familie hatte ihn besucht, sich täglich erkundigt – und jetzt das.

Matthias konnte es nicht verzeihen. Er würde zu Tim halten, aber künftig nur als guter Freund, nicht mehr als Lebenspartner.

Ein Dreivierteljahr raste dahin. Matthias verliebte sich in

Paul, einen Künstler. Tim genoss das Leben wieder in vollen Zügen. Weihnachten 2008 flog er nach San Francisco, wollte dort Silvester feiern, doch er musste ins Krankenhaus, Lungenentzündung. Die Ärzte stellten fest, dass die weißen Blutkörperchen im Keller waren. Oh, Scheiße, es passiert wieder, dachte Tim und erinnerte sich an Hütters Worte: Ein Rückfall sei möglich, wenn auch nur eine einzige seiner alten Immunzellen in irgendeiner Nische überlebt hatte.

Zurück in Berlin, durchlebte er seinen Alptraum erneut: Chemotherapie, Ganzkörperbestrahlung, Stammzelltransplantation. Der junge deutsche Spender musste wieder aus New York kommen. Brown betete, dass das Flugzeug nicht abstürzte.

Zunächst schien die Therapie anzuschlagen. Doch plötzlich häuften sich unvorhersehbare Komplikationen. Seine neuen Stammzellen produzierten nicht genug Blutplättchen, sodass seine Blutgerinnung versagte. Er blutete zuerst ins rechte Auge ein, dann ins linke, wurde vorübergehend blind. Sein Denken verlangsamte sich, seine Bewegungen auch. Eine Gehirnentzündung, Ursache unbekannt. Die Neurochirurgen punktierten sein Gehirn, mit schweren Folgen. Luft drang ein, füllte die Hohlräume, presste die Hirnsubstanz zusammen. Tim wusste nicht mehr, wo er war und wie er hieß. Seine Gliedmaßen waren gelähmt. Bald fiel er in einen komaähnlichen Zustand. Immer rascher verfiel sein Körper.

Die Ärzte gaben auf. Gero Hütter sagte zu Matthias: »Ich glaube nicht, dass er es noch schafft.« Er fühlte sich machtlos, frustriert, musste zusehen, wie das Leben seines wichtigsten Patienten zerrann, und niemand am Krankenhaus wusste genau, warum.

Matthias wollte es nicht hinnehmen. Dafür der ganze Kampf? Sollte das medizinische Wunder so ein tragisches

Ende nehmen? Er nahm Tim zu sich nach Hause. Sein neuer Lebensgefährte Paul kochte, heimlich mischte er Fleisch in das Essen, damit Tim, strenger Vegetarier, zu Kräften kam. Matthias' Schwester, Krankenschwester von Beruf, zog zu ihnen in die Wohnung, übernahm die Pflege.

Mit Hilfe seines Ex-Freundes überlebte Tim. In einer Neuro-Rehaklinik bei Berlin kämpfte er sich Schritt für Schritt zurück ins Leben. Er lernte wieder zu sprechen und zu laufen, gewann sein Gedächtnis zurück. Was genau sein Gehirn geschädigt hat, wissen die Ärzte bis heute nicht.

Gero Hütter glaubte, es war alles zusammen: die Chemotherapie, die Zellgifte, die zweimal sein Immunsystem zerstört hatten, die zwei Ganzkörperbestrahlungen, die unzähligen Medikamente, die er bekommen hatte. Hütter begann seinen Erfolg mit anderen Augen zu sehen. Immerhin: Das HI-Virus blieb verschwunden. Ein schwacher Trost.

Dorit Hütter erwachte am 12. November 2008 morgens um halb sieben durch den Ton einer eingehenden SMS, Gero schlief noch neben ihr. Ein gemeinsamer Freund schrieb: »Krass, dein Mann ist auf der Titelseite von *BILD*!!!« Gero Hütter entwich alle Farbe aus dem Gesicht. Zehn Minuten später hetzte er ohne Kaffee aus der Wohnung. Wie war das passiert? Zuerst das *Wall Street Journal,* fünf Tage zuvor, und jetzt *BILD.* Eine Redakteurin hatte am Vortag angerufen. Er könne keine Stellung nehmen, hatte er gesagt und aufgelegt.

Es war eine hochsensible Phase. Mehr als ein Jahr hatte das *New England Journal of Medicine* seine Arbeit geprüft. Immer wieder hatten die Gutachter Nachbesserungen verlangt, aber zuletzt hatten sie sehr positiv geklungen. Er fieberte der Zusage zur Publikation entgegen.

Dass die Nachricht nun zuerst in den Medien gefeiert

wurde, konnte sich als Katastrophe erweisen. Manchmal wurden Arbeiten nur deshalb abgelehnt. Am Kiosk auf dem Weg in die Klinik sah er die Schlagzeile: »Sensation! Berliner Arzt heilt Aids-Kranken.« Und kleiner darunter: »Auf diesen Durchbruch hat die Menschheit gewartet.«

Hütters Handy klingelte, die Leiterin der Öffentlichkeitsarbeit. Pressekonferenz um elf Uhr in der Charité. Hütter hatte sich wissenschaftlichen Ruhm erträumt, doch er war noch nie gern im Rampenlicht gestanden. Blitzlichtgewitter, Fernsehkameras, Fragen auf Englisch, er auf dem Podium neben seinem Chef und dem Forschungsdirektor der Charité. Es lief glimpflich ab.

Die größte Katastrophe ereignete sich erst eine Stunde später. Eine E-Mail von Professor U. an Jeffrey Drazen, den Chefredakteur des *New England Journal of Medicine*. Hütter war auf cc gesetzt. U. zog seinen eigenen Namen von der Liste der Autoren zurück. Ohne Angabe von Gründen!

Hütter erstarrte. Es war das Schlimmste, was jetzt passieren konnte. Dass ein Autor seinen Namen zurückzog, so kurz vor der Annahme eines Manuskripts zur Veröffentlichung in der renommiertesten Fachzeitschrift der Welt, könnte in der Lesart der Gutachter bedeuten: Forschungsbetrug! Der Mann hatte kalte Füße bekommen, ganz einfach. Niemand aus den USA würde prüfen, ob hier vielleicht einfach nur jemand beleidigt war.

Hätte er sich nur dagegen gewehrt, dass U. auf die Liste der Autoren gesetzt wurde. Er hatte nachgegeben, als ihm jemand mit mehr Einfluss als er angedeutet hatte, es sei »gut für den Hausfrieden«. Es war das übliche falsche Spiel vieler Wissenschaftler, die an ihrer Karriere schraubten – nimmst du mich hier aufs Paper, nehme ich dich dort dazu. Viele, die etwas werden wollten, spielten es mit, jeder brauchte eine lange Liste mit Publikationen. Die angesehenste Fachzeitschrift der Welt prüfte jedes Wort, jede Zahl in einer Publikation. Aber, fand Hütter: Sie prüfte nicht gründlich genug, wer wirklich etwas beigetragen hatte.

Seine Arbeit, die Arbeit seiner Kollegen, alles war jetzt in Gefahr. Möglicherweise würden sie die Publikation auch in keinem anderen namhaften Journal mehr unterbringen. Wer wollte schon eine Arbeit annehmen, bei der Forschungsbetrug als Verdacht im Raum stand. Die Welt wäre um eine Erkenntnis gebracht, die die Wissenschaft um Meilen voranbringen könnte – fürchtete Hütter.

U. wurde zum Chef gebeten, die Gespräche liefen hinter verschlossenen Türen. Zwei Tage später schickte er eine zweite Mail an die Fachzeitschrift, erklärte, dass sein Rückzug von der Autorenschaft »in keiner Weise auf den wissenschaftlichen Gehalt des Manuskripts bezogen war« und er sich aus »persönlichen Gründen« zu diesem Schritt entschlossen hatte. Viele Jahre später sagte U. dazu auf Nachfrage nur dies: »Ich fand die Form, in der der Fall an die Öffentlichkeit gebracht wurde, nicht angemessen.«

Sommer 2012. Hütters Arbeit war am 12. Februar 2009 im *New England Journal of Medicine* erschienen – trotz U.s E-Mail. Längst hatten sich die Geschehnisse um den »Berlin Patient« damals schon in der weltweiten HIV-Community verbreitet. Hochkarätige Fachleute hatten Hütters Ergebnisse lange vor der Publikation auf Kongressen diskutiert, niemand hatte an der Glaubwürdigkeit der Ergebnisse gezweifelt. Der Direktor hatte sich persönlich eingesetzt, Briefe geschrieben, einflussreiche Fürsprecher gesucht – und: Er hatte Hütter die ruhmreiche Position des Erstautors überlassen, ihn bis zuletzt nicht »abgeschossen«. Keineswegs selbstverständlich in der Welt der Wissenschaft.

Weltweit gibt es bis heute keinen zweiten Patienten, an

dem Hütters Therapieansatz geglückt wäre. Die Genmutation, die vor Aids schützt, gibt es zu selten, ebenso wie leukämiekranke Patienten, die HIV-positiv sind und für die sich zufälligerweise auch noch Dutzende oder Hunderte mögliche Stammzellspender finden. Es war ein Sechser im Lotto.

Und doch war es Hütters Verdienst, als Erster zu beweisen, dass es möglich ist, Menschen von Aids zu heilen. In den USA fließen viele Millionen Dollar in Forschungsprojekte, die auf dieser Erkenntnis aufbauen. Die Ärzte versuchen, die Heilung per Gentherapie zu bewirken. Sie schleusen modifizierte Erbsubstanz in die Immunzellen ihrer Patienten und wollen so erreichen, was Hütter bei Tim Brown durch die Stammzelltransplantation erreichte: dass dort jene Andockstellen für immer verschwinden, die das HI-Virus als Türknauf benutzt, um ins Zellinnere zu gelangen.

Gero Hütter, in den Medien gefeiert als »neuer Forschungsstar der Charité«, hat keinen Anteil an diesen Projekten. In Berlin wurde er nicht zum Oberarzt befördert, was fällig gewesen wäre nach seiner langen Zeit als Stationsarzt. Sein Antrag auf ein Forschungsjahr zur Weiterführung des HIV-Projektes wurde von der Charité abgelehnt. Seine Oberarztstelle erhielt er schließlich beim DRK-Blutspendedienst Mannheim, wo er neben seiner klinischen Tätigkeit weiter die Genmutation beforscht, die Menschen immun gegen Aids macht. Derzeit sucht er Spender für einen zweiten »Berlin Patient«.

Aber er weiß, dass es in der Welt der Wissenschaft nicht reicht, einen weltweit gefeierten Meilenstein zu setzen, um Karriere zu machen. Man braucht einen bestimmten Charakter, muss mit den einflussreichen Leuten klüngeln und konzentriert sich am besten auf das Forschungsgebiet, in dem man sich seine ersten Sporen erworben hat: Für Hütter wäre das die Tumorforschung gewesen, nicht Aids.

Seinem Patienten Tim Brown bot Hütter zwei Jahre später das Du an. Sie bezeichnen sich als Freunde und treffen sich auf Kongressen, auf denen Hütter seine Fallgeschichte vorträgt und Tim als Betroffener spricht.

Heute lebt Tim mit seinen Habseligkeiten auf zehn Quadratmetern in San Francisco in einem Heim für Drogenabhängige und psychisch Kranke, das von Kakerlaken heimgesucht wird. Er hat einen neuen Lebenspartner gefunden, einen Jugendfreund, doch die Beziehung geht durch Höhen und Tiefs, er vermisst die Stetigkeit seines Lebens an der Seite von Matthias.

Nach seiner schweren Hirnentzündung wird er wohl nie wieder arbeiten können. Doch er ist dankbar, dass er noch am Leben ist, und froh, dass er keine Medikamente gegen HIV mehr nehmen muss. Es war ein Leben nach der Stechuhr gewesen, jeden Tag die genauen Zeiten einzuhalten, bei jedem Schritt vor die Tür daran denken, ob er auch seine Tabletten eingesteckt hatte. In seinem heutigen Zustand würde er das möglicherweise nicht mehr hinbekommen.

In seinem Blut ist das HI-Virus bis heute nicht mehr aufgetaucht. Anfang 2012 allerdings fand sein neuer Arzt, ein bekannter Aids-Forscher in den USA, Virusmaterial in Tims Darm und löste eine wissenschaftliche Debatte aus. Hatte die Infektion möglicherweise doch nur geschlummert? Das Virusmaterial aber, fand man durch weitere Untersuchungen heraus, stammte von einem genetisch andersartigen HI-Virus. Vielleicht hatte sich Tim erneut infiziert, wurde spekuliert. Als die Darmspiegelung in einem anderen Institut wiederholt wurde, fanden sich keine Viren mehr. So gilt Tim Brown weiterhin als der einzige Mensch der Welt, der von seiner HIV-Infektion geheilt werden konnte.

Wenn er für einen Vortrag nach Deutschland kommt, darf er bei Matthias und Paul wohnen. Matthias sagt, es sei eine Schande, dass der »Berlin Patient«, an dem so wertvolle Erkenntnisse für die Wissenschaft gewonnen wurden, von Almosen leben müsse. Es sei die Pflicht derer, die heute dank seiner Millionen an Forschungsgeldern bekommen und ausgeben, Tim Brown ein menschenwürdiges Dasein zu finanzieren.

Nachwort und Danksagung

Dieses Buch konnte nur entstehen, weil mir viele Menschen, für die Krankheit zum Schicksal wurde, ihr großes Vertrauen geschenkt haben. Ihnen allen, Patienten und Angehörigen, möchte ich zuvorderst meinen tiefsten Dank für ihre Offenheit und Geduld aussprechen. Sie gewährten mir Zugang zu ihren privatesten Unterlagen: Krankenakten, Briefwechseln und Tagebuchaufzeichnungen. Sie erzählten mir, wie die Krankheit ihr Leben auch in intimen Bereichen verändert hat, vertrauend darauf, dass ich verantwortungsvoll mit diesen Informationen umgehe. Manche fühlen sich wohler, wenn ihre Namen anonym bleiben. In den Kapiteln *Fallsucht* und *Atmen* heißen die Patienten und ihre Angehörigen in Wirklichkeit anders. In den Kapiteln *17 Grad* und *21 Wochen, fünf Tage* wünschten die Familien nur ihre echten Vornamen. Wieder anderen Betroffenen war es egal, auch in diesen Fällen habe ich mich entschieden, nur die Vornamen zu verwenden. Im Kapitel *Ruhm* ist der Name Timothy Brown authentisch, sein früherer Lebenspartner hingegen bat um Anonymität, weil er nicht wollte, dass seine Nachbarn von seiner Homosexualität erführen. Ausdrücklich mit Nachnamen genannt werden wollten die Familien Köhler (*Schmerz*) und Sears (*Bauchgefühl*). Helmke Sears danke ich an dieser

267

Stelle auch für die Überlassung ihrer bislang unveröffentlichten Memoiren.

Auch allen Ärzten gebührt mein großer Dank, sie haben viel Zeit für meine manchmal ungewöhnlich genauen Fragen geopfert und sich – was für unsere Zunft durchaus unüblich ist – oft auch sehr persönlichen Fragen geöffnet. Aus manchen dieser Begegnungen sind im Lauf der Monate und Jahre Freundschaften entstanden. Mein Dank geht auch an diejenigen, die nur als Nebenfiguren auftreten und manchmal gar nicht namentlich erscheinen – Angehörige, ärztliche Kollegen, Schwestern, Pfleger, Seelsorger, Rettungssanitäter und Polizisten. Sie alle haben oft wertvolle ergänzende Informationen beigesteuert.

Das Kapitel *Schmerz*, das sich vielleicht am meisten in den Graubereich der Schulmedizin vorwagt, verdient besondere Erwähnung. Ich habe zwei namhafte Vertreter des Faches um ihre Begutachtung gebeten, denen ich an dieser Stelle danke: Dr. Gerhard H. H. Müller-Schwefe, Präsident der Deutschen Gesellschaft für Schmerztherapie e. V., und Dr. med. Uwe Junker, dessen Lehrbuch *Grundlagen der speziellen Schmerztherapie* auch mir die Grundlagen für das Verständnis des rätselhaften Phänomens Schmerz vermittelte. Wenig hilfreich hingegen – auch das soll hier erwähnt werden – war Ute Köhlers große Krankenkasse, die sich bis heute aus meiner Sicht hinter einer Mauer des Schweigens verbarrikadiert, medizinisch berechtigte Fragen mit paragrafengespickten E-Mails in Juristendeutsch beantwortet hat und den Fall Ute Köhler nur in sehr allgemeiner Form diskutieren möchte. Meine wiederholten vergeblichen Versuche, mit einer medizinisch kompetenten Person über Ute Köhler zu diskutieren, zählen zu den negativsten Erfahrungen meiner Recherchearbeit.

Dieses Buch konnte auch nur dank meiner Lebensgefährtin Marion Kohler entstehen. Ihrem Gefühl für Dramaturgie und Sprache vertraue ich so sehr, dass möglichst keine Zeile meinen Schreibtisch ohne ihren kritischen Blick verlässt.

Danken möchte ich auch meiner Literaturagentin Barbara Wenner, die das Buch bis zur letzten Zeile intensiv begleitet hat. Meiner Lektorin Ilka Heinemann danke ich für ihr immer offenes Ohr und ihren scharfen Sinn für erzählerische und inhaltliche Unstimmigkeiten, die sie zum Glück frühzeitig entdeckt hat. Meine Verlegerin Margit Ketterle hat von Anfang an mitgelesen und wertvolle Ratschläge gegeben. Sie, Ilka Heinemann und Barbara Wenner haben mich mit ihrer Begeisterung von Anfang an davongetragen. Danke, dass Ihr schon so früh und aus den wenigen damals existierenden Zeilen das erahnt habt, was am Ende daraus geworden ist.

Großer Dank geht auch an Jens Schröder, stellvertretender Chefredakteur der Zeitschrift *GEO*. Im Jahr 2009 stand ich in seinem Büro, wir kannten uns nicht persönlich, und bot ihm die Kolumne *Patient meines Lebens* an. Daraus entstand eine wunderbare Zusammenarbeit über drei Jahre hinweg. Die Kolumne war die Keimzelle des Buches.

Nadine Ahr

Das Versprechen

Eine Geschichte von Liebe und Vergessen

Es ist Liebe auf den ersten Blick, als sich Ria und Edwin 1945 kennenlernen. Doch er hat sich einer anderen versprochen. Ria sitzt weinend in der Kirche, als Edwin seiner Braut das Jawort gibt. Die beiden verlieren sich aus den Augen, vergessen können sie einander nie. Viele Jahre später treffen sie sich erneut – und schwören diesmal, nie mehr auseinanderzugehen. Und sie bleiben zusammen, 39 glückliche Jahre lang. Doch dann erkrankt Ria an Demenz. Sie erkennt ihren geliebten Mann nicht mehr, leidet unter der Wahnvorstellung, er wolle sie schlagen. Wenn Edwin sich seiner Frau zu nähern versucht, beginnt sie zu schreien. Rias Zustand verschlechtert sich immer mehr – und Edwin erkennt: Er wird die Liebe seines Lebens ein zweites Mal verlieren, an eine tückische Krankheit, die die Erinnerung an das glückliche gemeinsame Leben zunichtemacht.

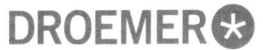